Maurice Tubiana

LE BIEN-VIEILLIR

La révolution de l'âge

Éditions de Fallois

Sommaire

Avant-propos

Du vieillissement et du bien-vieillir

« Il faut commencer par le commencement, et le commencement de tout c'est le courage. »

V. Jankélévitch

François Dalle, qui fut l'un des hommes les plus créatifs de son temps, était venu me voir. « J'organise l'automne prochain, me dit-il, un cycle de conférences et j'aurais voulu que vous y participiez. » Je l'interrompis pour lui dire que ce serait avec le plus grand plaisir. « Attendez, dit-il, je ne vous ai pas dit le sujet que j'aimerais vous voir traiter : c'est le vieillissement. » Je fus interloqué puis protestai vigoureusement : « Je peux parler du cancer, du tabac, de la science, de l'anti-science et de l'éducation, mais pas du vieillissement. Ce sujet n'est pas le mien, je ne suis ni gériatre, ni gérontologue. »

« Vous vous trompez, me répondit-il. Vous êtes, en France, un des meilleurs spécialistes du vieillissement. Les autres en parlent, font des articles, des enquêtes ; vous, vous le vivez. Vous avez 83 ans, tous les jours dans tous les muscles de votre corps, dans toutes les cellules de votre cerveau vous l'éprouvez. À chaque instant, vous le ressentez, il imbibe votre vie, domine votre subconscient, rythme votre marche et courbe votre échine. Et le matin, en vous rasant, vous guettez ses stigmates sur votre visage afin de vous entraîner à ne plus les voir. Les spécialistes du vieillissement sont des amateurs. Seuls nous, les octogénaires, pouvons vraiment le connaître. De plus, pour être convaincant, il faut avoir de la sympathie pour ceux dont on parle ou à qui l'on s'adresse. Une biographie n'intéresse que si l'auteur a fait l'effort de comprendre son héros, s'il reconstitue son itinéraire intellectuel et tente de s'identifier à lui. Comment un quadragénaire pourrait-il ressentir ce que nous vivons ? Laissons-les faire des travaux scientifiques fort utiles, mais c'est à nous de s'adresser à nos contemporains, nous qui connaissons leurs difficultés, qui sommes, comme eux, bousculés sur les trottoirs par ceux dont le regard muet nous reproche d'être là et de ralentir leur course ; qui, quand nous montons dans un autobus, cherchons d'un œil inquiet une place où s'asseoir afin de ne pas être projetés à chaque tournant contre les voisins, et avons, parfois, la joie de voir une main se lever nous faisant signe de prendre sa place, ce qu'après avoir une fraction de seconde poliment fait mine de refuser nous acceptons avec soulagement.

« Il faut être vieux pour comprendre que ce que demandent les personnes âgées ce n'est ni de la pitié, ni de la commisération, mais simplement un effort de compréhension pour nos muscles las, nos articulations meurtries, cette fatigue qui nous submerge et contre laquelle nous avons tant de mal à lutter. Il faut être vieux pour savoir qu'un sourire peut ensoleiller une journée et qu'au contraire, un regard qui refuse de vous voir, comme si nous étions devenus transparents, nous glace davantage que les banquises des deux pôles. Il est vrai que nous ne sommes plus beaux à contempler, que nous sommes pour ceux qui nous voient le spectre inquiétant de ce qu'ils deviendront, mais il faudrait leur dire qu'ils ne doivent pas avoir peur, que derrière nos rides nous avons nos joies et nos peines, nos plaisirs et nos jeux, que nous sommes encore des êtres humains, dont l'équilibre psychologique (et donc le leur quand ils auront notre âge) dépend de leur comportement. Nous devons leur apprendre, dès le plus jeune âge, à vivre avec nous, à nous aider, à nous respecter, ce qui était autrefois et reste encore aujourd'hui dans certains pays un des fondements de l'éducation, mais que la vogue du jeunisme dans les pays industrialisés a balayé au cours des années 1960, quand la jeunesse est devenue à la mode parce que les gens ont eu peur de vieillir, de mourir, et que la publicité a exploité ce filon. Les jeunes, aujourd'hui, ne sont ni moins bons, ni plus égoïstes, que leurs prédécesseurs, ils sont simplement moins bien élevés et nous devons réapprendre à leurs parents à les éduquer. La vieillesse, c'est d'abord l'exclusion. Il faut que nous réapprenions à vivre ensemble.

« De plus, si l'on ne peut pas empêcher les effets de l'âge, on peut les retarder, les ralentir. La condition humaine s'est profondément modifiée depuis deux siècles grâce à la médecine, à l'élévation du niveau de vie. Il faut tirer parti de ces connaissances souvent récentes, donc expliquer, convaincre. Vous êtes médecin. Vous êtes crédible. Parlez aux personnes vieillissantes, enseignez-leur à gérer leur âge, inventez un nouvel art de vieillir qui tienne compte des progrès médicaux ; mais aussi exprimez leurs affres, soyez leur porte-parole.

« Les plus de 75 ans représenteront bientôt environ 10 % de la population française. Nous seuls, qui avons déjà largement dépassé cet âge, pouvons conforter les uns, rassurer les autres, lancer un cri d'alarme. C'est à nous aussi qu'il appartient de faire savoir que chaque marche d'escalier est un obstacle dont le franchissement est douloureux, que des plans inclinés changent l'existence de ceux qui utilisent des poussettes munies de roues ; de clouer au pilori les architectes, les administrateurs, les maires, qui ne comprennent pas nos besoins ou les ignorent. Vous ne pouvez pas dire non. Vous auriez honte de vous dérober. »

Et c'est ainsi que je dus préparer cette conférence. J'eus la faiblesse d'en parler au cours d'un dîner. Un éditeur qui me faisait face bondit. « Votre ami, me dit-il, a raison, nous avons besoin d'être informés sur nos véritables problèmes. » Je ne résistai pas, d'autant que l'idée commençait à m'envahir qu'écrire un livre sur le vieillissement était, peut-être, la meilleure façon de m'aider à voir en moi-même, à avoir le courage d'analyser ce processus que je percevais confusément dans mon subconscient, qui me conduisait lentement, avec certes des moments de révolte ou d'angoisse, mais graduellement à accepter l'âge et les petites satisfactions qu'il apporte, à ne plus regretter l'autrefois qui m'avait apporté de grandes joies mais aussi bien des tempêtes. Et je me disais aussi que, ce faisant, je pourrais peut-être aider d'autres dont l'esprit suivait le même itinéraire et cet espoir m'apportait déjà une satisfaction.

Chaque jour, l'hiver suivant, je réfléchis donc à ces règles du bien-vieillir que tant d'auteurs ont déjà discutées mais à des époques où la durée moyenne de vie était de vingt-cinq ans alors qu'elle atteint, aujourd'hui, soixante-dix-neuf ans. Il n'y a pas de recette miracle pour faire face à la vieillesse, la maîtriser, et l'on croit d'abord qu'il suffit de quelques préceptes : 1) préserver sa santé grâce à une bonne hygiène de vie ; 2) stimuler chaque jour son cerveau par des occupations ; 3) donner à sa vie un but pour lutter contre l'angoisse. En fait, dès qu'on dépasse ces réflexions générales, on prend conscience des obstacles qui rendent difficile leur mise en œuvre. Pour agir, il faut vaincre la tendance, naturelle chez chaque individu, à éviter les efforts, il faut se projeter dans l'avenir, ce qui est de plus en plus difficile quand on vieillit.

« Le commencement de tout, c'est le courage », dit Vladimir Jankélévitch. Ce précepte s'applique particulièrement au bien-vieillir. Courage de se regarder dans un miroir, sans complaisance mais aussi sans une auto-dépréciation qui conduit au nihilisme, courage de ne pas enfoncer la tête dans le sable et donc de s'imposer chaque jour quelques efforts, de résister aux tentations pour un bénéfice lointain. Courage enfin de se remettre périodiquement en question car le vieillissement est un processus continu auquel il faut constamment s'adapter.

Derrière tout courage il faut une motivation. Il faut croire en l'utilité de son action. Il faut donc être convaincu qu'au cours de cette période avancée de la vie, comme à toutes les autres, on reste maître de son destin. Il faut avoir des projets, des objectifs. Bien vieillir, c'est l'opposé de la résignation, c'est refuser de dériver comme une épave au fil de l'eau, et donc réorienter sa vie chaque fois que c'est utile. C'est aussi acquérir une sagesse active, un goût du bonheur, qui permettent de tirer le maximum de satisfactions de chaque instant.

Pour le bien-vieillir, comme pour le bien-vivre, c'est à chacun de trouver sa voie. Mais pour être libre il faut savoir. Comprendre ce qu'est le vieillissement, sa trame physiologique, psychologique, médicale, sociale dont on commence à peine à mesurer l'extrême complexité. À la conception naïve, vieille de plus d'un siècle, qui distinguait les adultes des « vieux » (le troisième âge, voire le quatrième) se substitue la conception d'une évolution dont les manifestations sont multiples et dont le rythme peut être influencé par le sujet lui-même, comme un ordinateur qui constamment réécrirait son programme. La lucidité doit précéder le courage, ou plutôt elle en est la première manifestation. Benjamin Franklin disait : « Tout le monde voudrait vivre longtemps mais personne ne voudrait être vieux. » Il faut apprendre à associer les deux : à ne plus avoir peur de l'âge et à faire tout ce qui peut prolonger une vie pleine. Expliquer le vieillissement, le faire accepter, exige que l'on parle à la fois de biologie et de psychologie, il faut allier la sagesse des philosophes antiques à la gestion de l'inconscient.

De plus, dans la vie comme dans la chanson, il n'y a pas de rose sans épines et toute médaille a son revers. Le vieillissement des individus et de la population, phénomène gigantesque mais qu'aucun futurologue n'avait prévu, pose ainsi de nombreux problèmes. D'abord, que faire de ce cadeau de vingt ou trente ans de vie supplémentaire que nous offrent la science et la médecine, comment occuper ceux-ci, les rendre utiles, éviter l'angoisse qui risque de sourdre de ce long vieillissement ? Et, pour la société, comment limiter les conséquences de cet afflux de personnes âgées ? Au XXe siècle, nous avons dû faire face à l'augmentation de la population du globe, qui a résulté de la baisse de la mortalité infantile ; il est vraisemblable que ce n'est que dans la deuxième moitié du XXIe siècle que l'on retrouvera une population en équilibre mais à un niveau au moins quatre fois supérieur à ce qu'il était au début du XXe siècle. De même, au XXIe siècle, comment allons-nous intégrer ces millions de septuagénaires, octogénaires, nonagénaires qu'il faudra soigner, héberger et éventuellement distraire ? Comment faire face à ce million de vieillards atteints de démences séniles que nous ne savons, aujourd'hui, ni éviter ni soigner ? Il faut y réfléchir dès aujourd'hui, même si le problème ne prendra toute son ampleur que vers 2030-2050.

Je pense très profondément que cette augmentation du nombre de personnes âgées peut être, selon la façon dont on y fera face, une chance pour notre civilisation ou un handicap supplémentaire. Une chose est sûre, il faut s'y préparer car beaucoup dépend des mesures qui seront prises. Ne nous laissons pas surprendre par l'inévitable. De plus, nous savons que la qualité de la vieillesse, à la fois sur le plan intellectuel et physique, dépend de l'enfance, et même de la petite enfance. Il faut aussi s'en occuper dès aujourd'hui pour améliorer l'état des individus et de la société à la fin du XXIe siècle.

Enfin, la recherche sur les problèmes biologiques (le vieillissement) et technologiques (comment aider les sujets âgés grâce à l'informatique, la télématique) doit être amplifiée sans tarder. Dans ce cas encore, on ne peut pas attendre.

Je pris part à des colloques, j'interrogeai Internet. Puis je commençai à réfléchir sur toutes ces données en souhaitant que les conseils d'un homme âgé sur l'avancement en âge, d'un médecin, qui mesure les progrès qui ont été accomplis mais aussi ceux qui pourraient être faits, puissent être utiles à ceux qui se trouvent, en ce début de siècle, dans la même situation, ainsi qu'à ceux qui les conseillent, ou vivent avec eux.

Avant-propos de la deuxième édition

Depuis la parution de la première édition (en mai 2003), un événement majeur est survenu : la canicule d'août 2003, qui a tué 15 000 personnes âgées. Sur le plan médical, l'analyse de cet événement n'a rien révélé qu'on ne sache déjà. Par contre, il a confirmé les liens étroits entre exclusion sociale et fragilité physique.

En dehors des maisons de retraite, les victimes de la canicule vivaient, presque toutes, seules et ne recevaient aucune visite d'amis ou de parents. Il ne faut pas remettre en cause le maintien à domicile, mais il faut réinsérer, dans la société, les isolés.

C'est déjà ce que nous demandions dans la première édition du livre, mais comme les événements ont confirmé le bien-fondé de cette thèse, nous y revenons et y insistons dans cette deuxième édition.

Introduction

Le vieillissement : la révolution de l'âge

« Vieillir, finalement ce n'est pas si mal quand on pense à son alternative. »

MAURICE CHEVALIER
(en 1970 à l'âge de 82 ans)

Écrire un livre sur le vieillissement ? Mais tout n'a-t-il pas été déjà dit cent fois depuis Cicéron, Sénèque et Montaigne ? Que peut-on ajouter de nouveau ? En fait, en les relisant, on s'aperçoit que tout a changé. Certes pas la condition humaine, la finitude de la vie, mais la façon dont on les appréhende, dont on parcourt l'existence. Notamment grâce aux progrès médicaux. Car le fait est là, évident, aveuglant : non seulement on vit beaucoup plus longtemps mais on vit mieux, sans ces infirmités, ces souffrances qui faisaient de la vieillesse un naufrage douloureux. L'ultime étape reste la même, mais on peut, dans un très grand nombre de cas, y parvenir après avoir très longtemps été protégé, presque jusqu'à la fin, contre cette dégradation du corps et de l'esprit qui obsédait nos ancêtres. Ceux-ci, édentés avant la cinquantaine, dégageant des odeurs fétides contre lesquelles ils luttaient mal en s'inondant de parfums, et avant la soixantaine ne pouvaient plus marcher qu'appuyés sur deux cannes, savaient que l'immense majorité du petit nombre de ceux qui avaient échappé à la mort verraient progressivement s'envoler les plaisirs de la vie. La parade qu'ils avaient trouvée était le détachement des biens dans ce monde ; pour éviter la souffrance d'avoir à se résigner, ils préféraient se priver volontairement afin de préserver leur dignité. Nous pouvons vieillir sans être obligés de nous infliger cette mortification.

Inversement, plusieurs mécanismes de protection se sont affadis. Le principal, depuis l'aube de la préhistoire, était la religion, l'espoir d'une vie après la mort. Les religions monothéistes y ont ajouté une morale, le respect de l'autre, des règles de vie. Depuis trois ou quatre siècles, la foi a faibli et peu nombreux sont ceux qu'elle protège vraiment aujourd'hui. C'est là qu'a été le grand tournant des temps modernes. Des religions laïques ont temporairement comblé ce vide : sacralisation de la nation (nationalisme), de la classe sociale (marxisme [1]), de la race (nazisme). Les massacres, pires encore que ceux des guerres de religion, que ces idéologies ont entraînés les ont déconsidérées. Nous vivons sur leurs décombres et la mythification de la nature à laquelle se livrent certains, pour qui l'homme est un parasite ou un prédateur, n'apparaît pas capable de combler ce vide. Il en résulte qu'à beaucoup la vie paraît sans signification, absurde pour tout dire. Et nous en avons pris conscience depuis Sartre et Camus.

Les autres mécanismes de défense : le travail, la

1. Le marxisme ne prône pas véritablement une sacralisation de la classe ouvrière puisqu'il vise une société sans classe, mais l'étape intermédiaire étant une dictature du prolétariat pour préparer le communisme, il a, en fait, encouragé la lutte des classes. C'est cet aspect du marxisme qui apparaît prédominant dans la perspective historique.

nécessité d'un combat contre la misère, la maladie, la faim et les fléaux qui menaçaient l'existence et faisaient oublier les peurs existentielles, se sont réduits avec l'élévation du niveau de vie.

Avec celle-ci, le mode de vie a changé. L'État-Providence s'est substitué aux solidarités familiales ou sociales, préservant la liberté et la dignité de chacun mais ouvrant la porte à la solitude qui est, aujourd'hui, l'une des conséquences les plus poignantes de l'âge. Certes, on est toujours seul face à la mort mais la situation était très différente autrefois. L'aïeul vieillissait au sein d'une famille nombreuse et parfois envahissante. Mes quatre grands-parents étaient morts quand je suis né, mais je me souviens d'oncles et de tantes âgés qui vivaient entourés de leurs enfants et petits-enfants et devaient aller s'enfermer dans leur chambre pour trouver un peu de paix. La famille donnait un sens à la vie, elle apparaissait comme un arbre dont on n'était que l'une des branches et qui continuerait à se développer après vous. Chacun était enserré dans un réseau de relations sociales qui le corsetait et le protégeait.

Dans ce second tournant, la science et la technologie améliorent le confort matériel, mais l'évolution de la société amoindrit le confort moral. Peut-on garder les avantages de cette situation et réduire ses inconvénients ? Les connaissances sur l'attitude intellectuelle face au destin ont beaucoup grandi depuis qu'au lieu de méditer, on observe. Freud et l'étude de l'inconscient ont révélé l'ubiquité de la peur de la mort mais aussi la puissance des mécanismes que, dès l'enfance, l'homme construit pour pouvoir continuer à vivre malgré la perspective du néant. Nous ne pouvons plus envisager la mort, le vieillissement, comme on le faisait au XVIIe ou même au XIXe siècle. Nous devons tenir compte à la fois des acquis de la médecine, des modifications du mode de vie, d'une meilleure compréhension de la source des peurs et des angoisses, mais aussi, puisqu'il n'y a plus d'au-delà, de la recherche désespérée par nos contemporains du paradis sur terre. Le grand cri de Dostoïevski, « Si Dieu est mort, tout est permis », a dominé le XXe siècle. Or les expériences de ce siècle ont confirmé que chercher le bonheur ne permet pas de le trouver. Le bonheur est le sous-produit d'une réussite, il ne saurait être un objectif.

De plus, dès qu'on considère le vieillissement, deux autres problèmes se posent. D'une part, les personnes âgées étaient autrefois très peu nombreuses, donc peu gênantes et elles ne jouaient aucun rôle social. L'État, en France, n'a découvert leur existence que lors de la loi de 1905. Auparavant, les vieux étaient soit abandonnés et enfermés dans des hospices pour indigents et la société pouvait alors les ignorer, soit pris en charge par leur famille dont ils partageaient le sort. Dans ce cas, ils étaient souvent, mais pas toujours, respectés. L'élévation du niveau de vie a supprimé l'élimination des vieillards (l'ascension du cocotier ou l'Esquimau sur la banquise), mais n'a pas toujours conduit à leur acceptation.

L'accroissement vertigineux du nombre de personnes âgées et l'existence d'un chômage des jeunes sont à l'origine d'un racisme anti-vieux. De plus, le paiement de retraites relativement élevées pendant des périodes de plus en plus longues (vingt à trente ans) crée pour la nation des charges difficilement supportables, d'autant qu'elles s'accompagnent de dépenses élevées de santé puisque celles-ci croissent rapidement avec l'âge (voir chapitres 3 et 6). Or, les progrès médicaux coûtent de plus en plus cher en eux-mêmes et de par leurs conséquences favorables. Il s'y ajoute, à court terme, la perspective de progrès stupéfiants. Or ces succès engendreront de nouvelles dépenses. L'homme n'est pas immortel et, si l'on peut espérer peupler la terre de centenaires, ceux-ci resteront fragiles et vulnérables. De plus, l'acharnement thérapeutique fait payer très cher, en souffrances pour les malades et en moyens financiers pour la nation, un court délai de grâce. Il faut donc accepter la mort et aider l'homme à y faire face.

Avant d'aborder ces problèmes, il peut être utile de rappeler les données biologiques et démographiques afin de les considérer dans toute leur ampleur.

Rappel biologique

Naître, vivre, mourir. Tel paraît être le destin de tout être vivant. En réalité, si c'est bien celui des organismes multicellulaires, ce n'est pas celui des premiers êtres apparus sur notre planète. Pendant trois milliards d'années, la règle a été différente. Les organismes primitifs, par exemple les bactéries, naissent de la division d'une bactérie, puis chacune des deux petites bactéries qui vient d'apparaître grossit, et quand elle a atteint une taille suffisante, se divise à son tour. Le cycle dure vingt minutes ; en trois heures et demie, le nombre de bactéries a été multiplié par mille. Pour ces organismes, le vieillissement n'existe pas, la mort n'est pas programmée, elle est un accident.

Le risque d'un tel système est que les bactéries filles soient identiques à la bactérie mère. La stabilité, dans un monde qui, lui, change continuellement (le jour et la nuit, les saisons, les âges géologiques avec l'alternance de périodes glaciaires et de périodes chaudes), serait catastrophique. Pour permettre l'adaptation, il faut introduire l'instabilité, le changement. C'est bien ce qu'on observe chez les êtres vivants. La vie est la reproduction avec un petit risque d'erreur.

Les caractères de tous les organismes, de la bactérie à l'éléphant, sont régis par les informations contenues dans les molécules d'ADN (les gènes) qui constituent l'ordinateur gouvernant la cellule. Supposons deux espèces de bactéries : dans l'une, les trois mille gènes des deux bactéries filles sont identiques à ceux de la bactérie mère, le mécanisme de reproduction est parfait. Dans l'autre, il est presque parfait : il y a une erreur sur un million de gènes. Parmi les mille bactéries descendantes de la bactérie initiale nées en trois heures et demie, soit trois millions de gènes, il y aura eu trois erreurs, donc trois bactéries dans lesquelles un des gènes est différent de celui de la bactérie mère. Dans l'immense majorité des cas, ces bactéries « mutantes » sont désavantagées, mais dans quelques cas, la différence peut être bénéfique, surtout si le milieu a changé, par exemple la température, ou la teneur en oxygène de l'atmosphère (il y a eu d'énormes variations de cette teneur au cours des temps géologiques). La bactérie mutante, si elle est mieux adaptée au nouveau milieu, constitue alors une chance pour la lignée. Ainsi des deux espèces, celle où il y a des erreurs sera davantage capable de s'adapter aux changements. Le système peut d'ailleurs être perfectionné : reproduction avec un taux d'erreur très faible quand tout va bien, et plus élevé quand les conditions de vie deviennent défavorables (par exemple, en cas d'un appauvrissement du milieu en éléments nutritifs). Ces difficultés provoquent alors, par un mécanisme biologique, ce qu'on appelle une instabilité génétique : un plus grand nombre de mutants, dont certains seront mieux adaptés au nouveau milieu. Il est vraisemblable qu'au cours des milliards d'années d'évolution, les bactéries dotées de ce type d'instabilité génétique ont surclassé les autres dans la compétition pour la vie. Cette instabilité génétique est d'ailleurs un des obstacles rencontrés dans la lutte contre le cancer : elle permet aux cellules cancéreuses de muter quand elles sont agressées par des médicaments et ainsi de leur résister.

Puis au bout de trois milliards d'années de tâtonnement, deux progrès décisifs sont survenus : les organismes multicellulaires et la reproduction sexuée. Un organisme formé d'un grand nombre de cellules peut spécialiser celles-ci : des cellules qui protègent les autres (la peau), des cellules digestives, des cellules nerveuses. Il devient capable de prospérer dans des environnements très différents, de devenir indépendant du milieu extérieur car les cellules vivent dans un milieu intérieur dont la composition et, chez les organismes supérieurs, la température sont maintenues constantes. Mais il ne peut plus, pour se multiplier, se contenter de se couper en deux. D'où un mode de reproduction plus complexe. Par ailleurs, la différenciation des organismes en deux sexes a un avantage fondamental : elle favorise la diversité entre les membres d'une même espèce, ainsi que la création de nouvelles espèces (une espèce est définie par la possibilité de reproduction).

Le principe de la reproduction sexuée est simple : unir dans un œuf des informations génétiques (de l'ADN) provenant pour moitié du père et pour moitié de la mère, de façon à créer un être nouveau, tout en étant l'héritier des lignées paternelles et maternelles. Étant donné qu'il y a chez l'homme environ 30 000 gènes dont chacun procède des deux lignées, il est facile de montrer que même s'il existait dans l'univers des milliards de planètes, peuplées chacune de milliards d'êtres humains, il n'y aurait jamais eu deux individus identiques (sauf les vrais jumeaux parce qu'ils proviennent du même œuf). Comme si, à chaque génération, avant chaque donne, un jeu de cartes, composé non de 52 cartes mais de 60 000, était vigoureusement battu de sorte que jamais les mêmes jeux ne soient distribués aux joueurs pendant l'infini du temps.

La reproduction sexuée ouvre la possibilité de créer, à partir du même moule, des individus nouveaux, donc susceptibles de s'adapter à des situations diverses. C'est pourquoi elle s'est imposée aussi bien pour les animaux que les végétaux. Mais elle apporte avec elle une nouvelle forme de destin : chacun des individus sexués naît, devient capable de se reproduire, puis meurt. L'individu est mortel, non l'espèce. Reproduction et mort, Éros et Thanatos ne s'opposent pas, ils sont complémentaires, comme le mâle et la femelle, la lumière et l'obscurité.

La reproduction asexuée subsiste uniquement pour des organismes inférieurs.

Nature et évolution

Depuis le milieu du XIXe siècle, nous avons compris que les changements du patrimoine génétique (les mutations), même s'ils surviennent par hasard, sont ensuite l'objet d'un processus de sélection qui ne retient que les plus aptes parmi les nouveaux individus et les nouvelles espèces. En effet, quand l'espace et la quantité de nourriture sont limités, les individus sont en compétition les uns avec les autres et ceux qui sont le moins bien adaptés, c'est-à-dire dont la fécondité est la plus faible dans les conditions particulières où se fait cette sélection, sont éliminés. Plus de 99 % des espèces ont ainsi disparu dans des délais variables après leur apparition.

Cependant, il ne faudrait pas en déduire qu'il existe un dessein dans la nature, une boussole cachée, un démiurge ayant guidé l'évolution, écartant les espèces les moins efficaces pour se rapprocher graduellement d'une sorte de perfection. Il y a, en réalité, une grande part de hasard dans ce processus. La sélection ne fabrique pas l'espèce idéale, elle élimine, parmi les espèces que le hasard des mutations a créées, celles dont la fécondité et l'adaptation sont les moins bonnes. Elle n'invente pas, elle choisit. Ce mécanisme, en fonctionnant depuis plus de cinq cents millions d'années, est parvenu à créer des espèces et des êtres admirablement adaptés au milieu dans lequel s'est faite la sélection [1] mais qui peuvent disparaître dans d'autres conditions de vie. Ce processus fait de hasards et de compétitions a de plus permis l'accumulation de caractéristiques différentes, voire contradictoires (ainsi la persistance d'un cerveau de reptile hérité de nos lointains ancêtres à côté du cerveau plus puissant des mammifères). Comme on l'a dit plaisamment, le cabinet d'ingénierie qui inventerait pour se déplacer un être bipède, en équilibre instable, avec une colonne vertébrale se prêtant mal à la station debout, voué aux chutes, aux arthroses et aux lumbagos se ridiculiserait. H. G. Wells avait imaginé dans *La Guerre des mondes* que les martiens étaient des sortes de pieuvres avec un cerveau humain.

La sélection s'est effectuée dans des conditions très différentes de celles du monde contemporain. À l'échelle des temps géologiques, le milieu externe a constamment changé : par exemple, la teneur de l'air en gaz carbonique a beaucoup baissé tandis qu'aug-

---

1. Le nombre d'espèces vivantes a constamment changé depuis l'apparition des espèces multicellulaires. Six périodes d'extinction, provoquées par des cataclysmes naturels (éruption volcanique, tremblement de terre, changements climatiques, chute d'un astéroïde, etc.), ont brutalement réduit le nombre d'espèces. L'avant-dernier, survenu il y a 65 millions d'années, est celui pendant lequel les dinosaures ont disparu. À ces périodes d'extinction ont succédé des périodes d'accroissement rapide du nombre d'espèces pendant lesquelles une proportion importante de nouvelles espèces sont éliminées. Le hasard intervient ainsi à la fois pour la naissance et l'extinction des espèces et, même si l'on constate l'apparition d'organismes de plus en plus capables de s'adapter à des environnements très différents, il n'y a pas de tendance vers une perfection croissante. Il y a, néanmoins, des césures correspondant à l'apparition de nouveaux organismes plus complexes, mieux armés pour la compétition : les vertébrés, les animaux à sang chaud, les mammifères ; l'homme, enfin. Celui-ci est un être pensant, conscient de son destin, capable de fabriquer des outils, de communiquer et donc de créer une culture transmissible ; après avoir, à plusieurs reprises, failli disparaître, il a peuplé la terre et est à l'origine, depuis quelques dizaines de milliers d'années, de la sixième période de réduction du nombre d'espèces ; celle que nous vivons. Mais malgré cette tendance à la diminution, le nombre actuel d'espèces est vraisemblablement l'un des plus élevés depuis l'apparition de la vie.

mentait la quantité d'oxygène (à cause de la photosynthèse[1]). Les êtres vivants ont été un des facteurs qui a causé cette évolution et, grâce à leur plasticité, ils s'y sont adaptés par la sélection. Ce qui était favorable à l'homme il y a cent mille ans (temps très court pour l'évolution) quand la durée moyenne de vie était courte, a, avec l'allongement de la vie, pu devenir défavorable dans le contexte actuel. Il en est de même sur le plan psychologique, et les réactions de défense et d'agressivité qui étaient bénéfiques pour la survie de nos ancêtres dans la savane, il y a vingt ou trente mille ans, ont dû être maîtrisées, dominées quand, après l'introduction de l'agriculture, la vie sociale s'est organisée autour des canaux d'irrigation il y a six mille à sept mille ans.

L'espérance de vie

L'espérance de vie des organismes multicellulaires varie de quelques heures (chez certains insectes) à plusieurs millénaires chez certains arbres[2]. Chez nos proches, les mammifères, la souris vit environ deux ans et l'éléphant plusieurs dizaines d'années. En prenant quelques critères simples de vieillissement (altération de la peau, blanchiment des cheveux ou des poils et des téguments, moindre efficacité des réflexes et du système immunitaire), on a calculé que le niveau de vieillissement est voisin chez un homme de 82 ans, un chimpanzé de 32 ans, des chevaux de 22 ans, des

1. La photosynthèse est le mécanisme grâce auquel les plantes utilisent l'énergie de la lumière pour fabriquer de la matière vivante. Grâce à la photosynthèse, les plantes synthétisent les protéines, graisses et glucides qui les composent et que les animaux vont consommer.

2. Par exemple, l'olivier ou le séquoia. Le séquoia est non seulement l'arbre dont les dimensions sont les plus grandes mais aussi, semble-t-il, celui qui vit le plus vieux. Il existe en Californie des forêts de séquoias vieux de plusieurs milliers d'années.

souris de 2 ans et des chiens d'environ 12 ans. En effet, le chien, selon sa race, a une espérance de vie qui varie de 6 ans chez le dogue allemand à plus de 15 ans chez le petit caniche ; de façon générale, plus la race est petite, plus la vie est longue. L'exemple du chien montre, d'autre part, que les animaux de race pure vivent moins longtemps que les corniauds, sans doute parce que la plus grande diversité des gènes de ces derniers leur donne des mécanismes de défense efficaces dans les différentes situations. L'élevage a enseigné que l'obtention de races pures permet de privilégier certains caractères (le cheval pur-sang court plus vite, le bœuf charolais donne de la meilleure viande et la vache hollandaise produit plus de lait), mais que ces progrès s'accomplissent aux dépens de la perte d'autres propriétés : le pur-sang est incapable de s'accoupler sans l'aide d'un homme et la vache laitière meurt si on ne la trait pas tous les jours.

Certains animaux à sang froid (des reptiles, des poissons) vivent plus d'un siècle. La tortue de mer atteint 150 ans. De tous les mammifères, les hommes sont ceux dont aujourd'hui l'espérance de vie est la plus longue. Mais cela n'a pas toujours été le cas. Des temps préhistoriques au XVIIe siècle, l'espérance de vie des hommes était d'environ 25 ans. D'abord parce qu'on mourait beaucoup en bas âge (plus de la moitié des enfants n'atteignaient pas l'âge de la reproduction et l'équilibre démographique requérait environ 5 enfants par femme contre 2,1 aujourd'hui), mais aussi parce qu'on vieillissait beaucoup plus vite. Il suffit de lire les auteurs classiques pour s'en rendre compte. Montaigne (1533-1592), alors âgé de 47 ans, écrit dans les *Essais* qu'il a atteint un âge auquel peu de gens arrivent, et situe à 30 ans l'âge charnière (« Depuis cet âge, écrit-il, mon esprit et mon corps ont plus diminué qu'augmenté »). Érasme (1469-1536) avait peu avant fait une réflexion voisine [1].

L'horrible Arnolphe dans *L'École des femmes* de Molière, le barbon qui veut épouser l'héroïne, et l'ignoble Bartolo qui courtise sa pupille, la pauvre Rosine, dans *Le Barbier de Séville* (Beaumarchais), ont 40 ans, l'âge d'un play-boy d'aujourd'hui, objet de toutes les convoitises. Restif de La Bretonne, en 1780, situe à 15 ans le bel âge des femmes (l'âge de Juliette dans *Roméo et Juliette*) et écrit : « Dès 50 ans, la femme peut se regarder comme n'ayant plus de sexe ; l'hiver et l'inutilité physique ont commencé pour elle. » Dans la première scène des *Caprices de Marianne* (Musset, 1830), Octave, qui vient d'apprendre que Marianne a 19 ans, lui dit : « Marianne, vous avez donc encore cinq à six ans pour être aimée, huit à dix ans pour aimer vous-même et le reste pour prier Dieu. » Ainsi, il y a deux siècles, une femme pouvait espérer être aimée jusqu'à 25 ans et être capable d'aimer jusqu'à 30 ans. Dans Balzac, la femme de 30 ans se retire en province, l'âge de prier Dieu étant venu. Sous Charles X, les femmes qui avaient dépassé cet âge ne se présentaient à la Cour qu'à la demande du roi. À la fin du XIXe siècle, Anatole France, dans *Le Mannequin d'osier*, en parlant de Madame Bergeret qui trompe son mari à 40 ans, signale que c'est un âge où normalement les femmes n'ont plus ces préoccupations. Dans mon enfance, pendant les années 1920, on était un vieillard à 70 ans ; les professeurs d'université qui partaient en retraite à cet âge mouraient rapidement, leurs retraites étaient courtes. Certes, il y avait des exceptions ; elles étaient d'autant plus remarquées qu'elles étaient rares.

Devant l'augmentation spectaculaire de l'espérance

1. Érasme écrit : « J'ai passé cinquante ans. Peu d'hommes atteignent cet âge. Je n'ai pas le droit de me plaindre d'avoir trop peu vécu. »

de vie depuis la deuxième moitié du XIXe siècle (voir chapitre 2), on demande souvent quelle est la durée de vie naturelle, normale. Cette question n'a aucun sens. Peut-on dire que c'est 25 ans puisque c'est l'âge auquel on parvenait, en moyenne, des temps préhistoriques jusqu'au milieu du XVIIIe siècle, avant que la civilisation « ne perturbe » notre environnement ? À cette époque on mourait beaucoup, à tout âge, et la plupart des individus décédaient bien avant d'avoir atteint la vieillesse (voir chapitre 2). Les décès en bas âge étaient particulièrement fréquents ; si l'homme avait atteint 18 ans, qui est l'âge de la reproduction sexuée, il vivait environ jusqu'à 35 ans, âge auquel il avait élevé ses enfants. La mortalité précoce était due à la malnutrition, aux maladies infectieuses ou parasitaires qui, même quand elles ne tuaient pas, affaiblissaient l'organisme et diminuaient sa résistance à toutes les agressions. Les ténias, les vers intestinaux, les parasites qui vivent dans la vessie, les canaux biliaires et les cellules du sang étaient la cause de ces maladies ainsi que les mouches, les moustiques et autres vecteurs qui les propagent. L'homme, dès qu'il a compris la nature de ces parasites et leur mode de transmission, a voulu s'en débarrasser (ce qui a été accompli dans les pays industrialisés au cours de la première moitié du XXe siècle), grâce au drainage des marécages (ce qui, du même coup, les a rendus cultivables), à l'hygiène et aux produits chimiques (médicaments, insecticides, produits anti-parasitaires, etc.). Doit-on considérer cette lutte pour un environnement favorable comme anti-naturelle ? Et où faut-il mettre la frontière ?

La notion de nature et de naturel est, on le voit, très ambiguë. De plus, le résultat de l'évolution naturelle n'est pas toujours adapté à notre époque. Prenons quelques exemples. Ainsi l'homme, jusqu'au XVIIIe siècle, vivait dans un monde où alternaient les périodes d'abondance et de famine. Il devait donc être incité à faire des réserves, par une sensation de faim dépassant les besoins quotidiens, quand la nourriture était abondante, pour pouvoir ensuite affronter la pénurie : stocker des réserves dans des cellules graisseuses était un mécanisme de défense et l'obésité temporaire permettait de traverser les périodes de vaches maigres. Ce mécanisme est à l'origine du grand nombre d'obèses dans le monde contemporain et il favorise de nombreuses maladies, du diabète aux maladies cardiovasculaires et à plusieurs types de cancers. Autre exemple : certains gènes qui sont favorables chez les sujets jeunes peuvent devenir nuisibles chez les sujets âgés, possibilité qui n'a pas été prise en compte dans la sélection naturelle, d'autant qu'à ces époques, l'homme et la femme de plus de 45 ans étaient des bouches inutiles. Il en est de même d'ailleurs pour les animaux domestiques. Le chat sauvage vivait 3 à 4 ans, c'est resté l'espérance de vie actuelle dans les hordes de chats redevenus sauvages dans certaines grandes villes. Le chat domestique vit 18 à 20 ans ; aussi, des gènes qui étaient favorables à l'état sauvage (par exemple une fourrure à longs poils) sont devenus nuisibles chez le chat domestique. La nature ne doit donc pas être taboue, elle est à l'origine de nombreuses maladies et il ne faut pas hésiter à lutter contre elle, nous en verrons maints exemples.

Le vieillissement est un phénomène naturel et, en le retardant, le médecin s'oppose délibérément à la nature, par exemple en administrant à une femme à l'âge de la ménopause des hormones sexuelles contre la nature qui a programmé la ménopause à 50 ans, ce qui était, autrefois, un âge avancé. Ces exemples montrent qu'il ne faut pas mythifier la nature ; on ne doit pas hésiter à lutter contre elle, contre notamment les instincts, contre les demandes de l'organisme (par exemple la sensation de faim). Mais il faut alors bien peser les avantages et les inconvénients éventuels de chaque intervention [1].

Lutter contre le vieillissement n'est pas se laisser guider par une inspiration soudaine, ni aller dans le sens de la nature ou contre elle, ce doit être le résultat d'études approfondies. Il ne faut pas diviniser la nature, surtout quand on lutte contre le vieillissement, mais il ne faut pas sous-estimer la prodigieuse efficacité des processus naturels de la vie. On ne s'improvise pas gérontologue, même si depuis deux siècles les progrès en ce domaine n'ont été ni prévus ni recherchés, mais sont le fruit de l'accroissement de nos connaissances médicales, celles-ci ayant entraîné, grâce à une meilleure hygiène et des conditions de vie plus saines, une diminution de la fréquence et de la gravité de presque toutes les maladies. On pourrait faire davantage, d'une part en tirant parti de tout ce que nous savons, ce qui est loin d'être le cas, d'autre part en stimulant les recherches spécifiques sur le vieillissement, domaine très négligé dans les programmes de recherche de tous les pays. Cette carence souligne un certain état d'esprit : la condescendance des adultes envers les vieillards, l'arrière-pensée que ceux-ci sont des bouches inutiles. C'est cette attitude qu'il convient de changer. Dans les Commissions de l'Académie des sciences ou de l'Académie de médecine, travaillent ensemble, sans préjugés, des scientifiques et des médecins de tous âges ; on y observe dans toutes les tranches d'âge la même proportion d'esprits créateurs, épris d'innovation et de réformes

1. Quand on étudie les mécanismes naturels, on ne peut qu'être admiratif devant leur puissance et leur subtilité ; ils ont été progressivement perfectionnés pendant des centaines de millions d'années. Quand on les modifie ou les corrige (et dans de nombreux cas, il faut le faire), on doit être circonspect, donc effectuer une analyse prolongée des avantages et des inconvénients de ces corrections (par exemple, l'administration d'une hormone) et s'assurer que les avantages l'emportent sur les inconvénients.

constructives. Une société, un pays, qui ne saurait pas exploiter les capacités d'un quart de la population (ceux qui ont plus de 60 ans), gaspillerait ses forces et, en obligeant les plus vaillants de ceux-ci à avoir pour principales occupations le golf et le bridge, réduirait singulièrement ses chances dans la compétition mondiale.

Évolution de la durée de vie

L'espérance de vie a triplé en deux siècles et demi et un décès à 25 ans est ressenti aujourd'hui comme étant anti-naturel, scandaleux, alors qu'il était banal en 1780. Ce changement de la condition humaine, s'il est en partie lié aux meilleures conditions de vie, n'est pas dû qu'à cela, puisque les aristocrates au XVIIIe siècle, malgré l'extrême confort de leur existence, vivaient à peine plus longtemps que leurs contemporains moins privilégiés, et beaucoup moins longtemps que les défavorisés d'aujourd'hui. L'un des buts de ce livre sera d'analyser les facteurs qui sont à l'origine de l'accroissement de la longévité.

Aujourd'hui comme hier, l'espérance de vie varie considérablement en fonction du sexe, du pays, du niveau d'instruction (acquisition des connaissances) et d'éducation (capacité de mettre en œuvre ces connaissances et de maîtriser ses instincts), du niveau social (en France huit ans d'écart entre cadre et manœuvre), du statut matrimonial (les célibataires ou les veufs vivent moins longtemps que les personnes vivant en couple), de la région où l'on habite (on vit plus longtemps dans le Sud-Ouest de la France que dans le Nord, alors que l'inverse était vrai il y a un demi-siècle). C'est sans doute dû à l'alimentation et l'éducation. Mais quelles qu'en soient les raisons, il est évident que cette nouvelle longévité a bouleversé la destinée humaine et l'équilibre des sociétés. Prenons l'exemple de l'héritage. Au XVIIe siècle on était, en moyenne, orphelin de père et de mère vers 20 ans, lors de l'entrée dans la vie active. Aujourd'hui, on l'est autour de 60 ans, au moment où l'on en sort. La notion même d'héritage a changé de signification (voir chapitre 5).

Chez les femmes, la mortalité prématurée avant 65 ans a pratiquement disparu (voir chapitre 2). Tout se passe comme si la sénescence avait été retardée et se manifestait dix ans plus tard qu'il y a un siècle. Chez l'homme, la mortalité prématurée a diminué au cours du siècle mais reste notable. Elle est d'autant plus forte que le niveau socioprofessionnel (donc l'éducation) est moins élevé. Les hommes ont moins bénéficié que les femmes des progrès médicaux, peut-être parce qu'ils accordent moins d'attention à leur santé et adoptent plus souvent des comportements nocifs ; hélas, aujourd'hui le mode de vie des femmes se masculinise et l'écart devrait se réduire. Dans la plupart des pays occidentaux, l'écart entre les espérances de vie de l'homme et de la femme est de trois à quatre ans, ce qui correspond sans doute à la plus grande robustesse des organismes féminins qui doivent résister aux perturbations causées par les grossesses et les accouchements. On peut concevoir que dans les années à venir, l'écart entre les deux sexes, en France, se rapprochera de la moyenne européenne.

On a, récemment, introduit un nouvel indicateur : l'espérance de vie sans incapacité. En effet, il est important de distinguer la partie utile de la vie, celle pendant laquelle l'individu est autonome, de celle pendant laquelle il est handicapé et ne profite plus pleinement de l'existence. Cette partie amoindrie de l'existence (qui est en moyenne d'environ trois ans) ne s'est pas allongée au cours de ces dernières décennies mais au contraire tend à diminuer, surtout chez l'homme. Ainsi le gain en durée de vie sans incapacité a été plus grand encore que le gain en espérance de vie. Une enquête faite à Genève montre qu'en quinze ans (1979-1994), l'état de santé des sujets de 80 ans s'est considérablement amélioré et qu'ils sont devenus moins dépendants pour tous les actes de la vie quotidienne.

La démographie du vieillissement en France et dans le monde

L'espérance de vie moyenne dans le monde occidental, comme en France, est passée du début du XXe siècle à sa fin d'environ 45-47 ans selon les régions à environ 79 ans (en moyenne pour les deux sexes réunis). On prédit qu'elle atteindra 85 ans dans les années 2020. En France, dès 1997, la moitié des femmes et le quart des hommes atteignaient 85 ans. La population des pays occidentaux est donc en train de vieillir. Mais il faut se méfier de cette expression. Elle évoque l'altération des capacités physiques et psychiques causée par l'âge. Or, le rythme du vieillissement depuis deux siècles s'est ralenti, d'abord en Europe occidentale, puis dans le reste du monde quand l'amélioration de l'hygiène, de la médecine et de la nutrition ont atteint les autres continents. Aujourd'hui, partout dans le monde, avoir 50 ou 70 ans a des implications différentes de celles qu'avaient ces âges autrefois. De plus, la façon dont vivent, dont sont regardées, les personnes âgées dépend de leur nombre. À l'époque, très proche, où dépasser l'âge de 80 ans était rare, la façon de vivre des octogénaires, le regard qu'on portait sur eux, étaient très différents de ceux d'aujourd'hui, où plus de la moitié des personnes de 65 ans dépasseront cet âge. Aussi, avant de discuter du vieillissement à l'échelle individuelle, il faut se rappeler quelques chiffres qui expliqueront pourquoi le vieillissement de la population sera un des problèmes majeurs du XXIe siècle.

La population mondiale est passée de 1,7 milliard en 1900 à 2,5 en 1950, 5,6 en 1994 et 6 milliards en 1999. La population mondiale de plus de 65 ans est passée de 128 millions en 1950 (5,1 %) à 419 millions en 2000 (6,8 %) et on escompte qu'elle atteindra 1,5 milliard en 2050 (15 %). Celle de plus de 80 ans a été multipliée par 10.

Pour caractériser le vieillissement d'un pays, on considère généralement le pourcentage de la population ayant dépassé 60 ou 65 ans. On a, en France, calculé ces proportions depuis 1740 [1]. En 1750, environ 8,5 % de la population avaient plus de 60 ans et 5 % plus de 65 ans (donc mortalité importante entre 60 et 65 ans). Un siècle plus tard, ces proportions respectives étaient de 9,5 % et 6,5 %, à la fin du XIXe siècle de 12 % et 8 %, en 1920 de 12 % et 9 %. Actuellement, environ 21 % de la population ont plus de 60 ans, et cette proportion augmente rapidement (figure 1) ; environ 7,5 % ont plus de 75 ans et 4 % plus de 80 ans. L'année cruciale sera 2005, puisqu'à partir de cette date, la population de 20-59 ans (nés entre 1945 et 1985) diminuera à cause de la baisse de la fécondité tandis que le nombre de sujets de plus de 80 ans, ceux du baby-boom ayant succédé à la guerre 1914-1918 (1919-1924), aura dépassé 80 ans. De plus, et surtout, ceux du baby-boom de la dernière guerre (1946-1950) dépasseront graduellement l'âge de 60 ans. Dès 2010, il y aura davantage de personnes de plus de 60 ans que de moins de 20 ans. En 2025, 25 % de la population française auront plus de 60 ans et 40 % plus de 50 ans. Les plus de 60 ans représenteront une force électorale déterminante, presque égale à celle des actifs (20-59 ans), comme le montre la

---

1. Voir P. Bourdelais, *L'Âge de la vieillesse, Histoire du vieillissement de la population*, Odile Jacob, 1997.

figure 1. En 2045, on prédit que 17 % de la population auront entre 60 et 74 ans, et 17 % plus de 75 ans (figure 2). L'âge moyen de l'ensemble de la population, qui était en 2000 de 38,5 ans, sera passé à 46 ans. Si l'âge de la retraite n'était pas changé, il en résulterait, à partir de 2005, une baisse du nombre d'actifs trop importante pour être compensée uniquement par un accroissement de l'immigration sous peine d'un accroissement de risques de tensions ethniques. On sera donc conduit à reculer l'âge de départ à la retraite.

Que peut-on faire ? D'abord, changer les mentalités. Ne plus agir comme si après 55 ans, les employés n'étaient plus aptes à effectuer un travail utile et appartenaient au passé. Au contraire, il faut rechercher comment leur procurer, dans l'entreprise et la société, des emplois où leur expérience, leur maturité, leur donnent des atouts particuliers. Nous y reviendrons au chapitre 5. Au total, en un siècle, un véritable bouleversement démographique aura été accompli : en 1950, 30,1 % de la population avaient entre 0 et 19 ans ; en 2050, il n'y en aura plus que 20,1 %. En 1950, 16,2 % de la population avaient plus de 60 ans et 11,4 % plus de 65 ans ; en 2050, ce seront 35,1 % de plus de 60 ans et 29,2 % de plus de 65 ans. Les chiffres absolus sont encore plus impressionnants : le

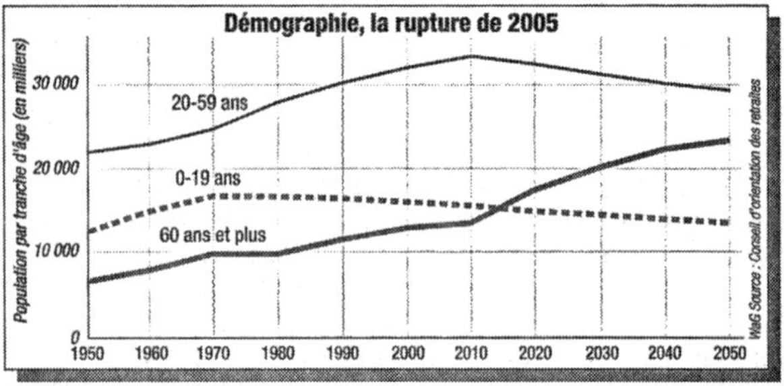

Figure 1

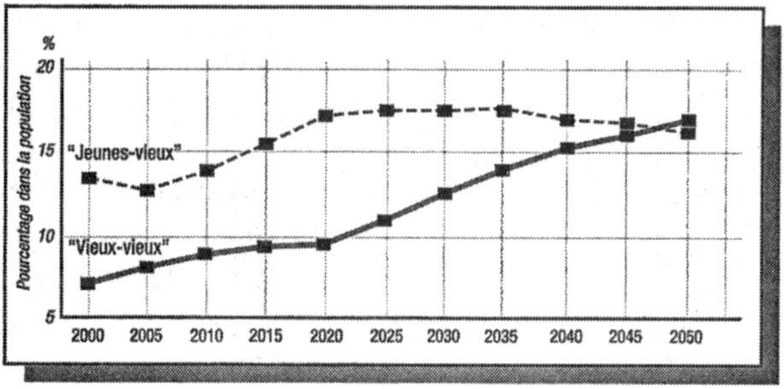

Figure 2 : Évolution des effectifs du troisième âge au cours du prochain demi-siècle selon les prévisions de l'INSEE. Jeunes-vieux : entre 60 et 74 ans. Vieux-vieux : plus de 75 ans. *(d'après Dupaquier, 2002)*

nombre de Français de plus de 65 ans passera de 9,4 millions en 2000 à 10,4 millions en 2010 et 19 millions en 2050. Par comparaison, rappelons que dans la quasi-totalité des pays du Tiers-Monde, l'âge médian de la population se situe entre 16 et 20 ans.

Ce vieillissement de la population a inquiété les démographes dès 1928, et Sauvy prédisait : « Toute l'économie du pays serait bouleversée du jour où un trop grand nombre de vieillards serait à la charge de la collectivité. » Il dépend non seulement de l'allongement de la durée de vie, mais aussi du taux de mortalité des adultes jeunes (par exemple, une guerre tuant une proportion notable d'hommes de plus de 20 ans augmente d'abord, puis diminue, quarante ans plus tard, la proportion d'hommes de plus de 60 ans), et surtout de la fécondité des couples. Dans les pays occidentaux et en particulier en France, la baisse de la fécondité (notamment à la fin du XIXe et au début du XXe siècle, puis à partir de 1965) est à l'origine de la faible proportion de jeunes. La proportion de personnes âgées y augmente davantage que dans les pays où la fécondité a moins baissé et la part de la population la plus active (15-64 ans) y diminue plus rapidement que dans les pays en développement, ce qui constituera un handicap de plus en plus lourd pour leur économie.

Il en résulte, de plus, une augmentation notable des dépenses de santé puisque celles-ci croissent lentement à partir de 45 ans, puis brutalement à partir de 75 ans (voir chapitre 6). Même si cette augmentation est pour l'instant relativement limitée, elle mérite attention.

Plus grave encore serait l'augmentation massive des dépenses de retraite, si rien n'était fait.

Faut-il redouter que le vieillissement diminue le dynamisme du pays ? Il y a un demi-siècle, Sauvy et d'autres démographes estimaient que le vieillissement était à l'origine de la frilosité de la France, « pays réfractaire à la concentration économique, qui gagne peu mais risque peu et s'est retiré de la compétition internationale » (Henri Truchy, 1904). L'exemple de la marine marchande est alors souvent cité : en 1814, la française était au second rang dans le monde, précédée uniquement par la britannique. À la fin du siècle, elle n'est plus que sixième ; une loi en 1893 a été votée dans l'espoir de lutter contre ce recul, mais elle avait pris comme moyen de sauver la marine à voile, secteur qui tournait le dos au progrès. Cette politique absurde a été citée comme un exemple des conséquences du vieillissement, qui, disait-on, induisait à la fois « attachement fébrile au passé, crainte de l'industrie et du progrès, malthusianisme économique... Atrophie de l'esprit de création pour lui substituer la peur et le souci de protection » (A. Landry, *Traité de démographie*, 1945). En réalité, il n'est pas certain que le vieillissement ait été responsable de cet état d'esprit, même s'il a pu y contribuer. D'ailleurs, ce protectionnisme craintif disparut de 1950 à 1980, pendant les Trente Glorieuses, malgré le vieillissement. Cependant, la volonté de se protéger contre les aléas du progrès est réapparue depuis. Mais on ne peut pas en déduire que le vieillissement a été la cause de la baisse du dynamisme. Celle-ci paraît plutôt corrélée avec la diminution du nombre d'enfants, qui exprime surtout une appréhension devant le futur.

Par ailleurs, l'âge civil n'a qu'une signification limitée. Un homme et, a fortiori, une femme de 60 ans en 2000 sont fort différents de ce qu'ils étaient il y a un ou deux siècles. Prendre comme critère la proportion de la population ayant plus de 60 ou de 65 ans n'a guère de sens pour suivre le vieillissement de la population. Plutôt que de considérer l'âge civil, il faudrait donc, pour mesurer la vieillesse, considérer l'âge physiologique. On a proposé de prendre, comme critère de vieillissement, l'âge auquel il ne reste plus, en moyenne, que cinq ans ou dix ans à vivre. Celui auquel il subsiste une espérance de vie de dix ans était en 1750 de 64 ans chez l'homme ainsi que chez la femme ; ces âges sont passés en 1860 à 66,5 et 67 chez l'homme et la femme, en 1927 à 66,7 et 69,1, en 1965 à 70 et 77 et en 1985 à 72,3 et 77,6. Autrement dit, l'espérance de vie d'un homme de 64 ans en 1750 est équivalente à celle, en 1985, d'un homme de 72,3, et celle d'une femme de 64 ans en 1750 l'équivalent de celle de 77,5 en 1985. D'après ce critère, la sénescence a été retardée d'environ dix ans. On peut utiliser d'autres critères pour comparer le vieillissement. Par exemple, une probabilité de survie de cinq ans égale à 80 % s'observait chez une femme de 60 ans en 1795 et de 70 ans en 1980.

En combinant plusieurs de ces critères, Bourdelais a construit un indicateur synthétique. Celui-ci montre par exemple qu'un homme de 60,6 ans en 1937 a un âge physiologique équivalent à celui d'un homme de 67,4 ans en 1985 ; pour les femmes, il y aurait équivalence entre 65,5 en 1937 et 73,9 ans en 1985 ; ainsi, dans les deux sexes, le vieillissement aurait été retardé de sept ans en un demi-siècle. En utilisant cet indicateur, malgré la considérable augmentation de l'âge civil, la proportion de personnes sénescentes non seulement n'a pas augmenté de 1825 à 1982, mais a légèrement diminué (passant pour les hommes de 10,3 % à 9,2 et chez les femmes de 9,9 % à 7,6 %).

Ces travaux doivent être poursuivis et leurs bases biologiques approfondies. Néanmoins, 1) ils montrent la réalité d'un ralentissement du vieillissement et la possibilité de quantifier celui-ci, 2) ils indiquent que, malgré cette prolongation de la vie, le poids social de la vieillesse sur la société ne devrait pas augmenter, à condition, bien entendu, d'adapter la société et de ne pas considérer comme un dogme intangible l'exclusion hors de la vie sociale des sujets de plus de 60 ou 65 ans. Savoir s'adapter aux faits est aussi nécessaire aux sociétés qu'aux individus.

Quelle va être l'évolution de l'espérance de vie dans le siècle à venir ? Alors que l'évolution démographique peut être prévue sans grand risque d'erreur, celle de la durée de vie est beaucoup plus incertaine. Néanmoins, en analysant les données disponibles, on peut penser que, parmi ceux qui naissent avec ce siècle et ont eu la chance d'hériter d'un bon génome, c'est-à-dire dont les parents ont vécu relativement vieux pour leur époque, nombreux seront centenaires, à condition d'avoir mené une vie sans trop d'habitudes néfastes. L'évolution à cet égard est frappante. Avant la dernière guerre, le centenaire était un oiseau rare, il y en avait une trentaine en France et quand le président de la République visitait un département où il en vivait un, il n'omettait jamais de lui rendre visite.

André Maurois a raconté l'anecdote de Fontenelle (1657-1757) : « À 98 ans, il dînait encore en ville... Une vieille amie (elle avait 103 ans) lui dit un jour : "La mort nous a oubliés", il mit un doigt sur ses lèvres. "Chut !" murmura-t-il. » Il semblerait qu'elle en oublie de plus en plus, les centenaires ne sont plus exceptionnels. Depuis 1950, leur nombre a rapidement augmenté ; il y en a, aujourd'hui, plus de 8000 et il y en aura plus de 10 000 en 2010. Cependant, nous devons rester modestes dans nos prédictions à long terme. Personne, en 1970, n'avait prévu que la durée de vie continuerait à augmenter à ce rythme. On croyait que l'allongement de la vie avait été le résultat de la victoire sur les maladies infectieuses grâce aux antibiotiques. En fait, depuis cette époque, il a été principalement dû aux progrès de la lutte contre les maladies cardio-vasculaires. On dispose déjà de beaucoup de connaissances qui, si elles étaient bien utilisées, pourraient non seulement prolonger la vie mais aussi en améliorer la qualité.

Le vieillissement illustre la nécessité d'une perspective historique pour comprendre le présent, et préparer l'avenir.

Dans les chapitres suivants, nous examinerons :

- L'impact du processus de vieillissement sur les organes des sens (l'œil, l'oreille) et l'appareil locomoteur puisque, si l'on perd son autonomie, on risque d'être coupé du monde.
- D'où la question simple mais à laquelle il est difficile de répondre : qu'est-ce que le vieillissement ? Peut-on le ralentir ?
- L'organisme d'une personne âgée est plus fragile : la fréquence et la gravité des maladies s'accroissent. Il faut connaître ces pathologies pour les détecter et, si possible, les éviter.
- L'homme est un être pensant ; tant qu'il conserve sa mémoire, sa capacité de réfléchir, il reste pleinement un être humain, quels que soient ses handicaps physiques. Préserver ses capacités intellectuelles est donc un objectif primordial et quelques recommandations peuvent être faites à ce sujet.
- L'OMS distingue trois aspects de la santé : physique, mentale et sociale. Examiner la santé sociale de

l'homme âgé, c'est-à-dire ses rapports avec la société, est d'autant plus important qu'il devient impératif et urgent d'améliorer la cohabitation entre les personnes âgées et la société.

• Au-delà de 80 ans, l'organisme devient plus fragile ; les risques d'isolement, d'exclusion, de dépendance s'accroissent. Il faut les diminuer et les retarder à la fois pour accroître le confort des personnes âgées et maîtriser la charge qui en résulte pour la société.

• Pour améliorer la qualité de vie, il faut mieux analyser les facteurs susceptibles de réduire l'inquiétude associée à l'avancement en âge, ainsi que ceux qui expliquent le rejet de la vieillesse et de la mort dans la société contemporaine. Le miroir, les yeux des autres, font percevoir, chaque jour, le temps qui s'enfuit. C'est pour les uns la cause d'une apathie résignée, pour les autres la source d'un besoin d'agir. Il faut aider chacun à trouver son équilibre.

• En conclusion, nous récapitulerons les conseils qu'il est, en l'état actuel de nos connaissances, possible de donner pour prolonger le bien-vivre, c'est-à-dire pour un bien-vieillir.

Chapitre 1

Rester inséré dans le monde

> *« J'y vois moins bien et mes yeux se fatiguent plus vite. J'entends également moins bien. Je me dis qu'il n'est, sans doute, pas mauvais que s'écarte ainsi de nous, progressivement, une terre qu'on aurait sinon trop de mal à quitter. »*
>
> ANDRÉ GIDE, *Journal*

Tous les tissus de l'organisme sont affectés par l'âge, mais de façon inégale et avec des conséquences diverses. Un des risques principaux de l'avancement en âge est de se couper du monde extérieur, de s'isoler. Il faut donc attacher beaucoup d'importance à tout ce qui menace les relations sociales. Ce premier chapitre concerne la vision, l'ouïe, la marche, qui jouent un grand rôle dans ces relations. Pour s'adapter progressivement à la baisse inévitable de ces fonctions essentielles, il faut effectuer des efforts, avoir une attitude volontariste. Inversement, une attitude passive ou résignée, trop souvent observée chez les personnes âgées, accélère le processus, alors qu'on peut le ralentir. « Aide-toi, le ciel t'aidera » : cet adage s'applique particulièrement ici. D'immenses progrès médicaux ont été effectués au cours de ces dernières décennies dans ces domaines. Il faut en tirer avantage pour retarder ce moment, dont parle Gide dans la phrase citée en exergue, où l'on se détache de la vie.

L'œil et l'âge

Rappelons quelques notions d'anatomie et de physiologie.

Le cristallin est la lentille située à la partie antérieure de l'œil qui dirige les rayons lumineux vers la rétine. Ce sont les variations d'épaisseur et de rayon de courbure de cette lentille qui permettent la formation d'images nettes dans la région centrale de la rétine, appelée la macula. Lorsque les fibres du cristallin sont tendues, celui-ci est plat et assure la vision de loin (en pratique plus de 5 m). Pour la vision de près, le cristallin gonfle comme un ballon. Ces variations de forme, qu'on appelle « accommodation », permettent à l'œil de voir nettement de l'infini à des distances très courtes : 10 cm chez le jeune enfant, 20 cm à 40 ans et plus de 50 cm après 50 ans. La baisse du pouvoir d'accommodation, qui s'appelle la presbytie, commence donc très jeune. Elle est la conséquence d'une modification du cristallin : il s'épaissit et sa souplesse diminue. De plus, le muscle ciliaire, qui assure les changements de forme du cristallin, s'altère également. La presbytie entraîne une difficulté à obtenir ou à maintenir une vision nette à la distance normale de lecture (35 cm) dès la quarantaine, ce qui impose le port de verres pour voir de près. Elle augmente régulièrement entre 45 et 65 ans, puis se stabilise : pendant cette période, les verres correcteurs doivent avoir un nombre croissant de dioptries : on doit changer de lunettes. Si les lunettes sont trop peu puissantes, il en résulte divers troubles, notamment des maux de tête dus à la fatigue oculaire. Cet exemple de la presbytie est illustratif : les troubles commencent tôt dans la vie, s'aggravent graduellement mais on peut, grâce à la technique, pallier ses effets.

Le vieillissement, outre la capacité d'accommoder, touche toutes les parties de l'œil et altère l'acuité visuelle. La cornée, cette poche pleine de liquide qui protège la pupille, est normalement transparente. Des modifications de la structure moléculaire expliquent l'apparition avec l'âge d'une diffraction des rayons lumineux qui rend les images moins précises, plus floues ; de plus, la cornée s'aplatit, ce qui modifie le champ visuel à partir de 60 ans.

L'iris, qui détermine la taille de l'ouverture par où entrent les rayons lumineux, vieillit à cause d'une atrophie des fibres. Il en résulte une réduction de la taille de la pupille qui explique qu'on ait besoin avec l'âge d'une illumination de plus en plus intense.

Le cristallin est constitué par des couches successives de cellules transparentes dont l'empilement est organisé en un ordre complexe. Avec l'âge, le nombre de couches cellulaires s'accroît. À 70 ans, la masse du cristallin est trois fois plus grande qu'à 20 ans. Le désordre et l'altération de ces structures diminuent la transparence du cristallin.

Entre le cristallin et la rétine se situe le *corps vitré*, une sorte de gelée qui, avec l'âge, devient plus opaque, ce qui contribue à rendre les images plus floues. Une illumination brutale de l'œil (phares sur la route) cause alors un éblouissement plus intense et plus durable que chez un sujet jeune. Ceci peut avoir des conséquences dramatiques en automobile si l'on ne s'y prépare pas.

Tout ceci explique que la vision de loin doive être régulièrement contrôlée, notamment chez les conducteurs d'automobile ou de moto. De nombreux accidents sont imputables à une défaillance de la vue, surtout nocturne. De plus, trois affections, qui sont fréquentes chez les personnes âgées, doivent être systématiquement recherchées : la cataracte, le glaucome et les affections rétiniennes.

La cataracte

Totalement transparent, comme son nom l'indique, chez le sujet jeune, le cristallin s'opacifie graduellement avec l'âge : le contenu et les parois des cellules qui constituent le centre (noyau) du cristallin se modifient : le cristallin perd de sa transparence après avoir perdu de sa souplesse, il devient laiteux, opalescent puis parfois brunâtre. Ces modifications sont lentes : la vision se trouble à une vitesse variable selon les sujets. Tôt ou tard, chacun présente un certain degré de cataracte, au minimum une opalescence du cristallin. La perception des couleurs est modifiée, notamment pour le vert-bleu-violet qu'il devient difficile de distinguer : les bleus paraissent plus sombres, le violet est moins visible, et le jaune devient moins lumineux. Au travers d'un cristallin opacifié, certaines personnes âgées ont encore 4/10e, 3/10e de vision de loin, aussi n'ont-elles pas besoin d'être opérées.

Ce processus est accéléré par des maladies nutritionnelles, notamment le diabète, et par certains médicaments comme la cortisone. Le grand ensoleillement favorise le développement précoce des cataractes.

La cataracte peut se manifester à partir de 60 ans. Un voile altère progressivement la vue, atténuant la vivacité des couleurs, diminuant la qualité de la vision nocturne. L'acuité visuelle diminue, mais à un rythme si lent, si progressif, que les sujets ne s'en aperçoivent que quand elle est déjà très diminuée, aussi faut-il la rechercher systématiquement. Pendant la période où la cataracte s'aggrave, il est conseillé de se faire suivre tous les six mois. La vision de près est longtemps conservée, mais la vision de loin est atteinte. Plusieurs années peuvent séparer le diagnostic initial de l'intervention chirurgicale et certaines cataractes ne seront jamais opérées. D'autres au contraire s'aggravent rapidement et l'évolution est difficilement prévisible. La cataracte est rarement unilatérale ; généralement, les deux yeux sont atteints, mais la cataracte peut prédominer sur un seul œil et le décalage atteindre plusieurs années.

La maladie est connue depuis l'Antiquité et l'opération a été pratiquée dès cette époque. La cataracte se manifestant par une petite tache blanche derrière la pupille, les premières opérations libéraient la pupille, obstruée par le cristallin opaque, en introduisant une épine de bois durcie au feu derrière l'iris embrochant le cristallin et rompant les fibres le soutenant. Le cristallin libéré flottait dans l'œil : les opérés voyaient flou mais sortaient de la cécité totale.

C'est en 1745 qu'un Français, Daviel, a initié la chirurgie moderne. Il fendait la capsule antérieure du cristallin puis extrayait le noyau opaque du cristallin par une ouverture de la partie inférieure de la cornée. L'opération était horriblement douloureuse (il fallait faire maintenir le malade par des aides musclés), mais on obtenait un retour de la vision avec l'aide de lunettes. C'est l'opération qui a été faite jusqu'en 1930.

Alors qu'autrefois, en raison des risques de l'opération, on n'intervenait que quand le cristallin était devenu opaque et la vision avait presque disparu, on s'attache aujourd'hui à déceler très tôt les premiers symptômes de façon à suivre leur évolution pour opérer dès qu'ils deviennent gênants. Comme généralement les deux yeux sont atteints, on débute par le plus touché et ce n'est qu'après la fin de la convalescence qu'on opère, si besoin, le second.

Le principe de l'intervention est simple : enlever le cristallin et le remplacer par un cristallin artificiel en matière plastique. L'opération est rapide et usuellement ne nécessite pas d'hospitalisation : le sujet arrive le matin, il ressort l'après-midi et peut rentrer chez lui à pied, alors qu'il y a quelques années, plusieurs journées d'hospitalisation étaient indispensables.

Le résultat est quasi miraculeux : le sujet recouvre non seulement la vue, mais la joie d'un monde plein de couleurs. Avant l'opération, tout était gris, terne, comme recouvert d'un voile de poussière. Après, c'est comme dans une peinture impressionniste ou même fauviste : les couleurs flamboient, elles hurlent comme sous un soleil méditerranéen.

Les complications existent, mais entre des mains compétentes et dans un établissement où les précautions d'hygiène sont draconiennes, elles sont relativement rares (0,5 ‰). Elles peuvent néanmoins être sévères et entraîner la perte de la vision. C'est pourquoi on ne se presse jamais pour intervenir et on opère rarement simultanément les deux yeux.

Ces opérations sont chaque année en France à l'origine d'environ 400 000 interventions, dont 200 000 chez des sujets de plus de 75 ans. Ce nombre devrait croître en raison du vieillissement de la population, puisque la cataracte touche environ la moitié des personnes entre 75 et 85 ans. La fréquence de ce type d'intervention a été multipliée par trois entre 1986 et 1998, le progrès des techniques chirurgicales ayant permis d'améliorer le rapport risque-bénéfice, et donc d'élargir les indications.

De nos jours, les cataractes se développent plus tôt, sans doute en raison de la plus grande fréquence des expositions au soleil. Les rayons solaires, qui ont sur la peau des effets nocifs, sont encore plus dangereux pour l'œil et le port de bonnes lunettes contre le soleil, arrêtant les rayons ultraviolets (UV), est indispensable l'été dès l'enfance – surtout d'ailleurs pendant l'enfance, puisque jusqu'à 10 ans les yeux sont plus fragiles, le cristallin n'arrêtant pas les UV qui parviennent jusqu'à la rétine. Or, on utilise souvent, chez le jeune enfant, des lunettes solaires bon marché en matière plastique, qui n'arrêtent pas, ou mal, les rayons ultraviolets et arrêtent les inoffensifs rayons lumineux, ce qui a un effet pervers : la diminution de la luminosité, causée par la lunette, fait que la pupille est davantage dilatée, donc le flux de rayons ultraviolets plus intense. À tout âge, les lunettes solaires de mauvaise qualité accroissent donc le risque de lésions oculaires. C'est pourquoi il est indispensable de surveiller leur qualité. Le prix n'est pas une garantie. Le port de bonnes lunettes solaires est encore plus utile après l'intervention de la cataracte car la rétine n'est plus protégée par le filtre constitué par le cristallin.

Les rayons X, en tuant les cellules du cristallin, favorisent l'apparition d'une cataracte ; c'est pourquoi l'œil est l'un des organes critiques qu'il faut particulièrement protéger chez les radiologistes.

Le glaucome

Le glaucome chronique est une maladie du nerf optique dont l'évolution provoque une destruction progressive et irréversible du champ visuel. Sa prévalence se situe entre 2 et 5 % à partir de 70 ans. Il constitue la troisième cause importante de déficience visuelle chez les personnes âgées. Celle-ci est très invalidante dans la vie quotidienne mais peut longtemps être méconnue. Son traitement est à la fois médical et chirurgical. Sa prévention repose sur un dépistage systématique régulier à partir de 50 ans car le diagnostic précoce est rendu difficile par son caractère insidieux et non douloureux.

Les dégénérescences rétiniennes

La rétine est l'organe de la vision ; c'est là que se trouvent les organes récepteurs des rayons lumineux (cônes et bâtonnets) qui transmettent leurs signaux au cerveau, lequel reconstitue une image faisant la synthèse de tous les signaux reçus par les deux yeux.

C'est le cerveau qui voit à partir des informations qu'il reçoit des cellules rétiniennes. Si celles-ci sont endommagées, l'image est de moins bonne qualité.

Dans notre civilisation, les messages écrits ont un rôle essentiel : la lecture des lettres, livres et journaux constitue le principal moyen d'information. L'altération de la rétine représente donc une infirmité grave ; or elle est fréquente, en partie à cause du vieillissement de la population mais aussi parce qu'on exige davantage de l'œil sans prendre les précautions nécessaires pour préserver sa fonction.

La fonction rétinienne dépend de sa vascularisation ; si celle-ci est altérée (hémorragie rétinienne, oblitération des vaisseaux), les cellules rétiniennes peuvent subir des dommages irréversibles. Or ces lésions sont fréquentes chez les hypertendus et les diabétiques ; la surveillance des vaisseaux rétiniens, grâce à un examen simple et rapide, celui du fond d'œil que tout médecin sait – ou devrait savoir – pratiquer, a donc une grande importance.

Les maladies rétiniennes sont nombreuses : elles sont de gravité et d'évolutivité variables. Les plus sérieuses sont les dégénérescences maculaires, qui entraînent une baisse progressive de la vision et peuvent, après une évolution parfois très longue, causer une cécité. La dégénérescence maculaire liée à l'âge est due à des lésions de la rétine centrale survenant après 50 ans. Elle atteint 30 % des personnes à partir de 75 ans et près de la moitié après 80 ans. Son retentissement est très variable ; elle entraîne d'abord une gêne à la lecture et peut évoluer vers une déficience grave affectant la vision centrale. Elle est la première cause de cécité dans les pays industrialisés, où elle est responsable environ de la moitié des cas de cécité dans la tranche 75-84 ans et de plus de deux tiers après 85 ans. On distingue plusieurs variétés ; il n'en est qu'une seule (la forme exsudative) pour laquelle il existe un traitement efficace.

En conclusion, malgré les progrès qui ont été effectués, encore 22 % des personnes de plus de 75 ans se plaignent de déficiences visuelles. Il faut donc prévenir les déficiences évitables grâce au dépistage de maladies comme la cataracte et le glaucome. Quand la déficience est constituée, il faut aider les personnes handicapées ; la prise en charge repose à la fois sur des techniques de réadaptation et sur l'accompagnement social des personnes malvoyantes. La réadaptation vise à une meilleure utilisation des possibilités visuelles restantes. Elle fait intervenir de nombreux professionnels. Elle n'est pas assez pratiquée en France, notamment à cause d'un déficit d'information des professionnels et des patients. De plus, elle n'est efficace que si le sujet coopère activement, ce qui est difficile à obtenir chez les sujets très âgés. Pour eux, l'aménagement des lieux de vie reste parfois la seule solution.

L'existence d'une dégénérescence maculaire doit faire développer les sens compensatoires et se préparer à vivre avec une moins bonne vision : choisir des livres avec de très gros caractères et, dans la mesure du possible, au lieu de lire, écouter des cassettes puisque de nombreux journaux et livres sont enregistrés. De plus, certaines émissions à la radio sont excellentes, d'aussi bonne ou de meilleure qualité que celles de la télévision. Il faut organiser son habitation de façon à pouvoir s'y déplacer dans une demi-obscurité sans courir le risque de se heurter à de petits meubles et surtout, car toute chute est très grave, se prendre les pieds dans un tapis. Il faut proscrire ceux-ci au bénéfice de moquettes et multiplier les repères permettant d'accomplir aisément les gestes familiers sans accident ou incident (tomber, s'ébouillanter, égarer ses objets familiers). Un ordre rigoureux est indispensable car il évite les énervements, les gestes d'impatience qui sont à l'origine des erreurs et des accidents. Il faut apprendre à prendre son temps, à ne jamais se hâter. Il ne faut pas, inversement, renoncer à sortir, à voir des amis, à cultiver des relations sociales. Une vue qui baisse, si l'on s'y est bien préparé, n'est plus un drame. On peut très bien se déplacer en voyant mal, à condition d'avoir bien étudié son itinéraire et d'exploiter au maximum ses autres sens : l'audition et le toucher par l'intermédiaire d'une canne. La canne blanche a d'ailleurs un effet magique et, quand on se promène avec un malvoyant tenant sa canne blanche à la main, on est heureusement surpris du nombre de personnes qui s'empressent pour l'aider avec gentillesse et efficacité, témoignant ainsi d'une solidarité active.

L'ouïe

L'oreille vieillit, plus inexorablement encore que l'œil, et la baisse de l'audition a des effets moins spectaculaires mais plus sournois, et à la longue parfois plus pernicieux que celle de la vision. En effet, alors que le public compatit avec un aveugle, il a tendance à se moquer d'un sourd : ses interventions dans une discussion tombent mal à propos, il répond de travers aux questions qu'on lui pose, ce qui est le sujet d'innombrables plaisanteries. D'ailleurs, bientôt, craignant d'exciter l'hilarité, il se cantonne dans des remarques suffisamment vagues pour s'adapter à toutes les situations. Il ne suscite plus alors la risée mais l'ennui. Réalisant d'ailleurs combien la banalité voulue de ses remarques rend celles-ci soporifiques, il parle de moins en moins et a tendance à fuir le monde ou à s'isoler. Quand, dans un salon ou une réception, on voit une personne âgée seule, il est à peu près sûr qu'elle entend mal et en souffre, donc préfère éviter les conversations plutôt que de se ridiculiser.

La baisse de l'acuité auditive débute vers 30 ans. Elle s'aggrave très lentement et reste longtemps bien tolérée. Cette presbyacousie (pour employer le terme médical) gêne la vie quotidienne d'un tiers de la population à partir de 65 ans et de 40 % de ceux de plus de 75 ans. Elle s'accroît avec l'âge. Elle dépend en partie de facteurs héréditaires : il est des familles où l'on garde longtemps une audition normale et, à l'inverse, d'autres dans lesquelles l'atteinte est précoce. La perte auditive se limite longtemps aux sons aigus, ce qui gêne les mélomanes, mais permet la conversation (fréquences graves). Ultérieurement, il s'agit d'une surdité bilatérale qui s'installe progressivement et qui, contrairement aux déficiences visuelles, est souvent mal identifiée au début par la personne âgée car elle se traduit plus par une perte de l'intelligibilité sonore que par une diminution de l'intensité du son. L'isolement relationnel s'installe insidieusement, les échanges avec l'entourage se réduisent dans un contexte de résignation, voire initialement de satisfaction. En effet, on se sent protégé contre le bruit par la baisse de l'acuité auditive ; on s'épargne des conversations importunes, des appels téléphoniques sans intérêt. Mais quand la surdité s'aggrave, la menace d'exclusion sociale se précise et il faut réagir. En réalité, il faudrait le faire très tôt, quand l'oreille et le cerveau peuvent plus facilement s'habituer à une prothèse qui est souvent, initialement du moins, mal tolérée.

Un dépistage précoce permet d'identifier les personnes susceptibles de bénéficier d'un bilan et de mettre en place une prise en charge : appareillage auditif qui amplifie les phénomènes sonores, ainsi que rééducation orthophonique. Dans tous les cas, un temps d'adaptation est nécessaire et cette période nécessite un soutien par des professionnels et par l'entourage. La différence importante entre le pourcentage de personnes âgées déclarant souffrir de troubles de l'audition et celui des porteurs d'une prothèse auditive (8 %) montre que la prise en charge pourrait être améliorée.

J'ai longtemps, personnellement, cru que j'étais quasi bilingue car je conversais aussi aisément en anglais qu'en français. J'ai enseigné d'ailleurs dans plusieurs universités américaines sans être gêné par la langue. Ce n'est qu'après 70 ans que je me suis aperçu que j'avais plus de mal à soutenir une conversation en anglais. En français, avec quelques syllabes, des bribes de mots ou de phrases, on reconstitue, sans même s'en rendre compte, la pensée de son interlocuteur, tant il est vrai qu'on entend avec son cerveau.

En anglais, je n'avais pas la même agilité intellectuelle ; de plus, les faits, les idées, les auteurs auxquels l'interlocuteur se référait m'étaient moins familiers, bref je perdais pied, alors que je continuais à écrire en anglais aussi facilement qu'en français. Par contre, ces difficultés disparaissaient quand j'écoutais une conférence, surtout quand il s'agissait d'un sujet dans mon domaine scientifique, car dans ce cas je reconstituais aisément les phrases puisque je suivais le déroulement de la pensée. De plus, comme je n'avais pas à répondre immédiatement, il n'y avait pas d'appréhension. Ne pas entendre est souvent aggravé par la crainte de mal comprendre.

Cette leçon m'a été profitable quand j'ai commencé à avoir des difficultés pour suivre une conversation en français. Le premier indice de mon malentendement a été de ne plus comprendre les histoires drôles, car, dans ce cas, la chute est inattendue et je souffrais d'entendre tout le monde s'esclaffer alors que, n'ayant pas compris la fin de l'histoire, je devais néanmoins rire pour ne pas me singulariser. J'ai appris à surmonter mes réticences et à informer mes interlocuteurs de mes difficultés, à leur demander de parler lentement et distinctement en me regardant, de façon à suivre le mouvement de leurs lèvres, j'ai appris aussi à ne pas craindre de faire répéter si besoin. Dans ces conditions, et surtout au cours d'un face-à-face, on s'aperçoit qu'il devient facile de converser. La situation est très différente si plusieurs personnes prennent part à la discussion, parlent en même temps, et se coupent la parole en sautant d'une idée à l'autre ; dans ce bruit il devient difficile de sélectionner les sons utiles, ceux qui apportent des messages. On est alors tenté de se réfugier dans le silence ; or si l'on ne se concentre plus, on est perdu, car c'est le cerveau qui analyse les sons, en extrait des messages. Dès que l'on est moins attentif, les sons ne sont que du bruit. J'ai souvent remarqué que, quand je préside une réunion ou quand je prends part à une discussion importante, je suis relativement peu gêné par mes difficultés auditives car mon attention est maximale et je fais des efforts pour ne pas perdre le moindre mot. Inversement, si je ne suis qu'un auditeur sans responsabilité particulière, je décroche assez vite.

Le risque est grand alors de fuir les occasions de discuter et, progressivement, de se désocialiser, d'être emmuré dans sa surdité, et malgré ses efforts, exclu, ignoré. On entre alors dans un cercle vicieux, car moins on parle, moins on devient capable de cet exercice intellectuel qui permet de suivre une conversation en ne comprenant qu'un mot sur trois. On pense alors à Beethoven que sa surdité rendait acariâtre, désespéré, lui qui vivait pour la musique, par la musique, et qui, comme il le disait, se sentait déjà enfermé dans un tombeau. Il faut lutter contre sa timidité, sa pudeur, prendre le risque d'intervenir à tort, notamment avec des amis en qui l'on a confiance, pour garder cet immense plaisir de dialoguer, de transmettre sa pensée, avec l'excitation intellectuelle que donne la discussion avec quelqu'un dont la contradiction est un enrichissement.

Mécanisme de la baisse de l'audition

Comme dans le cas de l'œil, les troubles auditifs sont liés à l'altération de toutes les régions de l'oreille. L'oreille externe et le conduit auditif amènent la vibration sonore jusqu'au tympan. Les glandes sudoripares qui, normalement, maintiennent le conduit auditif humide, meurent. Il en résulte que le cérumen (la cire des oreilles) devient plus sec et que la toilette des oreilles est plus difficile et moins efficace. Des bouchons de cérumen se forment contre le tympan. Il faut éviter de traumatiser les tympans en utilisant des moyens trop énergiques de curage du conduit. Le nettoyage régulier des oreilles avec des jets de sérum physiologique peut éviter la formation de ces bouchons, donc beaucoup de pseudo-surdités.

Le rôle de l'oreille moyenne, et de la chaîne d'osselets qui s'y trouve, est de transformer les vibrations sonores de l'air, perçues par le tympan, en des vibrations des osselets qui font varier la pression dans l'oreille interne. Dans celle-ci, les extrémités des nerfs auditifs perçoivent les variations de pression du fluide qui remplit l'oreille interne. Cette chaîne de transmission et de réception fonctionne moins bien avec l'âge, les vibrations sont moins marquées ; mais les indications d'intervention sur l'oreille interne restent rares.

Prothèses auditives

Il ne faut pas hésiter à y recourir dès qu'elles deviennent utiles. Elles ont fait, avec la numérisation des sons, de grands progrès et peuvent être adaptées aux caractéristiques de l'audition de chaque oreille, telles que mesurées par un audiogramme, qui analyse la capacité de perception des sons en fonction de leur fréquence. En effet, le vieillissement de l'oreille se manifeste d'abord par une baisse élective de la perception des sons aigus (car les cellules qui les perçoivent sont les plus fragiles), ce qui perturbe l'harmonie et diminue le plaisir donné par la musique. Les prothèses, en amplifiant sélectivement les sons aigus, peuvent rétablir une audition plus équilibrée et faire goûter, à nouveau, les plaisirs de la musique. Mais il ne suffit pas d'amplifier les sons car, si ceux-ci sont trop intenses, ils peuvent gêner la compréhension. Il n'y a donc qu'une fenêtre, qui peut être étroite, dans laquelle l'amplification augmente la compréhension.

Cependant, si les appareils auditifs peuvent grandement aider, il ne faut pas, en l'état actuel de la technique, en espérer des miracles. En effet, ils amplifient tous les sons mais savent mal accomplir ce que fait le système oreille-cerveau, à savoir une filtration des bruits parasites, ce qui permet de suivre une conversation au milieu d'un brouhaha intense. Le système prothèse-oreille-cerveau fonctionne ainsi moins efficacement au cours d'une réunion. Quand le bruit de fond est élevé, la prothèse peut perdre son utilité, voire être gênante. Il ne faut, cependant, pas se décourager ; le cerveau peut apprendre à fonctionner dans ces nouvelles conditions, mais ceci peut prendre des semaines ou des mois. Une rééducation peut être nécessaire. Le cerveau apprendra d'autant plus vite qu'on commence à utiliser la prothèse plus jeune et qu'on la porte plus souvent. Or, on est souvent tenté de s'en débarrasser car son port est souvent, initialement au moins, fatigant. Un port trop intermittent allonge la durée de la période d'adaptation et peut conduire à un rejet. La qualité d'une prothèse est ainsi fonction de l'utilisateur : il faut que le malentendant soit prêt à subir les contraintes et les inconvénients associés à l'emploi de la prothèse. La motivation joue ainsi un rôle essentiel.

Cependant, la société devrait faire davantage d'efforts alors que la surdité touche à des degrés divers la moitié des sujets de plus de 75 ans. D'abord pour améliorer la technologie des appareils de prothèse individuels et collectifs. Dans la plupart des congrès internationaux, on met à la disposition des participants des casques permettant d'écouter les exposés avec traduction simultanée. Très nombreux sont ceux qui utilisent ces casques non pas pour la traduction, mais simplement pour mieux entendre, tout en se fatiguant moins, les exposés dans la langue originale grâce à l'amplification du son. De tels dispositifs devraient être plus répandus et seraient sans doute achetés pour un usage personnel si les auditoriums étaient convenablement équipés. Il est normal qu'on ait développé des prothèses quasi invisibles pour les personnes qui veulent qu'on ignore leurs difficultés auditives, mais nombreux sont ceux qui n'ont plus cette coquetterie et pour qui bien entendre est primordial. De tels casques constitueraient un grand progrès. Par exemple, personnellement, alors que j'apprécie le théâtre, voici une décennie que je n'y vais plus faute de bien comprendre les acteurs. On ne peut pas leur demander de hurler mais des écouteurs convenables auraient pu me conserver le plaisir du théâtre. De même, au cinéma, je me suis aperçu qu'inconsciemment, je sélectionnais les films avec sous-titres car je suis ainsi sûr de suivre le déroulement de l'action ; ceci montre combien des casques seraient utiles.

Il faut aussi développer la prévention. La fréquence des surdités augmentera considérablement dans les années à venir car avec les amplificateurs de son, les baladeurs, des jeunes détruisent littéralement leurs oreilles internes en les soumettant à des sons trop intenses. Ils seront sourds dix à vingt ans plus tôt que les personnes de ma génération.

Enfin, la détection. À partir de 50 ans, dans tout bilan de santé, une évaluation de l'acuité auditive rendrait le plus grand service et permettrait de réagir à temps.

Le goût et l'odorat sont également affectés par l'âge, ce qui réduit les plaisirs de la gastronomie mais n'altère pas la vie relationnelle.

L'appareil locomoteur

Pour maintenir (ou développer) les relations sociales et, plus tard, pour rester autonome, il faut certes voir, entendre, mais aussi se déplacer.

La marche nécessite d'une part, un appareil locomoteur fonctionnel, c'est-à-dire des muscles suffisamment forts, des articulations non ankylosées et d'autre part, la conservation de l'équilibre. Malgré l'importance des efforts qui ont été faits en France au cours de ces dernières années, les enquêtes montrent que la moitié des sujets de plus de 75 ans se plaignent de déficiences motrices.

Effets de l'âge sur la peau et les téguments

Nous commencerons par la description des effets de l'âge sur la peau pour deux raisons : d'une part, parce que ceux-ci sont constatés chaque jour en se regardant dans un miroir, d'autre part, parce qu'ils ont été très étudiés par l'industrie des cosmétiques et que ces connaissances peuvent aider à comprendre ce qui se passe dans les autres tissus.

La peau est une interface entre le monde extérieur et l'organisme. Elle protège ce dernier en empêchant les fluides (eau, air) d'entrer directement en contact avec les tissus. Elle arrête les poussières, les corps étrangers, les microbes, tout en assurant des échanges : la peau permet à l'organisme de respirer, de contrôler sa température intérieure (par la transpiration). Elle est souple et résistante ; elle est aussi capable d'informer constamment le cerveau sur la température extérieure et les dangers qui menacent l'organisme.

C'est à l'état de la peau, au nombre et à la profondeur des rides, éventuellement les taches brunes ou décolorées sur les dos des mains, qu'au premier coup d'œil on estime l'âge d'un individu avec un risque d'erreur limité. Le vieillissement de la peau illustre, de plus, l'influence des facteurs extérieurs. Toute forte exposition au soleil et à ses rayons ultraviolets, quel que soit l'âge où elle survient, laisse des séquelles et contribue au vieillissement de la peau et à la baisse de sa capacité à se réparer, à cicatriser. L'usure irréversible de la peau reflète ainsi le nombre d'agressions que celle-ci a subies et en particulier des irradiations qui sont à l'origine de la flétrissure de la peau, des rides. Nos grands-mères, en se protégeant soigneusement du soleil avec des ombrelles, des voilettes et des gants, faisaient une très efficace prévention. Des produits anti-solaires capables d'arrêter les ultraviolets, les UVB et les UVA [1], pourraient ralentir le vieillissement de la peau, mais à condition d'être utilisés pour diminuer l'exposition et non pour prolonger les bains de soleil.

La peau se compose de l'épiderme et du derme. L'épiderme est constitué de plusieurs assises cellulaires qui synthétisent une protéine, la kératine, substance dure et résistante (elle est la matière constituante des ongles) qui protège les tissus sous-jacents. La peau contient des glandes sébacées, qui sécrètent le lubrifiant qui donne à la peau sa souplesse et sa résistance. Il s'y trouve aussi des glandes sudoripares, grâce auxquelles la température interne peut être abaissée

1. Les ultraviolets sont des rayons électromagnétiques, comme la lumière, mais dont la longueur d'onde est plus courte et donc l'énergie plus grande. Ils sont capables de léser une molécule d'ADN. Les UVB ont une courte longueur d'onde et donc une énergie quantique plus élevée que les UVA. Ils sont sélectivement absorbés par les molécules d'ADN ; mais les UVA, quoique non absorbés dans ces molécules, peuvent les léser par l'intermédiaire des radicaux oxydants formés par leur action.

quand il fait chaud, des mélanocytes qui sécrètent la mélanine (protéine qui est à l'origine de la pigmentation de la peau et du bronzage) qui réduit les nocifs rayons ultraviolets du soleil, et enfin les follicules pileux d'où sortent les poils ou les cheveux. Les cellules de l'épiderme meurent et desquament après une vie d'environ deux semaines. Pour maintenir l'intégrité de la peau, il faut donc que les cellules de la couche basale de l'épiderme prolifèrent constamment pour remplacer les cellules qui meurent. Au cours d'une existence de 70 ans, le poids des cellules ayant desquamé dépasse 20 kg. L'âge ralentit la prolifération des cellules basales et la sous-production de cellules entraîne une diminution du nombre de couches cellulaires. La peau est plus fine et plus fragile. Cette atrophie épidermique, associée à l'apparition des cellules anormales, caractérise le vieillissement tissulaire. Une plaie, même superficielle, se cicatrise plus lentement chez les vieillards. Des taches brunes, formées des cellules pigmentées, ou blanches (à cause de mutations), apparaissent sur le dos des mains.

Le derme est constitué d'un assemblage de cellules conjonctives et de molécules sécrétées par celles-ci, notamment les molécules de collagène qui sont liées entre elles par des liaisons (pontages), ce qui crée une sorte de squelette souple et extensible. Il existe aussi des molécules d'une autre protéine, appelée élastine, qui ont la propriété de retrouver leur forme quand elles ont été étirées : quand la peau a été soumise à une extension ou une contraction, elle retrouve sa forme. L'hypoderme se trouve en dessous du derme, il le nourrit et le fixe aux muscles. Dans le derme, l'âge se manifeste par une diminution du nombre de cellules ; il y a moins de collagène sécrété, le nombre de pontages entre molécules augmente, ce qui réduit la flexibilité ; par ailleurs, le nombre de molécules d'élastine diminue et celles-ci deviennent cassables. L'accumulation d'élastine anormale entraîne une désorganisation de la structure dermique. La peau est moins souple, elle retrouve moins bien sa forme après étirement, des rides apparaissent. La jonction entre le derme et l'épiderme est altérée, aplatie, avec disparition des crêtes épidermiques où se trouvent vraisemblablement les cellules souches. Dans les zones exposées au soleil, ces phénomènes sont accentués et on y observe des foyers de cellules inflammatoires.

Avec l'âge, la vascularisation s'altère. Le nombre de glandes sudoripares et sébacées diminue, la peau est plus sèche, plus cassante. La disparition chaque jour d'un certain nombre de follicules pileux est, chez les jeunes, compensée par l'apparition de nouveaux follicules. Le nombre de poils, de cheveux, reste constant. Chez l'homme, à partir de 30 ou 40 ans selon les individus, le nombre de morts parmi les follicules reste inchangé, mais le nombre de nouveaux follicules diminue : les cheveux s'éclaircissent et une calvitie débute. De plus, les mélanocytes, qui déposent à la racine des cheveux le pigment (la mélanine) qui leur donne leur couleur, diminuent en nombre ; de ce fait, les cheveux deviennent blancs.

Ainsi apparaissent entre 30 et 40 ans sur le visage les deux conséquences fondamentales du vieillissement : l'appauvrissement en cellules et le changement des caractéristiques des protéines synthétisées. Le vieillissement du visage et de la chevelure met de plus en évidence l'influence du sexe (les phénomènes sont différents chez l'homme et la femme), de la famille (il est des familles où les hommes sont chauves très tôt), de l'état de santé (une maladie fait « tomber les cheveux »). De plus, il montre qu'il n'y a pas parallélisme entre les différentes formes du vieillissement (les chauves ne vieillissent pas et ne meurent pas plus précocement), ainsi que l'influence de l'environnement : la peau se ride plus vite, vieillit plus vite dans les régions exposées au soleil qu'au niveau de celles protégées par les vêtements. Le soin avec lequel les élégantes se protégeaient du grand soleil, jusqu'à la mode des bains de soleil en 1925, avait du bon.

Articulations

Il y a, dans une articulation, d'abord les tendons et ligaments qui sont composés d'élastine et de collagène. La baisse de la production de ces molécules et les modifications de leurs propriétés ont les mêmes conséquences qu'au niveau du derme : la structure devient moins élastique et plus fragile.

• **Le cartilage** protège les extrémités des os et réduit le frottement ; lors d'interventions chirurgicales, on peut suivre sa modification. Dès 25 ans, sa couleur change : de transparent, il devient jaunâtre et moins résistant. Il s'amincit et se fissure. Les lésions du cartilage dues aux innombrables microtraumatismes se réparent mal. Il en résulte une limitation de la mobilité articulaire et des douleurs. Les articulations s'usent, même si l'on s'en sert, mais les conséquences n'apparaissent qu'assez tard : vers la soixantaine ou après.

• **Les os** aussi vieillissent. Il existe à leur niveau deux processus contraires : formation de l'os par des cellules, les ostéoblastes, et destruction par d'autres cellules, les ostéoclastes. Le renouvellement de l'os et la constance de sa structure sont liés à l'équilibre entre ces deux phénomènes. Cet équilibre est rompu par le vieillissement des ostéoblastes ; il en résulte, à partir de la quarantaine, une déminéralisation de l'os et sa fragilisation. Ce phénomène est plus marqué chez la femme que chez l'homme. La diminution de la masse squelettique est de 3 % par décennie chez l'homme et de 8 % chez la femme ; à 70 ans, la perte est d'environ 30 % chez la femme et de 15 % chez l'homme. Cette diminution s'arrête vers 70 ans. L'activité physique a un rôle protecteur important : des essais cliniques chez des femmes de 53 ans ont montré qu'une activité physique modérée (1 heure 3 fois par semaine) induit une différence de masse osseuse de 5 %. Les fractures sont de 40 % à 50 % moins fréquentes chez les sujets âgés qui s'entraînent régulièrement.

• **Les muscles,** chez les hommes comme chez les animaux, sont capables de prouesses ahurissantes. Ils conservent leur force longtemps mais finissent aussi par s'atrophier, même chez les grands sportifs s'entraînant tous les jours. Selon le sport pratiqué, les performances maximales peuvent être plus ou moins tardives car elles sont le fruit à la fois de la force musculaire et de l'expérience, c'est-à-dire la façon dont on utilise celle-ci, dont on sait ménager ses forces pour les utiliser au moment critique. Cependant, quelle que soit la discipline sportive, les performances diminuent après 40 ans. Entre 40 et 50 ans, la baisse de la force musculaire est faible. À 60 ans, elle n'a diminué, par rapport à 25 ans, que d'environ 5 %, puis la baisse s'accélère pour atteindre 10 à 20 % à 70 ans et 30 à 40 % entre 70 et 80 ans. Cette baisse est plus sévère pour les muscles des membres inférieurs que des membres supérieurs. Les muscles partagent, avec le cerveau, la propriété de s'user plus vite si on ne s'en sert pas, mais ils s'usent même si l'on s'en sert.

L'accomplissement correct d'un mouvement nécessite une coordination d'une extrême précision entre la contraction des différentes fibres musculaires à l'intérieur d'un muscle et entre les muscles. Pour un violoniste virtuose, la précision requise dans la coordination des contractions musculaires est de l'ordre du millième de seconde. L'influx nerveux joue un rôle capital dans l'état musculaire et un muscle s'atrophie rapidement si son innervation est défaillante. Le bon fonctionnement musculaire exige aussi une bonne vascularisation à l'échelle microscopique pour apporter l'oxygène et les nutriments nécessaires et éliminer les déchets. Toute altération vasculaire ou nerveuse retentit sur le fonctionnement des muscles.

De plus, le nombre des fibres musculaires diminue avec l'âge car les myocytes ne se divisent pas, ou peu. Les cellules musculaires (myocytes) qui meurent ne sont pas remplacées, mais les cellules survivantes peuvent s'hypertrophier. La graisse prend la place des fibres musculaires disparues (nous y reviendrons à propos du cœur). Enfin, dans les cellules, les mitochondries, qui fabriquent l'énergie dont celles-ci ont besoin, fonctionnent moins bien avec l'âge. Il est difficile de distinguer le rôle de ces différents phénomènes dans le vieillissement musculaire ; on ne peut qu'enregistrer l'inexorabilité de ce processus avec l'âge, mais aussi la possibilité de le retarder et de le ralentir grâce à un exercice régulier. Au cours du vieillissement, les forces musculaires diminuent, les muscles s'atrophient, les contractions et le retour au repos deviennent plus lents, mais on peut lutter contre ces troubles par des exercices adaptés.

La baisse de l'activité musculaire chez les personnes âgées accentue donc la tendance des muscles à l'atrophie. Or le maintien d'une masse musculaire ayant un tonus suffisant est indispensable à la station debout et à la marche. Des muscles para-vertébraux et abdominaux déficients entraînent de mauvaises positions de la colonne, qui, elles-mêmes, engendrent lumbagos et arthroses. Dans tout mouvement intervient un muscle « agoniste » dont la contraction provoque le mouvement et un muscle « antagoniste » qui, en s'opposant à lui, contrôle la vitesse et la précision du mouvement. Les contractures musculaires, un déséquilibre du tonus des deux groupes de muscles, sont à l'origine des troubles statiques qu'il faut corriger par des exercices appropriés. Une gymnastique régulière maintient la force des muscles et constitue la meilleure prévention et ensuite le traitement le plus efficace. Mais il faut commencer tôt, dès la cinquantaine, avant que les muscles ne s'atrophient et que les mauvaises attitudes ne se prennent. La marche est l'exercice physique le plus simple et le plus satisfaisant.

Le problème posé par les articulations est plus difficile car les cartilages s'usent et ne se régénèrent pas, contrairement à la plupart des autres tissus de l'organisme. Cependant, le fonctionnement des articulations reste plus longtemps convenable si les muscles qui les maintiennent empêchent les mauvaises positions. Quand il existe, ce qui est fréquent, des postures anormales, il faut effectuer des exercices propres à augmenter le tonus musculaire pour corriger ces attitudes vicieuses. Toute articulation qui reste douloureuse plusieurs semaines doit être examinée médicalement, surtout si, pendant la vie du sujet, elle a été exposée à de nombreux microtraumatismes. Plus de la moitié des personnes au-dessus de 70 ans présentent une arthrose. On connaissait autrefois la colonne vertébrale et le bassin du cavalier, on connaît aujourd'hui les genoux des skieurs ou des footballeurs, etc. Il faut insister sur les progrès qui ont été effectués sur le plan chirurgical dans les traitements des articulations. Nous y reviendrons au chapitre 3.

Les troubles de l'équilibre

Ils apparaissent ou s'aggravent avec l'âge. Ils sont dus au vieillissement de l'ensemble des mécanismes où interviennent l'appareil vestibulaire qui contrôle l'équilibre (oreille interne), le cervelet qui assure la coordination des mouvements, et est informé grâce aux muscles et articulations qui fournissent les signaux utiles, mais dont la sensibilité baisse avec l'âge, enfin la vision. La longueur des pas se réduit, ainsi que l'amplitude des mouvements des membres et du tronc qui a tendance à se pencher en avant ; les pieds s'écartent pour compenser le moins bon équilibre. Le temps pendant lequel on peut rester debout, les yeux fermés, en équilibre sur un pied, diminue rapidement avec l'âge : il est très long à 20 ans, n'est plus en moyenne que de 25 secondes à 30 ans, de 10 secondes à 50 ans et quasi nul à 80 ans. Si le temps pendant lequel on peut rester dans cette position les yeux ouverts est inférieur à 5 secondes, il y a un risque de chute et il faut envisager une rééducation.

L'harmonie de la marche dépend de la souplesse des articulations des membres, en particulier au niveau des ceintures scapulaire et pelvienne. Un entraînement physique régulier est essentiel pour se déplacer en position verticale sans artifice et sans fatigue excessive. Monter un escalier est un exercice fatigant, le descendre constitue longtemps, tant que l'on a un bon équilibre, un exercice bénéfique à condition que les marches ne soient pas trop hautes et qu'il y ait une rampe. Si l'on n'y prend pas garde, une maladie ayant entraîné un repos prolongé au lit peut avoir des conséquences dramatiques en entraînant une atrophie musculaire et une passivité intellectuelle. Après une affection invalidante (accident neurologique, artérite, intervention chirurgicale, fracture), il faut obliger le convalescent à réapprendre à marcher, à faire des efforts parfois douloureux mais indispensables pour retrouver l'autonomie dans les déplacements.

Les pieds méritent des soins attentifs[1]. Un déplacement du gros orteil *(hallux valgus)* peut rendre la marche difficile ou très douloureuse. Heureusement, la podologie (la discipline médicale qui s'occupe des pieds) a fait d'énormes progrès. De simples durillons et cors peuvent entraîner de vives douleurs au moindre pas et être la cause d'un renoncement à la

1. Une des plaisanteries classiques de la vie militaire était de demander aux conscrits venant d'arriver au service : « De quoi sont les pieds ? » La bonne réponse était : « Ils sont l'objet de soins attentifs. »

marche, entravant une existence normale. Les ongles des orteils doivent être coupés régulièrement et, quand on le peut, une visite régulière chez un pédicure est souhaitable.

Les chutes

Les chutes sont très fréquentes chez les personnes âgées. Bien que seule une faible proportion d'entre elles s'accompagne d'un traumatisme physique grave, leurs conséquences en termes d'hospitalisation et de décès sont importantes. Elles sont à l'origine directe ou indirecte du tiers des décès au-delà de 80 ans.

On estime à plus de deux millions le nombre de sujets âgés de plus de 65 ans qui chutent chaque année en France. Parmi les plus de 80 ans, un sur deux tombe dans l'année. Après une première chute sérieuse, le risque de nouvelle chute est multiplié par vingt. Le risque de décès dans l'année qui suit la chute est multiplié par quatre par rapport à une population du même âge. Chaque année, les fractures du fémur (50 000 par an) et du membre supérieur, qui sont les principales causes d'hospitalisation après chute, sont à l'origine de 91 000 séjours hospitaliers de personnes âgées de plus de 75 ans, dont 80 % donnent lieu à une intervention chirurgicale. Plus de 10 000 décès sont directement causés par des chutes accidentelles. Dans les deux tiers des cas, ce sont des femmes. Les fractures sont favorisées par l'ostéoporose qui est observée chez un quart des femmes (voir chapitre 3).

Au cours des années récentes, grâce aux progrès de l'orthopédie, cette mortalité a connu un net recul (- 33 % entre 1990 et 1997), alors que les taux d'hospitalisation pour fractures du fémur ou du membre supérieur sont restés très stables.

Les chaussures doivent être à la fois confortables et antidérapantes. Les trottoirs doivent être maintenus propres, car les épluchures, les déjections des chiens, constituent une cause fréquente de chutes qui peuvent entraîner de longues immobilités se terminant souvent par un décès. Récemment dans les grandes villes, on a toléré, avec une indulgence peu compréhensible, que les cyclistes et motocyclistes roulent sur les trottoirs, insultant parfois les gens âgés qui ne s'écartent pas suffisamment vite de leur route, tandis que les rollers déboulent comme des bolides sur les trottoirs, effleurant les vieilles personnes affolées dont certaines, à cause de cela, n'osent plus sortir. Des règlements municipaux seraient indispensables, qu'il faudrait faire respecter. Il est temps que des associations de piétons âgés se fassent entendre et utilisent leur bulletin de vote pour préserver leur droit à une marche sans risque.

Les chutes sont, chez les personnes âgées, rarement uniquement accidentelles et sont généralement dues à plusieurs facteurs : une hâte excessive qui fait oublier la prudence, un excès de confiance en soi avec un refus de prendre en compte le vieillissemment ou, au contraire, une anxiété, des déficiences physiques. Un bilan complet est donc nécessaire, physique mais aussi psychique car les tendances dépressives, l'isolement, un sentiment d'inutilité peuvent jouer un rôle. Les chutes sont favorisées par la baisse de la force musculaire, des troubles de la marche et du contrôle de la posture du corps, une baisse de l'attention et de l'équilibre. On peut limiter leur fréquence, d'une part, par un maintien d'une activité physique suffisante, des exercices stimulant l'équilibre et le déplacement latéral et, d'autre part, en éliminant de l'environnement les facteurs de risque (tapis, parquet glissant, chaussures à semelles dérapantes, etc.). Toute chute doit faire reconsidérer les traitements médicamenteux.

Il existe des « ateliers d'équilibre » où l'on apprend aux sujets faisant des chutes les gestes qui permettent de les éviter, mais cette rééducation n'est vraiment efficace que dans le tiers des cas, ce qui est déjà notable. On a proposé aux sujets chuteurs le port de protecteurs de hanche qui réduisent les risques en cas de chute. Il faut aussi apprendre aux personnes âgées à se relever seules. Pour ce faire, il faut commencer par se mettre à quatre pattes et se rapprocher ainsi d'un point d'appui stable. On passe alors en position « de chevalier servant » (un pied au sol ainsi que le genou de l'autre jambe) puis on se relève en s'aidant des bras. Il faudrait aussi que toute personne âgée dispose d'un moyen d'appeler à l'aide (téléphone portable par exemple ou sonnette sans fil). Toutes ces précautions, en accroissant la sécurité, peuvent rendre confiance et, de ce fait, éviter les chutes.

À côté de leurs conséquences immédiates, les conséquences psychomotrices sont graves : la chute peut être à l'origine d'une sidération des automatismes acquis, avec perte des réactions d'adaptation posturale et difficulté à se maintenir debout. Les chutes des personnes âgées ont également des conséquences en termes de séquelles fonctionnelles et psychologiques, généralement intriquées. Ces conséquences résultent soit de la réduction importante et prolongée de la mobilité et des capacités physiques qui suit les blessures graves, soit du choc psychologique provoqué par la chute. Celui-ci suscite ou accroît, chez certaines personnes âgées, un manque de confiance en soi qui les conduit à limiter, voire à abandonner, leurs activités habituelles, accélérant leur déclin fonctionnel. La peur de retomber entraîne un repli sur soi, un sentiment d'incapacité à faire face aux difficultés de la vie, voire un syndrome dépressif qui s'accompagne d'un refus de la marche et d'une perte progressive de l'autonomie. La chute appelle la chute et c'est un cercle vicieux qu'il faut interrompre par un suivi attentif des sujets âgés chuteurs. La répétition des chutes entraîne une réduction de l'espérance de vie (le taux de mortalité est multiplié par quatre) et altère les relations sociales, ce qui peut entraîner soit une réaction de rejet de la part de l'entourage aboutissant à la maison de retraite, soit une surprotection qui enferme le chuteur dans une situation d'invalide alors que l'objectif doit être au contraire de lui donner une autonomie.

La prise en charge fonctionnelle doit être systématique après un bilan rigoureux explorant les troubles de l'équilibre et de la marche. Il faut viser à la fois le maintien des activités, l'apprentissage et l'adaptation de l'environnement. Le soutien psychologique est essentiel : il faut redonner confiance au sujet, c'est la clé du succès. En son absence, la désadaptation psychomotrice s'aggrave, la situation du patient peut évoluer vers un état de dépendance avec choc émotionnel et anxiété. Sur le plan financier, on estime le coût des chutes et de leurs conséquences médicales à environ un à deux milliards d'euros par an.

• **Recherche des facteurs organiques précipitant la chute** : chez les « chuteurs », il faut rechercher les causes médicales éventuelles ayant facilité l'accident (malaise, tendance dépressive). Les causes cardiovasculaires doivent être cherchées en priorité : troubles du rythme et de la conduction, et surtout hypotension orthostatique (voir chapitre 3), impliquée dans 10 à 15 % des chutes. La réunion des facteurs précipitants et des causes orthopédiques favorise la répétition des chutes.

Une origine médicamenteuse doit être systématiquement recherchée. À titre préventif, le médecin limitera certaines prescriptions médicamenteuses chez les sujets susceptibles de chuter pour éviter l'accroissement du risque. Les médicaments les plus souvent incriminés sont les antihypertenseurs, les psychotropes, les somnifères, les analgésiques, les antidiabétiques et les médicaments antiparkinsoniens.

Conclusion

Éviter la sédentarité des gens âgés, leur permettre de se déplacer régulièrement sans angoisse, requiert donc un ensemble de mesures qui vont des règlements municipaux à une meilleure information des médecins et professions de santé et surtout des gens âgés eux-mêmes.

Quand on interroge ceux d'entre eux qui se laissent réduire à l'immobilité et ne quittent plus leur logement, on s'aperçoit que cette attitude est la conséquence d'une carence de soins qui est elle-même due à l'ignorance, et à une sous-estimation des possibilités de la médecine. Mais derrière celle-ci, on trouve une sorte de résignation, la honte d'être vieux, le sentiment qu'il n'y a rien d'autre à faire qu'à se laisser aller.

C'est contre cette passivité qu'il faut s'élever, sur le plan intellectuel en priorité, mais aussi sur le plan physique, car si l'on voit mal, entend mal, se déplace avec difficulté, il est difficile de conserver son autonomie. Certes, l'esprit peut se libérer du corps, mais ceci est extrêmement difficile, comme il est difficile de conserver la capacité de penser sans la stimulation constante apportée par des messages, des signaux venus des autres. Dans la lutte contre le vieillissement, tant que l'entendement reste intact, la conservation des fonctions de relation est la première priorité.

Chapitre 2

Qu'est-ce que le vieillissement ?

> *« Dans la vieillesse, on répare plus lentement : il faut, par conséquent, être toujours plus ménager de ses forces. »*
>
> Claude Bernard, *Notes détachées*

« C'est avec des adolescents qui durent un assez grand nombre d'années que la vie fait des vieillards », a écrit Proust. Vieillir est ainsi l'aboutissement d'un long processus et, après avoir examiné ses effets sur trois tissus, le but de ce chapitre est d'essayer de le comprendre. Dans le langage usuel, le vieillissement est ce qui transforme de jeunes adultes sains en personnes âgées qui sont moins résistantes, dont les performances physiques diminuent graduellement, qui pâtissent d'un nombre croissant d'infirmités rendant la vie moins agréable et sont exposées à une probabilité croissante de maladie et de décès. Cette définition a le mérite de ne pas faire appel à des notions vagues, comme celle de sénescence, et en même temps de montrer que si l'on ne peut pas empêcher le vieillissement, on peut le ralentir en luttant contre l'apparition des infirmités ou en corrigeant celles-ci, ainsi qu'en diminuant par la prévention et les soins la fréquence des maladies et leur gravité.

L'observation du monde impose trois constats :

• **Tout vieillit autour de nous.** « Nous autres civilisations, nous savons maintenant que nous sommes mortelles », écrivait Valéry après la guerre de 1914-1918. À la fin du XXe siècle, avec la baisse de la fécondité, l'accroissement de la peur de l'avenir, cette impression de vieillissement de notre civilisation est encore plus poignante. Dans la nature, les rochers s'usent sous l'effet du vent et de la pluie, l'érosion abrase les montagnes et comble les vallées, les volcans s'éteignent, le tracé des côtes se modifie sous l'effet des courants et du dépôt des alluvions, le niveau des océans a, selon les époques, monté ou baissé. Contrairement aux mythes antiques, il n'y a pas de cycle, d'éternel retour. L'astronomie a déterminé avec une extraordinaire précision l'âge des étoiles, la durée des temps nécessaires pour qu'un système solaire naisse, atteigne l'âge adulte puis meure. Mais si ces phénomènes sont irréversibles, leur durée se chiffre en milliards d'années. Aussi, pour un homme, l'univers paraît stable, immuable. Cependant, même à l'échelle des temps historiques et préhistoriques (dix mille ans), le monde a changé : des volcans se sont éteints, d'autres sont apparus, des îles se sont effondrées, des terres ont surgi des océans. La géographie, le climat ont évolué depuis l'époque relativement proche à laquelle nos lointains ancêtres ont quitté l'Afrique originelle pour venir s'installer en Europe.

• **La durée de vie des êtres vivants varie** selon les espèces de quelques heures à quelques milliers d'années. Parmi nos proches parents les mammifères, elle varie moins, mais néanmoins notablement : de 2 à 100 ans. Chaque espèce a une durée de vie assez bien définie ; celle-ci est donc déterminée par des facteurs génétiques.

C'est l'évolution, c'est-à-dire le mécanisme de sélection naturelle, qui a fixé ces durées en fonction de plusieurs facteurs : l'âge à la reproduction (6 mois chez les souris, 18 ans environ chez l'homme), l'âge auquel l'enfant devient autonome et peut survivre sans la protection de ses parents (environ 7 ans chez l'homme). Jusqu'au XVIIe siècle, il fallait avoir cinq enfants pour en amener deux à l'âge de la reproduction. Les hommes et les femmes ayant atteint l'âge de la reproduction devaient donc vivre jusqu'à environ 35 ans. C'était bien le cas pour ceux qui dépassaient 15 ans. Il est facile de comprendre qu'il est mauvais pour une espèce d'avoir une proportion trop élevée de sujets ayant dépassé l'âge de la reproduction ; du point de vue de sa fécondité, ce sont des bouches inutiles.

• **L'augmentation de la longévité humaine.** À l'intérieur des espèces, selon les conditions de vie, la longévité varie d'un facteur 3 ou 4. Leur influence chez l'homme est objectivée par les variations de l'espérance de vie au cours des trois derniers siècles selon les régions géographiques.

L'examen des squelettes dans les sépultures permet de connaître la distribution des âges au moment du décès, donc l'espérance de vie d'une population. La courbe de survie (figure 1) montre qu'à la période préhistorique ou sous l'Empire romain, le taux de mortalité ne varie guère avec l'âge et est élevé même chez les adolescents et adultes jeunes ; la durée moyenne de vie est de l'ordre de 25 ans. Pour les sujets ayant échappé à la mort en bas âge, période particulièrement vulnérable, l'espérance de vie atteint 32 ans. Rares sont ceux dépassant la cinquantaine. À ces époques, la mort était essentiellement causée par des accidents, maladies infectieuses ou parasitaires, bien

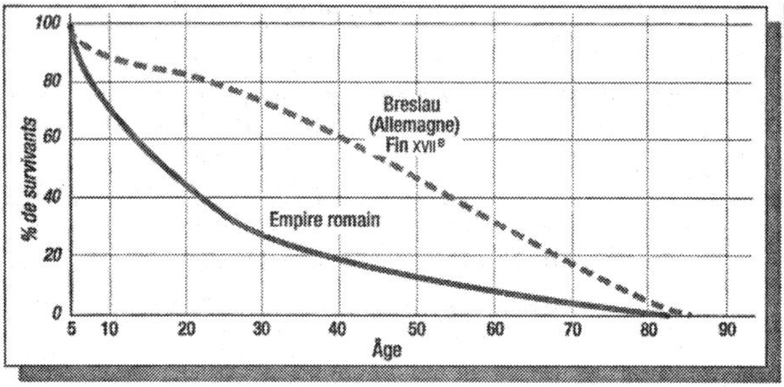

Figure 1 : Taux de survie en fonction de l'âge sous l'Empire romain, et en Allemagne à la fin du XVIIe siècle. *(Source : A. Kellerer)*

longtemps avant que se manifeste le vieillissement de l'organisme et qu'apparaissent les maladies dégénératives (cancers, athérosclérose, etc.) qui sont aujourd'hui les principales causes de décès. Comme l'écrit Montaigne : « Mourir de vieillesse, c'est une mort rare, singulière et extraordinaire. » L'homme décédait avant de vieillir, mais la baisse des capacités physiques et de la rapidité des réflexes avait déjà diminué ses chances de survie.

Au XVIIe siècle, la vieillesse est austère. L'espérance de vie est fortement influencée par le niveau social ; à Genève, elle variait chez les hommes de 19 ans chez les ouvriers à 37 ans chez les notables, et chez les femmes de 20 à 38 ans. À 20 ans, un notable sur deux atteignait 60 ans et dans les classes inférieures, moins d'une personne sur trois y parvenait.

Au XVIIIe siècle, l'image de la vieillesse change : le vieillard est mieux intégré dans la société ; la mortalité diminue. Les incertitudes statistiques empêchent de préciser l'ampleur de cette baisse, variable selon les régions, mais le nombre de sexagénaires et de septuagénaires augmente de la fin du XVIIe au début du XVIIIe siècle, ainsi que l'espérance de vie. Par exemple en 30 ans, de 1740 à 1770, la probabilité pour un nouveau-né d'atteindre 60 ans passe de 17 % à 24 % pour les hommes, de 19 % à 25 % pour les femmes. En 1825, ces probabilités atteignent 36 % et 37 % et, en 1985, 80 % et 91 %[1]. Pour une personne de 20 ans, la probabilité d'atteindre 60 ans passe de 47 % à 57 % entre 1750 et 1820. Les écarts en fonction du niveau social diminuent du XVIIe au XVIIIe siècle mais restent considérables. Au XVIIIe siècle encore, les personnes des milieux favorisés ont deux à trois fois plus de chances que les autres d'atteindre 60 ans. Sur 100 personnes de 60 ans, 60 atteignent 70 ans dans la classe supérieure et 50 dans la classe ouvrière. Au milieu du XVIIIe siècle, la proportion de septuagénaires dans la société atteint des niveaux qui n'avaient jamais été observés et l'on commence à parler de vieillesse aimable et heureuse.

À la fin du XVIIIe siècle, les conditions de vie se sont améliorées dans plusieurs régions d'Europe ; les famines et les épidémies y sont devenues moins fréquentes ; la mortalité des adultes jeunes a diminué. Ce progrès a continué au cours du XIXe : en raison de la meilleure alimentation, de l'hygiène et de la lutte contre les taudis insalubres. Au début du XIXe siècle, Vuillermet en France dénonce le cercle vicieux entre pauvreté et maladie : la misère entraîne la maladie et celle-ci diminue la capacité de travail, donc accentue la misère. Dès le milieu du XIXe siècle en Grande-Bretagne où, à cause de la Révolution industrielle, la misère est effroyable, la loi sur des pauvres commence à apporter des progrès. On y comprend qu'investir pour améliorer la santé des classes laborieuses est économiquement rentable car on accroît leur efficacité et on réduit le nombre de journées de travail perdues du fait de la maladie. Bientôt Disraeli proclame : « La santé d'une nation est le socle sur lequel se bâtit sa prospérité. »

1. Donnons quelques chiffres intermédiaires : en 1900, 42 % et 47 % ; en 1937, 56 % et 68 % ; en 1957, 73 % et 84 %.

Comme, de plus, les connaissances médicales progressent rapidement, dès la deuxième moitié du XIXe siècle, l'avancée est spectaculaire. Les grandes épidémies de choléra font prendre conscience de l'importance de la propreté de l'eau et de l'évacuation des déchets. On commence la construction des égoûts au milieu de grandes polémiques. À la fin du XIXe, les découvertes de Pasteur sont à l'origine du tournant fondamental de la condition humaine. La notion de contagion s'impose : les maladies infectieuses ne viennent pas de l'organisme, elles viennent de l'extérieur ; on peut se protéger contre elles par l'hygiène et les vaccinations.

Alors qu'au cours du XIXe siècle l'espérance de vie n'avait augmenté que d'une quinzaine d'années, le progrès s'accélère au XXe siècle grâce à la diminution de la mortalité en bas âge, et à celle de la mortalité des adultes et personnes âgées. L'espérance de vie des femmes passe de 45 ans en 1900 à 83 ans en 2000. Chez l'homme, la progression est moindre mais néanmoins spectaculaire : 44 ans en 1900 (à peine d'un an inférieure à celle des femmes, qui mouraient alors beaucoup en couches), 75 ans en 2000. Pendant tout le XXe siècle, l'espérance de vie s'allonge au rythme triomphal de trois mois et demi par an, ce que personne n'avait prévu. Il avait fallu 220 ans pour que l'espérance de vie à 60 ans augmente de 4 ans (1750 à 1970) ; à la fin du XXe siècle, le même résultat est obtenu en 20 ans (1970 à 1990). Un garçon de 15 ans d'aujourd'hui a autant de chance d'atteindre 70 ans que son grand-père en avait d'atteindre 55 ans. En 1960, les chances pour un nouveau-né de fêter sa 85e année étaient de 11 % pour les garçons et de 24 % pour les filles ; en 1998, elles étaient de 28 % et 52 %. En moins de quarante ans, le progrès est prodigieux. D'après l'INSEE, ces chances pourraient atteindre, en 2050, 56 % et 82 %. À la fin du

XXIe siècle, 10 % des personnes nées en 2000 pourraient être centenaires.

Ces progrès bouleversent la condition humaine et la structure des sociétés. La médecine, après avoir vaincu les maladies infectieuses et parasitaires, combat avec succès les maladies cardiovasculaires et le cancer. Les sept ans et demi d'écart entre la longévité masculine et féminine sont la conséquence du tabac, de l'alcool et des accidents, restés, jusque vers les années 1970, l'apanage masculin. Les femmes ayant, aujourd'hui, rattrapé les hommes, l'écart tend à se réduire. L'avenir dépendra du balancement entre les progrès médicaux et les effets adverses de certains comportements individuels.

La figure 2 montre la disparition de la mortalité en bas âge, passée de 150 ‰ en 1900 à 5 ‰ en 2000. Chez les femmes, la mortalité prématurée (avant 75 ans) a diminué graduellement. La courbe de survie en fonction de l'âge s'est « rectangularisée », c'est-à-dire que presque toutes les femmes parviennent à l'âge de 75 ans, puis à partir de cet âge le taux de mortalité augmente brutalement. Alors qu'autrefois (figure 1), la notion de durée moyenne de vie n'avait qu'une signification limitée, puisque celle-ci variait considérablement selon les individus, à la fin du XXe siècle, l'amélioration des conditions de vie permet à presque toutes les femmes, même celles dont l'organisme est le plus fragile, d'atteindre l'âge où il devient « normal » de mourir ; la notion de durée de vie s'impose.

Chez l'homme en 2000, la mortalité prématurée (avant 65 ans) reste en France beaucoup plus élevée que chez la femme et que dans la plupart des autres pays de l'Union européenne.

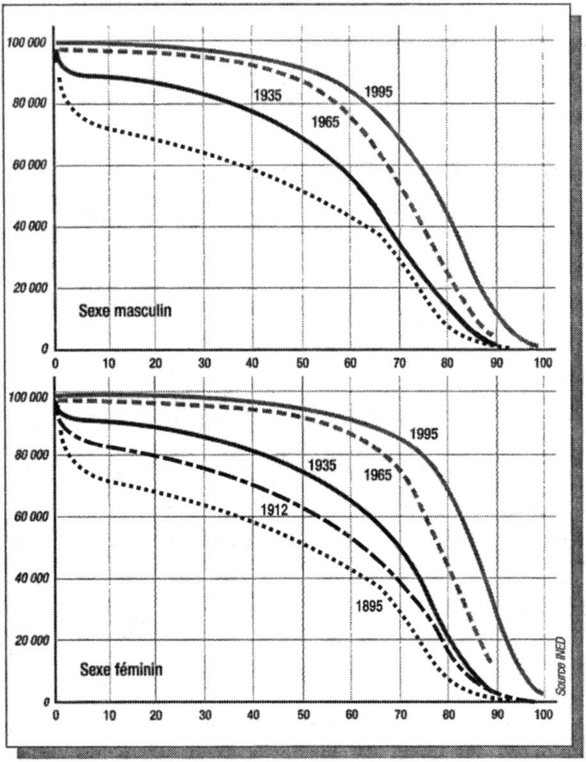

Figure 2 : Les taux de survie en France d'après la table de mortalité. Évolution au cours du XXe siècle chez l'homme et chez la femme.

Du milieu du XVIIIe à la fin du XXe siècle, on a constaté quatre phénomènes distincts.

1) Une augmentation considérable du nombre de sujets atteignant 60 ans, âge considéré depuis l'Antiquité comme celui de la vieillesse. Alors qu'au XVIIe ou au XVIIIe siècle, atteindre cet âge témoignait à la fois d'une exceptionnelle résistance physique (ter-

rain génétique), d'une excellente gestion de sa vie et de beaucoup de chance, les progrès effectués au XXe siècle ont gommé ou réduit ces sources d'écart.
2) Les inégalités sociales devant la santé, très marquées au XVIIe siècle, s'étaient réduites à la fin du XVIIIe siècle, mais ont peu varié au cours du XIXe siècle. Elles se sont à nouveau réduites mais sans disparaître pendant le XXe, malgré les progrès scientifiques et le remboursement des soins médicaux. En 2000 encore, il y a un écart de 8 ans d'espérance de vie entre le manœuvre et le cadre supérieur, qui est, pour l'essentiel, dû à cinq causes : le tabac, l'alcool, l'obésité, les accidents, les suicides, donc au niveau d'éducation qui permet de gérer sa vie de façon plus rationnelle. À 35 ans, un instituteur a encore, en moyenne, 43 ans à vivre alors qu'un manœuvre n'en a que 34, soit 9 ans de moins ; à 45 ans, 33 contre 26 ; à 65 ans, 17 ans contre 13. On observe des différences analogues chez les femmes : à 65 ans, 21 contre 17.
La santé des artisans, des commerçants et des professions libérales, qui exercent une activité jusqu'à un âge relativement avancé, ne semble pas en souffrir, bien au contraire. Inversement, on observe un vieillissement prématuré chez les chômeurs et les sans-emploi ; malgré les différences de niveau d'éducation qui rendent les comparaisons difficiles, ceci suggère que le maintien d'une activité pourrait être associé à une meilleure qualité de vie.
3) L'espérance de vie à 65 ans a considérablement progressé au cours de la deuxième moitié du XXe siècle alors qu'elle avait très peu varié (un gain d'à peine 3 ans) du XVIIIe au milieu du XXe siècle. De 1750 jusqu'en 1900, relativement peu de gens parvenaient à 65 ans, mais quand ils atteignaient cet âge, leur espérance de vie était presque aussi

longue qu'au milieu du XXe siècle. Au cours de la deuxième moitié de ce siècle, un fait nouveau est apparu : l'espérance de vie à 65 ans s'est notablement allongée ; tout s'est passé comme si à 65 ans l'usure de l'organisme était moindre et que le moment où l'on arrive au bout du rouleau, où la mortalité s'accélère, était plus tardif. Ainsi, non seulement on a guéri, à l'âge adulte, des maladies autrefois mortelles, mais on semble avoir ralenti la sénescence d'environ une dizaine d'années (voir Introduction). L'âge auquel celle-ci, chez les femmes, était devenu marquée est passé d'environ 70 ans en 1935 à plus de 80 ans aujourd'hui. À 85 ans, aujourd'hui, la moitié des femmes ont une vie autonome et de bonne qualité. La proportion d'hommes atteignant cet âge est deux fois plus faible et, chez eux, le vieillissement est plus précoce ; néanmoins, un homme de 70 ans aujourd'hui a une santé et une vitalité équivalentes à celle d'un homme de 60 ans il y a un demi-siècle. Il suffit de relire la littérature du XIXe siècle pour mesurer le changement de perspective. En 10 ans à la fin du XXe, l'espérance de vie à 60 ans a augmenté de deux ans et demi, soit autant que du XVIIIe au début du XXe siècle (tableau ci-contre).

4) On aurait pu craindre que cette prolongation de l'existence ne s'accompagne d'un allongement de la période de la vie où s'accumulent les infirmités. À quoi bon, dit-on parfois, vivre plus longtemps si c'est pour être grabataire. Or ce n'est pas ce qui est observé. Le nombre d'années vécues avec des incapacités graves n'augmente pas, et il a même tendance à se réduire, chez l'homme plus que chez la femme d'ailleurs, et sa durée est inférieure à 3 ans. Les incapacités surviennent en fin de vie. Pour les capacités légères, la situation est égale-

ment rassurante et l'espérance de vie sans incapacité (grave ou légère) augmente au même rythme que l'espérance de vie totale.

Âge / Sexe	65 ans		75 ans		80 ans		85 ans		90 ans	
	1988	1998	1988	1998	1988	1998	1988	1998	1988	1998
Hommes	13,98	16,43	8,24	10,05	6,05	7,41	4,43	5,33	3,37	3,88
Femmes	18,18	20,91	10,64	12,87	7,65	9,4	5,37	6,53	3,88	4,39

Espérance de vie (en 1988 et en 1998)
à divers âges, par sexe, en nombre d'années.
En dix ans, elle a notablement augmenté.

Pour comprendre le vieillissement, analysons les causes de ce progrès. D'abord, les victoires sur les maladies infectieuses : la variole, le choléra, la tuberculose, qui tuaient indifféremment des sujets de tous âges et de toutes les classes sociales, les fièvres puerpérales, qui atteignaient les femmes après accouchement (il y avait au XIXe siècle plus de veufs que de veuves). De plus, les infections à répétition, les maladies parasitaires (le paludisme), les maladies sexuellement transmissibles – notamment la syphilis – débilitaient les organismes, comme on le voit aujourd'hui encore dans les pays en développement, et accéléraient leur vieillissement. On peut faire un rapprochement avec le tabagisme. La figure 3 montre la courbe de survie de 40 000 médecins anglais qui avaient été interrogés en 1953 sur leurs habitudes tabagiques et ont été ensuite suivis pendant plus de quarante ans. Ils ont été répartis en quatre groupes. La forme de la courbe de survie en fonction de l'âge est la même dans les quatre groupes, mais le moment où le rythme des décès s'accélère est d'environ dix-huit ans plus précoce chez ceux qui fument plus de 25 cigarettes par jour que chez les non-fumeurs. À

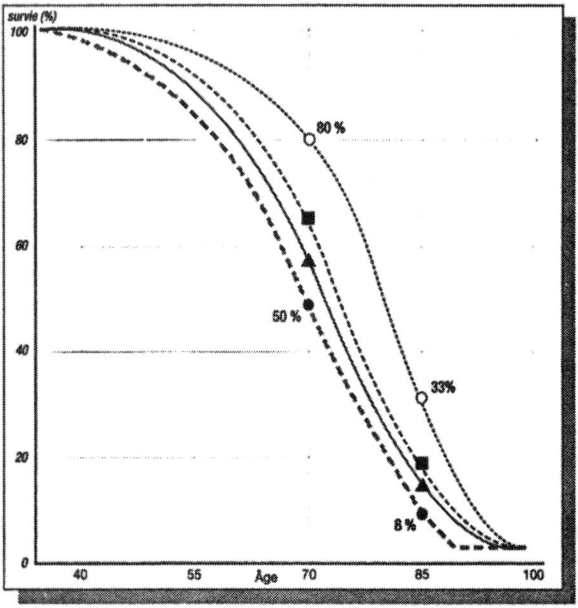

Figure 3 : Survie globale après l'âge de 35 ans chez les non-fumeurs (○) et les fumeurs classés selon leur consommation de cigarettes (1-14 par jour : ■ ; 15-24 par jour : ▲ ; 25 par jour : ●)
(d'après Doll R. et al.)

70 ans, il n'y a que 50 % de survivants parmi les médecins fumant plus de 25 cigarettes par jour, contre 80 % chez ceux ne fumant pas. À 85 ans, ces proportions sont 8 % contre 33 %. Ces différences sont dues aux grandes maladies (cancer des bronches, infarctus du myocarde, bronchite chronique) causées par le tabac ; mais elles dépassent l'effet de ces seules maladies. Alors que de 1950 à 2000, chez les non-fumeurs, la mortalité avant 70 ans a considérablement diminué, entraînant une augmentation spectaculaire de l'espérance de vie, aucun progrès n'a été constaté chez les fumeurs, l'intoxication chronique par le tabac

effaçant les progrès médicaux. Ceci montre l'impact de la répétition quotidienne d'agressions toxiques sur l'organisme. Elles suggèrent qu'il faut, pour prolonger la vie et améliorer sa qualité, éviter ces agressions qui érodent les capacités de résistance du corps.

Cinq causes potentiellement évitables (tabac, alcool, accident, déséquilibre alimentaire, suicide) jouent un rôle capital dans les inégalités de longévité entre hommes et femmes et en fonction du milieu social ou de la région géographique. Suffit-il de mieux informer pour réduire ces différences ? On l'espérait il y a 30 ans mais, hélas, ce n'est pas le cas. Le niveau d'information sur les méfaits du tabac, ou de l'alcool, est voisin dans tous les milieux mais les différences de consommation du tabac ou d'alcool se sont creusées : par exemple pour le tabac, la fréquence des cancers du poumon chez les hommes est trois fois plus élevée chez les manœuvres que chez les cadres et celle des cancers de l'œsophage (dus à l'association tabac + alcool) six fois plus grande. L'information a fait baisser la consommation dans les milieux les plus éduqués et n'a guère eu d'influence dans les autres. Informer ne suffit pas, il faut aussi donner le courage de transformer les velléités en actes et pour cela insuffler le désir de vivre. On n'y parvient que par l'éducation.

Au total, le triplement de l'espérance de vie en 250 ans est dû à la diminution de la fréquence et de la gravité de nombreuses maladies (infections, maladies cardiovasculaires, certains cancers) et au ralentissement du vieillissement de l'organisme. Celui-ci est le résultat de l'amélioration du confort, de l'hygiène, de la moindre pénibilité du travail, de la disparition des parasites, la diminution du nombre et de la gravité des infections, des inflammations, et d'une meilleure alimentation. À la fin du XIXe siècle encore, une proportion importante de la population était sous-alimentée, une autre, plus petite, suralimentée. Il suffit de lire Dickens ou Zola pour mesurer l'abîme entre la goinfrerie des uns et la dénutrition des autres. Certes, l'alimentation est aujourd'hui loin d'être satisfaisante mais le progrès est évident, grâce au progrès économique et à l'amélioration de la qualité des aliments (réfrigérateurs) et de l'eau. De plus, contrairement à ce qu'on croit, la qualité de l'air, notamment dans les locaux (où l'on passe 75 % de sa vie), s'est améliorée. En Chine, où l'on continue à cuire des aliments dans des locaux mal aérés sur des fourneaux à charbon, tels que ceux qu'on employait encore dans mon enfance, cette pratique augmente la fréquence des cancers du poumon.

Les conditions de vie, en particulier la nutrition, peuvent réduire l'usure et aussi stimuler certaines fonctions. Les écarts d'espérance de vie entre les Françaises et les Français et les ouvriers et les cadres supérieurs indiquent que des gains sont encore possibles. La recherche doit continuer activement.

C'est à la lumière de ces faits qu'il faut revenir à la question centrale de ce chapitre : Qu'est-ce que le vieillissement ?

Les mécanismes du vieillissement

Le vieillissement touche un organisme à tous les niveaux, de la molécule à la cellule et aux tissus. Différentes approches ont été utilisées pour appréhender ce processus.

Différences entre espèces

Elles sont d'origine génétique, mais nous ne connaissons pas les gènes qui fixent la vitesse à laquelle le cycle de vie est parcouru dans les différentes espèces. Dans celles où la mortalité est élevée (parce qu'elles sont exposées à de nombreux prédateurs), la sélection privilégie un développement rapide et une reproduction précoce, donc une durée de vie courte. Une souris se reproduit à six mois, sa durée de vie est d'environ deux ans. Au contraire, dans les espèces où la durée de gestation est longue et où le lent développement de l'enfant le rend dépendant de ses géniteurs, une durée de vie longue est requise ; c'est le cas des singes supérieurs.

Les serpents deviennent autonomes dès leur sortie de l'œuf et les oiseaux en quelques semaines, mais il faut plusieurs années aux grands singes ou à l'homme. Chez ces derniers, la mère ne peut donc élever qu'un nombre limité d'enfants. Les longs intervalles entre la naissance et l'âge de l'autonomie et de la reproduction doivent être contrebalancés par une plus grande capacité d'adaptation aux conditions du milieu. Une trop grande longévité après l'âge de la reproduction accroît le nombre de bouches inutiles et décroît la capacité d'adaptation de l'espèce. Il est normal que la sélection joue en faveur des gènes protégeant la vie jusqu'à la reproduction, mais on n'a aucune idée des mécanismes génétiques par lesquels la sélection pourrait agir sur la durée de vie après la reproduction et éventuellement défavoriser celle-ci. Néanmoins il pourrait y avoir des liens. Ainsi, il existe des gènes (dits pléiotropes) dont l'action varie selon l'âge de l'individu, qui sont favorables chez les sujets jeunes et défavorables chez les adultes ; de tels gènes favorisent la fécondité de l'espèce ; ils peuvent être privilégiés par la sélection. La capacité d'adaptation au milieu est une caractéristique de la vie. Dans les organismes primitifs, elle est assurée par des mécanismes génétiques : apparition de mutants dont les mieux « adaptés » sont sélectionnés au cours de l'évolution par la compétition. Chez les animaux supérieurs, les instincts, inscrits dans le génome, dictent la réponse aux divers événements de la vie et ce sont ceux dont la réponse est la plus efficace qui sont privilégiés. Chez les singes supérieurs et les hommes, l'apparition d'une mémoire et d'une pensée consciente permet l'apparition, à côté de l'instinct, d'un comportement tenant compte de l'expérience et tirant avantage d'événements observés par hasard, par exemple utiliser une tige de bois pour aller chercher dans une fourmilière les fourmis dont on se nourrit ou imiter ceux qui le font. À côté de l'adaptation sont apparus l'apprentissage, puis la capacité d'expérimenter et d'apprendre, qui permet à l'homme de vivre sous tous les climats, et enfin le désir de vivre, donc de prolonger la vie après la reproduction.

• **Mécanismes génétiques.** La recherche des gènes codant le vieillissement est restée sans succès. Néanmoins, on a identifié des gènes ayant un impact sur la durée de vie. Un ver a été très étudié parce que son génome est très simple : le *caenorhabditis elegans* ; on a trouvé un gène (appelé daf-2) dont la mutation (qui supprime sa fonction) double la durée de vie du ver. Ce gène contrôle plusieurs autres gènes. Chez la souris, on a identifié d'autres gènes ayant une grande influence sur la durée de vie et l'on sait, en modifiant le génome, « fabriquer » des souris dont la durée de vie équivaudrait chez l'homme à 150 ou 180 ans. Il était donc tentant d'imaginer qu'il existe dans les génomes une sorte d'horloge, réglée différemment selon chaque espèce, qui programme et coordonne le vieillissement, donc fixe la durée de vie. En réalité, rien de tel n'a été trouvé.

L'analyse des maladies dans lesquelles le vieillissement est accéléré montre seulement des anomalies multiples, situées sur différents chromosomes. On a identifié, chez l'homme, certains gènes dont l'altération entraîne une sénescence prématurée, et qui régulent des phénomènes physiologiques mis en jeu au cours du vieillissement. Il est d'autres gènes dont la mutation modifie la longévité de certains animaux primitifs et qui jouent un rôle dans le métabolisme des animaux supérieurs (par exemple, la phosphorylation des récepteurs de l'insuline) ; ils montrent l'existence de liens entre les fonctions de nutrition et la longévité. Mais aucune hypothèse ne permet à l'heure actuelle d'expliquer les divers aspects de la sénescence ; aussi l'existence d'un système contrôlant la longévité, chez les animaux ou chez l'homme, est devenue peu vraisemblable. Le déclin de chaque tissu s'effectue à son propre rythme. Il n'existe aucune coordination entre l'évolution des fonctions digestives ou respiratoires, ni entre la baisse de la force musculaire et celle de la mémoire. Beaucoup de sujets âgés vivent normalement mais un accident, une grippe, un deuil suffisent à les déstabiliser et à les faire mourir.

En résumé, les espérances de vie varient considérablement selon les espèces ; elles sont inscrites dans le patrimoine génétique. On conçoit qu'elles soient liées aux durées de la gestation et de la croissance de l'enfant. Chez les animaux, les réflexes, l'instinct puis l'apprentissage accroissent progressivement l'adaptabilité au milieu et libèrent l'individu des contraintes que celui-ci lui impose. Cette capacité d'adaptation augmente avec l'apparition de la pensée.

Le vieillissement ne débute pas dans la dernière partie de la vie. C'est un ensemble de mécanismes biologiques qui se succèdent et s'enchevêtrent, dont les rythmes sont différents selon les tissus, ce qui explique qu'avant même la fin du développement et pendant la maturité, certains tissus commencent à devenir moins performants. Chez les athlètes, selon la discipline, l'âge des performances maximales est plus ou moins précoce et le déclin plus ou moins rapide.

VARIABILITÉ À L'INTÉRIEUR DES ESPÈCES

À l'intérieur des espèces, l'espérance de vie varie d'un individu à l'autre. Ceci est d'abord dû au terrain héréditaire. Chez l'homme, il est des maladies d'origine génétique où le vieillissement est prématuré et l'espérance de vie réduite. Souvent, les sujets porteurs de tares génétiques transmissibles n'atteignent pas l'âge de la reproduction. L'étude des facteurs génétiques influençant le vieillissement est en plein développement chez les rongeurs. On sait « fabriquer » des souris qui vieillissent lentement et l'on connaît une demi-douzaine de gènes capables de ralentir la sénescence. On obtient ainsi des souris ou des rats vigoureux et sains à un âge équivalent à 120 ans chez l'homme. Certes, on ne sait pas, pour l'instant, passer de la souris à l'homme, mais ces résultats indiquent ce qu'il est possible d'espérer.

Chez l'homme, il existe des familles où l'on vit plus longtemps. Des facteurs génétiques influencent donc l'espérance de vie. On a comparé les différences d'espérance de vie chez les jumeaux homozygotes (dont le patrimoine génétique est identique) ou hétérozygotes (dont le patrimoine génétique est différent). La différence moyenne de durée de vie chez les jumeaux hétérozygotes de même sexe est d'environ six ans alors qu'elle n'est que de deux ans chez les homozygotes. Les fibroblastes de jumeaux identiques ont, *in vitro*, une capacité de prolifération plus proche que celle des jumeaux hétérozygotes. À 80 ans, les capacités intellectuelles des jumeaux homozygotes sont plus semblables que celles des jumeaux dizygotes. Il serait intéressant, dans les deux cas, de comparer des jumeaux ayant été élevés ensemble (mêmes conditions de vie) ou ayant été séparés à la naissance ou peu après la naissance, mais faute d'un nombre suffisant d'observations, ces études ne sont pas concluantes.

Des liens entre facteurs génétiques et durée de vie

ont été observés dans d'autres espèces. La durée normale de la vie d'une mouche est de 40 jours, mais si à chaque génération on sélectionne celles vivant le plus longtemps et qu'on les fait se reproduire entre elles, on peut en quelques générations obtenir des mouches qui vivent 80 jours et, en poursuivant la sélection, des mouches qui vivent 180 jours : on a multiplié par plus de quatre la durée de vie (comme si on obtenait des hommes vivant 400 ans). Ces résultats prouvent que l'influence des facteurs génétiques est aussi importante que les conditions de vie. Cependant, il ne faut pas les opposer : il y a une interaction entre les deux, comme le montre l'exemple de la peau. Le soleil a peu d'effet sur la peau des ethnies dont la peau est pigmentée (jaune ou noire) et inversement, un effet maximal chez les blonds et les roux. Dans ces cas, le vieillissement de la peau est plus rapide dans les zones exposées au soleil (aspect morphologique, capacité de réparation ou de cicatrisation après une blessure) ; la peau est flétrie, elle se couvre de taches brunes (dont chacune correspond à la descendance d'une cellule mutée), les rides apparaissent plus tôt. Ces effets sont le résultat de l'appauvrissement de la peau en cellules et de l'existence dans ces cellules de mutations qui altèrent le fonctionnement cellulaire et la cohésion des cellules entre elles. Cet exemple montre qu'il faut considérer ensemble ce qui se passe au niveau des cellules, du milieu extracellulaire dans lequel baignent les cellules et de l'ensemble de la peau.

Le corps est composé de tissus (peau, sang, muscles, etc.) et de viscères (poumons, cœur, foie, etc.) qui sont groupés en systèmes pour accomplir des fonctions (digestives, respiratoires, etc.). Tous ces tissus et viscères sont eux-mêmes formés de cellules qui sont l'entité élémentaire. Considérer le processus de vieillissement d'un organisme conduit à rechercher ce qui se passe dans la cellule, le tissu et l'ensemble de l'organisme.

Le vieillissement au niveau de la cellule

Tout organisme vivant est constitué par un assemblage de cellules. Celles-ci sont les briques élémentaires avec lesquelles les organismes de toutes les espèces animales et végétales sont construits. Ces briques ne sont pas les mêmes dans tous les tissus : le neurone, cellule de base des tissus nerveux, est très différent de la cellule musculaire, et de la cellule de la peau. Il y a dans un organisme humain environ 200 types de cellules dont les combinaisons constituent les différents tissus.

Dans chaque cellule existe un noyau dans lequel se trouvent les molécules d'ADN. Celles-ci représentent l'ordinateur dans lequel sont codés les programmes qui gouvernent le fonctionnement de la cellule. Ainsi, par exemple, quand une cellule subit une agression (par exemple un coup de soleil), la riposte est programmée dans l'ADN de la cellule.

Le génome, ensemble des molécules d'ADN, renferme environ 30 000 gènes dont chacun code une fonction distincte. Dans une cellule en fonctionnement normal, la plupart des gènes sont au repos et à peine un millier sont activés. Ces derniers, par l'intermédiaire d'un médiateur (l'ARN), envoient au cytoplasme les instructions qui gouvernent la synthèse de la molécule de protéine codée par ce gène. Supposons que dans une cellule, une exposition intense aux rayons ultraviolets du soleil ait provoqué des lésions de l'ADN. Ces lésions sont repérées et identifiées par des systèmes de surveillance, ce qui déclenche une série de phénomènes : des gènes, jusque-là au repos, sont activés, notamment ceux codant les enzymes qui réparent ces lésions ; d'autres signaux arrêtent temporairement la fonction d'autres gènes (par exemple ceux qui préparent la division cellulaire) de façon à ce que la cellule puisse consacrer toutes ses ressources à la réparation des lésions. D'autres encore avertissent les cellules voisines et les mettent en alerte. Si la lésion est sérieuse et susceptible d'entraîner la mort de la cellule, des signaux font entrer en division des cellules du même type afin de maintenir la constance du nombre de cellules. Enfin, si l'ADN n'est pas convenablement réparé, un mécanisme, appelé apoptose, tue la cellule : ce suicide programmé évite la survie d'une cellule anormale. En effet, la présence d'une seule cellule anormale peut initier un cancer ou d'autres maladies dégénératives, alors que la mort de quelques cellules est sans gravité car des cellules normales se divisent pour les remplacer. Il y a dans les cellules des ripostes prêtes pour tous les types d'agressions possibles ; elles sont généralement efficaces mais peuvent être débordées si l'agression est trop intense. De plus, elles fonctionnent moins bien dans un organisme ayant vieilli.

Les paragraphes situés après cet encadré (p. 98-108) sont assez techniques et ils peuvent être difficiles à suivre par les lecteurs sans connaissances en biologie. Il est donc conseillé à ces lecteurs, après avoir lu l'encadré, de passer directement en haut de la page 108.

Dans la cellule, les molécules d'ADN sont constamment lésées, notamment par les radicaux oxydants formés au cours du métabolisme de l'oxygène. Des systèmes enzymatiques puissants réparent les lésions. Quand cette réparation n'est pas satisfaisante, la cellule est éliminée (apoptose) ; une autre cellule doit alors se diviser pour la remplacer, ce qui réduit la capacité de prolifération du tissu, qui n'est pas illimitée. Quand la cellule survit, de petites lésions peuvent subsister, qui réduisent la qualité du fonctionnement cellulaire et sa vitesse de prolifération. L'accumulation dans les tissus de cellules plus ou moins altérées réduit ses performances fonctionnelles, la cohésion des cellules entre elles et la qualité des réactions à une agression. Ainsi, inexorablement, un tissu vieillit mais le rythme de ce vieillissement dépend de l'efficacité des systèmes de lutte contre les radicaux oxydants, de réparation de l'ADN et de l'exhaustivité avec laquelle sont éliminées les cellules dont l'ADN a été lésé. Ce rythme peut ainsi varier d'un tissu à l'autre et d'un individu à l'autre. Il est accéléré si, aux lésions causées par le fonctionnement normal de la cellule, s'ajoutent celles déterminées par des agents physiques (par exemple, les rayons solaires pour la peau) ou chimiques (par exemple, la fumée du tabac pour les bronches) venus de l'extérieur. Il est ralenti si les systèmes de lutte contre les radicaux oxydants à l'intérieur des cellules sont renforcés parce que l'alimentation apporte des produits anti-oxydants, ce qui explique l'effet bénéfique des fruits et des légumes. Le rythme du vieillissement de chaque tissu dépend ainsi des caractéristiques génétiques et de facteurs extérieurs.

Une cellule de mammifère est, malgré sa taille microscopique (il y en a un million dans un volume de 1 mm^3, c'est-à-dire la tête d'une épingle), un organe d'une extrême complexité. C'est à la fois :

• **Une usine** capable de synthétiser plusieurs milliers de protéines différentes. Certaines protéines sont les constituants des tissus, d'autres catalysent diverses réactions chimiques : celles qui permettent à la cellule de respirer, qui lui procurent l'énergie dont elle a besoin à partir des apports nutritifs, etc. Des cellules sont en outre spécialisées pour remplir des fonctions précises : neurones du système nerveux central, cellules des muscles, de la peau... Toutes les cellules contiennent le même ADN, donc les mêmes programmes. Une usine construite par l'homme, avec les technologies les plus modernes, capable d'effectuer toutes ces synthèses, aurait une superficie de plusieurs hectares.

• **Un système de sécurité.** La cellule est entourée d'une membrane qui ne laisse entrer que certains produits, en fonction des besoins, et expulse les déchets afin de maintenir constante la composition chimique du milieu intracellulaire.

• **Un émetteur-récepteur de signaux.** Chaque cellule envoie et reçoit [1] des messages chimiques aux cellules adjacentes par des canaux de jonction intercellulaire et à celles se trouvant plus loin dans l'organisme, en déversant les messages dans le sang.

Chaque cellule converse ainsi avec l'ensemble de l'organisme : recevant des instructions, lançant des informations sur son état (je suis au repos ou en train de me diviser), ses besoins (j'ai faim, j'ai besoin de davantage d'oxygène), avec parfois des appels au secours (je viens d'être blessée et ai besoin d'aide, ou je vais sans doute mourir, il faut me remplacer). Il y a, dans un organisme humain de 60 kg, 60 000 milliards de cellules. Chaque minute, chacune d'entre elles envoie et reçoit des centaines de messages. Ces dialogues sont plus intenses encore au niveau des cellules

---

1. Sur la membrane de la cellule se trouvent des milliers de récepteurs. Chacun d'entre eux est destiné à recevoir un type spécifique de message chimique et chaque molécule du message constitue un signal distinct. La cellule répond en fonction du type de signal reçu et de l'intensité de ce signal (nombre de récepteurs spécifiques de ce signal touchés).

du cerveau (une centaine de milliards de cellules dont chacune est reliée par des jonctions à des centaines ou milliers d'autres cellules).

• **Un service de construction.** Une cellule doit être capable de se diviser, donc de grossir et de dupliquer toutes les molécules importantes qu'elle contient [1]. De plus, la division de la cellule (mitose) est une opération extrêmement complexe puisqu'il faut répartir également tous les composants entre les deux cellules filles.

• **Un atelier de réparation et de maintenance.** Des systèmes de surveillance sont spécialisés dans la détection des lésions de l'ADN, d'autres dans leur réparation.

Des produits chimiques extrêmement dangereux sont manipulés à l'intérieur de la cellule. Ainsi, au cours de la respiration cellulaire, les liens entre les deux atomes d'oxygène dans la molécule d'oxygène sont rompus et ces atomes deviennent des agents chimiques extrêmement actifs sans lesquels la vie cellulaire ne serait pas possible. Manipuler ce produit très dangereux qu'est l'oxygène atomique a été le premier exploit de la matière vivante. En effet, certains agents d'oxydation ainsi formés, notamment les radicaux libres [2], lèsent les molécules d'ADN ; celles-ci subissent chaque jour, dans chaque cellule, des milliers de lésions. Des centaines de gènes, et donc d'enzymes, sont consacrés à la réparation de ces lésions ainsi que

---

1. En particulier, chaque molécule d'ADN doit être reproduite à l'identique pour que les deux cellules filles disposent des mêmes informations génétiques que la cellule mère.

2. On appelle radicaux les groupements d'atomes dans lesquels un de ceux-ci possède un électron non apparié, ce qui lui confère une très grande réactivité chimique : atome d'oxygène, eau oxygénée et de nombreux peroxydes contenant un atome d'oxygène. Ces puissants agents d'oxydation sont formés au cours du métabolisme de l'oxygène dans la cellule.

de celles provoquées par les autres agents chimiques (toxiques formés dans l'organisme ou venus de l'extérieur) ou physiques (rayons ultraviolets du soleil, rayonnements ionisants, chaleur, etc.). Les erreurs au cours des réparations sont rares mais il en existe et l'accumulation des lésions au niveau des molécules d'ADN altère à la longue la capacité de prolifération de la cellule et cause des mutations qui sont à l'origine de dysfonctionnement de la cellule. Les radicaux libres altèrent également la conformation des protéines.

Il existe dans les cellules des mécanismes protecteurs : d'une part, des antioxydants (par exemple le glutathion, les vitamines antioxydants A, C, E), et d'autre part, des enzymes qui détruisent les radicaux oxydants (telles que la catalase ou le superoxyde dismutase). Certains de ces agents sont apportés par l'alimentation, ce qui explique que le nombre de ces lésions puisse être influencé par les conditions de nutrition (voir chapitre 3).

Dans la cellule, les mitochondries sont les structures qui produisent l'énergie utilisée dans la vie cellulaire. Le métabolisme de l'oxygène[1] y est donc particulièrement actif et l'on estime que 1 à 4 % de cet oxygène consommé produit des agents d'oxydation (radicaux libres). L'ADN présent dans chaque mitochondrie est ainsi altéré, ce qui est à l'origine d'un cercle vicieux puisque ces lésions diminuent la capacité de lutte contre les agents d'oxydation, ce qui accélère l'accumulation des lésions dans l'ADN de la mitochondrie. Or, quand cette dernière produit une quantité insuffisante d'énergie, la cellule meurt.

Les théories actuelles accordent un rôle important aux agents d'oxydation dans le vieillissement des cellules. Du fait de l'accumulation des lésions, les mécanismes de protection fonctionnent moins bien dans

1. Combinaison d'un atome de glucose (C_6H_6) avec l'oxygène pour faire de l'eau (H_2O), du gaz carbonique (CO_2) et dégager de l'énergie.

les cellules âgées, d'où un accroissement du nombre de lésions et des erreurs. Chez la mouche, on a étudié l'effet des systèmes antioxydants sur la longévité : en transférant chez elles des gènes codant la synthèse d'agents antioxydants, on prolonge d'un tiers la longévité de ces mouches car on ralentit d'autant l'accumulation des lésions. Inversement, l'altération des systèmes antioxydants accélère le vieillissement.

Ainsi les données actuelles suggèrent que : 1) les agents d'oxydation formés à l'intérieur de la cellule provoquent des lésions cellulaires qui altèrent le fonctionnement de la cellule et jouent un rôle essentiel dans son vieillissement ; 2) les mécanismes de défense contre ces agents sont multiples et fonctionnent sous la direction de gènes qui, en augmentant ou diminuant ces défenses, déterminent le rythme du vieillissement. Il semble exister, à l'intérieur des cellules de mammifères, des gènes qui accroissent les défenses contre les agents d'oxydation (et contre l'apoptose) et, au contraire, d'autres gènes qui réduisent les défenses et augmentent la probabilité d'apoptose. Cette machinerie complexe commence à peine à être explorée. Les radicaux libres jouent aussi un rôle dans la genèse de plusieurs affections dégénératives : maladie d'Alzheimer, athérosclérose, cancers, etc. Ainsi l'apparition des maladies dégénératives et la sénescence cellulaire constituent deux aspects d'un même processus. Des travaux récents suggèrent, d'ailleurs, qu'en jouant sur les mécanismes de lutte contre les agents d'oxydation, ainsi que sur l'efficacité de la réparation de l'ADN et l'apoptose (qui élimine des cellules dont l'ADN a été lésé), on peut moduler chez les souris la longévité et la fréquence des cancers.

Cette perspective fait miroiter la possibilité d'augmenter la durée de l'existence sans accroître la fréquence des maladies dégénératives, y compris les cancers ; mais passer de la mouche et de la souris à l'homme est très difficile. D'ici là, il ne faut pas sous-estimer le rôle que peut avoir l'alimentation en apportant des agents antioxydants telles certaines vitamines (A, C, E) et d'autres produits présents dans les fruits et légumes.

Cette description schématique des principales fonctions de la cellule montre à la fois sa puissance mais aussi sa fragilité.

Quand on cultive les cellules hors de l'organisme, au bout d'un certain temps la culture s'appauvrit en cellules puis s'éteint : les cellules, devenues incapables de se diviser, meurent. On dit que la culture « vieillit ». La durée de la culture est d'autant plus courte que le rythme de division est plus élevé. Ceci est dû à ce que les cellules ne sont capables que d'un nombre limité de divisions ; quand ce nombre a été atteint, elles ne peuvent plus se diviser[1].

Selon le type de cellules, le nombre de divisions possibles varie (60 pour les fibroblastes, une centaine pour les cellules souches de la moelle osseuse).

Une autre découverte, celle de l'apoptose, a fait évoluer les idées sur le vieillissement. On croyait autrefois que la mort d'une cellule était la conséquence soit de son vieillissement normal (par exemple un globule rouge meurt environ quatre mois après sa naissance), soit d'un accident. Or il existe aussi une mort programmée ou apoptose. Par exemple, au cours de l'embryogenèse, la main est d'abord une palme sans doigts. Ceux-ci se forment en raison de la mort des cellules occupant l'espace entre les doigts. Celle-ci survient à un moment précis du développement de la

1. En effet, il existe, à l'extrémité des chromosomes, un appendice appelé « télomère », dont la longueur diminue à chaque division et qui empêche la cellule de se diviser quand il est devenu très court. Quand une cellule devient précancéreuse, ce mécanisme disparaît, le télomère ne se raccourcit plus à chaque division, la cellule est alors dite immortelle car elle peut se multiplier indéfiniment comme ses descendantes. De ce fait, elles peuvent accumuler des lésions et éventuellement devenir cancéreuses.

main : l'ADN des cellules qui doivent disparaître est découpé par des systèmes enzymatiques ; c'est un véritable suicide. L'apoptose a aussi pour fonction de débarrasser l'organisme des cellules dont l'ADN a été lésé et mal réparé. Le dysfonctionnement des gènes qui déclenchent l'apoptose est à l'origine de diverses maladies dont le cancer, mais il a aussi un impact direct sur le vieillissement puisqu'il détermine le taux de mortalité cellulaire.

VIEILLISSEMENT D'UN TISSU

Un tissu est généralement composé de plusieurs types de cellules ayant des rôles différents dans la vie du tissu.

On peut, schématiquement, distinguer trois types de tissus :

- **Les tissus hiérarchisés à renouvellement rapide** (par exemple, peau, moelle osseuse). Dans ces tissus, on trouve des cellules fonctionnelles, comme les cellules de la peau, dont la mission est de protéger les tissus sous-jacents, ou les globules blancs du sang qui luttent contre les microbes ou les organismes étrangers. Ces cellules ont une vie brève – quelques jours ou quelques semaines – puis elles meurent. À l'origine de ces cellules se trouvent des cellules souches qui, en se divisant, donnent naissance aux divers types de cellules fonctionnelles (par exemple, les divers types de globules blancs). Entre les cellules souches et les cellules fonctionnelles s'intercale un compartiment de cellules en voie de multiplication et de différenciation. Cette structure intermédiaire évite aux cellules souches d'avoir à se diviser trop souvent, donc les protège [1].

1. En effet, chaque division est précédée d'une phase de duplication des molécules d'ADN au cours de laquelle des erreurs peuvent survenir. De plus, comme chaque division réduit le potentiel de prolifération des

Par exemple, en se divisant dix fois, une de ces cellules intermédiaires (appelée progéniteur) donne naissance à mille cellules fonctionnelles qui sont ainsi le fruit d'une seule division d'une cellule souche. Cette organisation a ainsi deux avantages : ralentir la diminution du potentiel de prolifération des cellules souches et réduire le risque de cancer, puisque ceux-ci sont provoqués par l'accumulation dans une cellule d'une dizaine d'altérations spécifiques du génome[1]. Avec cette organisation, c'est du nombre de cellules souches en bon état que dépend l'avenir du tissu.

Cependant, malgré cette organisation, le nombre de cellules souches diminue avec l'âge et des altérations s'accumulent dans leur génome, ce qui entraîne une baisse de leur capacité de prolifération. Dans de nombreuses maladies et chez les personnes très âgées, on constate une baisse du nombre de cellules souches. Cette évolution est accélérée si les tissus ont été soumis à des agressions multiples, comme les cellules des régions de la peau fortement exposées au soleil ou la muqueuse bronchique des fumeurs[2].

• **Les tissus non hiérarchisés.** Ces tissus sont ceux où les cellules se divisent peu, tout en étant capables de se diviser. Prenons comme exemple le foie.

Les cellules hépatiques sont toutes fonctionnelles et

---

cellules souches, il est préférable, de ce point de vue aussi, qu'elles ne se divisent que rarement. D'où l'existence de cellules intermédiaires qui elles, au contraire, se divisent de nombreuses fois en se différenciant progressivement puis disparaissent.

1. Dans les tissus où, la mortalité cellulaire étant élevée, les cellules doivent beaucoup proliférer, cette organisation élimine les cellules qui, s'étant beaucoup divisées, ont accumulé le plus de mutations.

2. Les cellules souches sont celles dont la lésion est la plus grave pour le risque de cancer. La phase initiale de la cancérogenèse comporte deux étapes : l'immortalisation, qui donne à la cellule la possibilité de se diviser sans limite, et l'altération du système d'apoptose, qui n'élimine plus les cellules ayant mal réparé leur ADN. Ces deux altérations rendent possible l'accumulation, dans une lignée de cellules, d'un grand nombre d'altérations du génome.

l'on n'observe pas dans le foie la même hiérarchisation cellulaire que dans la peau ou la moelle osseuse. Quand le foie a subi une agression, telle qu'une résection partielle, les cellules survivantes prolifèrent et reconstituent l'organe lésé grâce à une stimulation provoquée par des facteurs de croissance. Si, chez une souris, on greffe de petits morceaux de foie dans la rate, ces cellules hépatiques se divisent très lentement, au même rythme que dans le foie resté en place. Si, alors, on effectue une résection partielle, au moment où les cellules du foie se mettent à se diviser pour régénérer le foie, les cellules des fragments de foie greffés dans la rate se divisent également à un rythme accéléré, car elles sont stimulées par les mêmes facteurs (véhiculés par le sang).

Dans d'autres tissus, toutes les cellules sont capables de proliférer, mais leur potentiel de prolifération est limité. C'est le cas pour la glande thyroïde. Si l'on enlève les trois quarts de celle-ci à un animal jeune, il reconstitue la glande. Chez un animal adulte, la partie restante s'hypertrophie, mais pas assez pour rétablir une fonction normale ; l'animal reste hypothyroïdien. Il est d'ailleurs fréquent de constater une petite hypothyroïdie chez les personnes âgées.

• **Les tissus ne proliférant pas (au moins apparemment).** Jusqu'à une date récente, on croyait que certaines cellules, par exemple les neurones du système nerveux central, avaient perdu la capacité de se diviser. Il semble, en réalité, que certains d'entre eux puissent le faire, mais sous une stimulation intense par des facteurs de croissance spécialisés. Normalement, les lésions causées par les maladies cérébrales (par exemple l'occlusion d'un vaisseau cérébral ou une maladie dégénérative) ne se réparent pas et il en résulte des lésions irréversibles. Dans l'avenir, on espère parvenir, grâce à l'injection de facteurs de croissance, à les faire se diviser. Une autre voie de recherche est l'injection de cellules souches capables de se diviser.

La médecine régénératrice est fondée sur l'utilisation de cellules dont la plasticité et le potentiel de prolifération est grand et qui peuvent donner naissance à divers types de cellules (comme au cours de l'embryogenèse). Théoriquement, celles-ci pourraient donc reconstituer le tissu. Trois méthodes sont utilisées pour les obtenir : 1) les extraire de l'organisme du sujet lui-même et les réinjecter après les avoir fait se multiplier hors de l'organisme. Cette technique est peu utilisable chez les vieillards, dont les tissus sont pauvres en cellules souches ; 2) cultiver des cellules embryonnaires provenant d'un embryon créé par une fécondation *in vitro* mais non utilisé (avec risque de rejet s'il existe une incompatibilité tissulaire) ; 3) transférer le noyau d'une cellule du futur receveur dans un ovocyte [1]. Cette méthode, souvent dénommée clonage thérapeutique, permet d'éviter le risque de rejet immunologique (puisque les cellules ont les caractéristiques immunologiques du receveur). Chez l'animal, et dans quelques rares cas chez l'homme, des résultats impressionnants ont été obtenus, mais il est encore trop tôt pour déterminer les risques et les avantages de ces différentes techniques et savoir ce

1. L'ovocyte est la cellule formée dans l'ovaire et qui migre dans la cavité utérine. Sa fusion avec un spermatozoïde donne naissance à un œuf, la cellule primordiale dont la descendance formera l'organisme de l'embryon, puis de l'enfant. On a découvert en 1998 que l'introduction dans un ovocyte du noyau d'une cellule adulte (par exemple d'une cellule de la peau) peut, dans certains cas, avoir le même résultat. C'est ce que l'on a appelé le clonage reproductif, actuellement proscrit chez l'homme en raison des risques importants de malformations observés chez les animaux après utilisation de cette technique. Il ne faut pas confondre clonage thérapeutique, où la prolifération est immédiatement arrêtée, et clonage reproductif. Il est regrettable que l'on ait utilisé une terminologie voisine pour des techniques aussi différentes. Il est plus regrettable encore que le Parlement ait voté, dans la loi de bioéthique, l'interdiction des recherches sur le clonage thérapeutique, ce qui rend la France dépendante des recherches faites à l'étranger.

que la médecine régénératrice apportera contre le vieillissement pathologique ou physiologique.

La dégradation de la vascularisation contribue aussi au vieillissement d'un tissu : les artérioles sont moins souples, leur débit diminue, d'où réduction de l'apport en oxygène et en produits nutritifs. Cette insuffisance vasculaire se manifeste surtout en cas d'effort. Il est difficile de faire la part de ces différents facteurs dans le vieillissement d'un tissu.

Au total, les tissus vieillissent et leur capacité fonctionnelle diminue parce que leurs cellules perdent une partie de leur capacité de prolifération, qu'ils sont moins bien irrigués et que le tissu est désorganisé, car les communications entre les cellules sont devenues moins bonnes. Cependant, chaque tissu a une vitesse de déclin différente. La plus rapide est celle des tissus élastiques. La détérioration des molécules d'élastine et la dégradation de leurs interactions avec les cellules contribuent à l'installation d'états pathologiques comme l'athérosclérose ou l'emphysème pulmonaire.

Ces processus peuvent être accélérés ou ralentis par les conditions de vie (par exemple, tabac, nutrition, rayonnement solaire). Les cartilages des articulations s'usent irréversiblement et les troubles articulaires sont quasi constants chez les personnes âgées. Comme nous l'avons vu, de façon apparemment paradoxale, ceux qui ont fait beaucoup de sport sont ceux dont les articulations donnent le plus d'ennuis. On ne sait pas faire diviser les cellules des cartilages et il faut recourir à des prothèses.

Chez un adulte, le volume des viscères donne une marge de sécurité importante ; on peut ôter un rein ou un poumon sans risque car l'organe restant suffit à assurer les besoins, si nécessaire en s'hypertrophiant légèrement. Ce n'est plus le cas chez les vieillards ; la marge de sécurité est réduite, la capacité d'adaptation est de ce fait moindre, et donc la fragilité, en cas de maladie ou d'agression, plus grande. Il suffit, par exemple, d'une diminution de l'apport hydrique chez un vieillard pour induire une insuffisance rénale fonctionnelle.

Le vieillissement tissulaire commence très jeune et ne s'accélère pas avec l'âge. Il n'y a pas un âge de la vieillesse, valable pour tous les tissus. Cependant, alors que l'altération des propriétés d'un tissu, et en particulier l'appauvrissement cellulaire, est graduelle, le vieillissement fonctionnel d'un tissu ou d'un organe est relativement brutal. Un exemple aidera à le comprendre. Imaginons une usine dont les ouvriers sont très motivés : une usine d'armement en temps de guerre. Supposons que le nombre d'ouvriers diminue graduellement (parce que certains sont tués par les bombardements ou sont mobilisés et envoyés au front). Pendant longtemps, l'activité de l'usine ne baissera pas parce qu'en faisant un effort de plus en plus important, les ouvriers restés en fonction peuvent entretenir les machines et les faire fonctionner. Mais il vient un moment où le nombre d'ouvriers devient insuffisant, d'autant qu'ils sont épuisés par les efforts qu'ils ont faits, et que les machines sont mal entretenues. Dans ce cas, l'effondrement du rendement est brutal. C'est ce que l'on observe dans la moelle sanguine d'un sujet vieillissant. Très longtemps, grâce à une accélération de la division cellulaire, le nombre de globules rouges produits reste normal, puis brusquement le sujet âgé devient anémique parce que sa moelle ne fabrique plus assez de globules rouges. Ou encore la peau vieillie se cicatrise mal car les cellules basales ne prolifèrent que lentement. Ainsi les conséquences ne deviennent sérieuses que quand la capacité de prolifération et la vitesse de celle-ci sont devenues si faibles que la régénération après une agression est mise en cause. Mais cette réponse insuffisante à une agression d'un tissu chez le sujet âgé est le résultat de l'ensemble de son existence.

Le vieillissement de l'organisme

L'organisme se compose de nombreux tissus sur lesquels l'âge a des conséquences qui se manifestent à des rythmes variables. Le vieillissement de l'organisme paraît dû à l'addition des vieillissements de chacun des tissus plutôt qu'à un mécanisme distinct.

Cependant, quelques rares maladies accélèrent le vieillissement de l'ensemble de l'organisme (par exemple parce que la réparation des lésions de l'ADN est déficiente), et des agents toxiques ou protecteurs agissent sur tous les tissus. Les plus notables sont ceux apportés par l'alimentation.

INFLUENCE DE LA NUTRITION

Les travaux expérimentaux ont mis en évidence le rôle prééminent de l'alimentation sur la durée de vie. Depuis le premier tiers du XXe siècle, les études faites chez les souris et les rats ont prouvé qu'une restriction calorique sévère (30 % ou 40 % des calories en moins par rapport à une ration normale) prolonge considérablement l'existence et diminue la fréquence des cancers. La restriction calorique et celle de l'apport en graisse sont toutes deux efficaces, mais c'est la restriction calorique qui a l'impact le plus grand. La diminution de la richesse de l'alimentation en protéines n'a pas d'influence bénéfique (en dehors de la restriction calorique). On discute sur l'interprétation de ces faits : ralentissement global des processus vitaux ou protection contre certains effets nocifs de la surnutrition ? Chez l'animal, il semble que l'effet bénéfique de la sous-nutrition puisse être, au moins en partie, lié à une modification de l'équilibre hormonal (taux plus élevé d'hormones glucocorticoïdes). Ces hormones commandent les réponses à un stress aigu. Quand un animal est malade, traumatisé ou effrayé, le taux de cette hormone augmente brutalement pour redevenir ensuite normal. Chez les animaux sous restriction calorique, le taux hormonal est légèrement augmenté et l'on a supposé que cette élévation du taux d'hormone glucocorticoïde les rendrait plus résistants. Cependant, il pourrait aussi s'agir d'un ralentissement des processus vitaux. Chez les animaux à sang froid (reptiles, poissons), l'abaissement de la température prolonge la vie ; il est peu vraisemblable qu'elle l'enrichisse.

Depuis une décennie, les enquêtes épidémiologiques ont confirmé, chez l'homme, le rôle néfaste du surpoids et de la surnutrition mais n'ont pas apporté d'arguments en faveur d'une restriction calorique sévère. Elles ont, par contre, souligné le rôle néfaste de l'insuffisance d'exercice physique. Celle-ci, comme le surpoids, provoque des déséquilibres hormonaux profonds et des variations du taux dans le sang de certaines hormones de croissance. Au total, s'il faut éviter le surpoids, il n'y a pas d'arguments en faveur d'une maigreur excessive. Au contraire, il faut veiller à ce que l'alimentation apporte suffisamment de matériaux (en quantité et en qualité) pour assurer le maintien des fonctions vitales.

On a insisté sur les mécanismes neuro-hormonaux de l'organisme qui influencent les comportements et la façon de vivre. Ceci conduit à étudier les régulations en cause et à rechercher des thérapeutiques compensatrices ou stimulantes de ces fonctions quand elles ont été altérées par l'âge. Des recherches et des essais thérapeutiques sont en cours (notamment avec la DHEA). Il faut en attendre les résultats.

LE MODE DE VIE

L'influence de l'âge dépend à la fois de la constitution génétique et de la façon dont les individus ont vécu. Quand on étudie certaines cellules du sang (les lymphocytes), on peut compter les défauts de structure visibles au microscope dans leurs chromosomes. Leur nombre s'accroît régulièrement avec l'âge ; mais, à un même âge, il est fortement influencé par le mode de vie. Chez les travailleurs qui ont été exposés à des produits dangereux, par exemple les infirmières ayant manipulé des médicaments anticancéreux sans prendre de précautions suffisantes (comme au début de la chimiothérapie), le nombre de lésions des chromosomes est plus important à âge égal. Mais ce qui augmente le plus le nombre de défauts chromosomiques, c'est le tabac, à tel point que chez les fumeurs, il devient impossible de déceler un effet lié à la profession.

Faut-il enfermer les hommes dans des cocons pour les protéger de toutes les pollutions qui pourraient, en altérant l'ADN de leurs cellules, accélérer le vieillissement ? Il semble que ce serait plus nuisible qu'utile. L'excès de protection peut être nocif car, au contraire, une petite stimulation semble utile pour maintenir le système de défense au niveau optimal. Ni pas assez, ni trop d'agressions, telle semble être la leçon qui se dégage de ces données.

Cela rejoint une notion actuellement en vogue : l'*hormesis*. Certaines agressions de faible intensité, comme de petites doses de rayonnements ionisants, stimulent temporairement les défenses de l'organisme et, chez les animaux irradiés à faible dose, la fréquence de certains cancers paraît diminuée et la durée de vie légèrement allongée. D'autres travaux expérimentaux montrent que l'exposition des sujets jeunes à un stress peut réduire la mortalité : par exemple, les mouches vieillissent plus lentement si jeunes, elles sont soumises à un léger stress. Ceci paraît en faveur de l'*hormesis*, mais nous ne disposons pas pour l'instant de données chez l'homme et il faut être prudent. Inversement, des stress (traumatismes, maladies) intenses ou répétés usent prématurément l'organisme.

Si, depuis un siècle, certains processus liés au vieillissement ont été ralentis, d'autres paraissent avoir peu changé, même s'ils sont devenus plus apparents en raison des progrès effectués dans les autres domaines.

Dans ma jeunesse, on était un vieillard à 70 ans. Aujourd'hui, à 80 ans, certains paraissent encore jeunes. Néanmoins, chez tous ou presque, la taille diminue de plusieurs centimètres à cause du tassement des disques intervertébraux ; le dos se courbe et il devient plus difficile de se tenir droit car les muscles se fatiguent ; la démarche est plus raide, les jambes s'écartent pour accroître l'équilibre, la station debout prolongée devient pénible. Cependant, pour de nombreux sujets, les caractéristiques fondamentales de la vie intellectuelle varient peu, ou tardivement.

L'avancement en âge se manifeste de façon différente chez l'homme et la femme. Dans les deux sexes, la peau se ride, perd son élasticité, les cheveux blanchissent, mais la calvitie touche essentiellement les hommes, d'ailleurs à des âges différents selon leur hérédité. Ces exemples montrent combien il est difficile de parler du vieillissement de façon générale, même si les comparaisons entre espèces imposent le concept d'un rythme de vieillissement différent selon les espèces, donc déterminé par des facteurs génétiques.

Le rôle du génome est indiscutable, mais on sait mal comment il agit au niveau de l'organisme, alors que l'on commence à avoir beaucoup d'informations sur ce qui se passe au niveau de la cellule et du tissu. Les cellules, nous l'avons vu, accumulent des défauts dans leur génome ; elles sécrètent des protéines moins performantes, réagissent plus lentement et moins efficacement à une agression. Cependant, le rythme d'accumulation des lésions dépend de facteurs génétiques qui régulent les mécanismes antioxydants et conditionnent la mort programmée (apoptose).

La capacité de régénération des tissus dépend du

nombre et de la qualité des cellules souches. Les deux diminuent avec l'âge, ainsi que la qualité des communications intercellulaires et du milieu intérieur. Il suffit de regarder sa peau ou son visage dans un miroir pour constater l'apparition des premières rides et la chute des cheveux dès 30 ans, et l'évolution inexorable qui se poursuit ensuite, pour se convaincre de l'existence d'un programme inscrit dans notre génome. Mais il suffit aussi de comparer l'état de la peau dans les zones exposées fréquemment au soleil à celles qui ont été protégées, ou encore de comparer une élégante soucieuse de sa beauté, qui la protège contre toutes les intempéries, à un paysan s'exposant sans précaution, pour se convaincre que l'on peut agir sur le rythme du vieillissement.

L'accroissement de l'espérance de vie montre que l'on peut agir au niveau de l'organisme. Nous l'avons fait, pour l'instant, en luttant contre les maladies et les excès qui usent les différents tissus de l'organisme, en améliorant la nutrition qui agit sur tous les tissus et en recommandant la sobriété. Il faut aller plus loin.

L'activité physique se ralentit, mais plus tardivement et plus lentement aujourd'hui, avec l'âge. La perte des capacités physiques est d'autant plus rapide que l'on fait moins d'exercice, or elle diminue le désir et la capacité d'en faire. Il y a là un cercle vicieux contre lequel on doit lutter. La sécrétion des hormones femelles s'interrompt brutalement chez la femme à la ménopause, à un âge qui n'a guère changé depuis des siècles, bien qu'aujourd'hui, la puberté soit plus précoce. Il était classique de dire que la femme vieillissait sexuellement avant l'homme. C'était la raison pour laquelle, dans la société traditionnelle, dans les couples la femme était de 5 à 10 ans plus jeune que l'homme, ce qui d'ailleurs satisfaisait les conventions sociales qui exigeaient que l'homme soit capable de gagner sa vie avant de fonder un foyer. Ces données ont changé avec les traitements hormonaux substitutifs (voir chapitre 3).

On commence à comprendre pourquoi la vitesse du vieillissement varie selon le mode de vie avec deux risques opposés : la défaillance précoce si un trop gros effort est exigé de certains tissus ou de l'ensemble de l'organisme, la dégénérescence si aucun effort n'est demandé (l'absence d'exercice physique ou d'activité intellectuelle favorise la dégradation des fonctions). Plus les connaissances s'accroissent, plus il apparaît que l'on peut agir sur le rythme du vieillissement. La prévention s'impose, or elle dépend de la volonté de chacun de prendre en main son destin. En définitive, l'allure extérieure comme l'activité physique ou intellectuelle dépendent, pour l'essentiel, de l'état psychologique. Si l'on se sent bien dans sa peau, si l'on reste prêt à affronter les difficultés de l'existence, on demeure plus longtemps plus jeune. L'âge est d'abord fonction des capacités intellectuelles et du désir de rester inséré dans la société. C'est surtout à ce niveau qu'on peut agir.

En conclusion :
Les molécules, les cellules, les tissus, vieillissent. Ce processus est inéluctable mais il s'effectue à des rythmes différents selon les tissus et en fonction des agressions et contraintes auxquelles ceux-ci sont soumis. Nous ne connaissons pas les programmes génétiques qui gouvernent le vieillissement dans les différentes espèces et les divers tissus, mais nous savons que le vieillissement n'est pas dû à des événements fortuits, il est programmé. Cependant, il peut être ralenti ou accéléré par le mode de vie (par exemple, le soleil et la peau, le tabac et les muqueuses des voies aérodigestives et bronches, etc.) et par des interventions médicales (on peut pallier les déficits hormonaux liés à

l'âge). Le vieillissement d'un tissu dépend du rythme de prolifération de ses cellules. Le vieillissement de l'organisme dépend de celui des tissus les plus critiques et de l'évolution des principales fonctions. Ainsi, chez les femmes après la ménopause, le tissu osseux se décalcifie (ostéoporose) en raison du lien entre le vieillissement de l'os et l'arrêt du fonctionnement des ovaires. L'administration d'hormones de remplacement ralentit ou retarde cette ostéoporose, mais celle-ci survient malgré ces traitements substitutifs. Cet exemple montre que, dans le vieillissement, il faut considérer l'usure de chaque tissu (l'ovaire) et son retentissement sur l'ensemble de l'organisme (l'os).

Malgré les immenses progrès de la biologie depuis un demi-siècle, il nous reste beaucoup à apprendre sur le vieillissement, mais on sait déjà qu'il dépend à la fois de facteurs génétiques et d'une dégradation du génome des cellules due à l'accumulation d'erreurs et dont le rythme est influencé par le mode de vie, les agressions auxquelles l'individu a été soumis et sa nutrition.

L'alimentation (quantité et qualité) a un rôle primordial. Ainsi la surnutrition a un impact direct sur le taux de l'hormone de croissance et de son médiateur l'IGF (*Insuline Growth Factor*). La fonction nutritive et l'exercice physique conditionnent l'équilibre métabolique et le rythme du vieillissement (voir chapitre 3).

La biologie enseigne que la vie est d'abord capacité d'adaptation. De 30 à 100 ans, le vieillissement change graduellement notre organisme avec des rythmes très différents selon les individus et les modes de vie. Il faut constamment remettre en cause sa façon de vivre, apprendre à évoluer avec l'âge.

Paradoxalement, le vieillissement a longtemps été un sujet délaissé par les biologistes et même aujourd'hui, moins de 0,5 % des laboratoires de recherches l'étudient. Ceci s'explique par plusieurs raisons :

- C'est un sujet complexe et difficile. Jusqu'à une date récente, on ne disposait pas des techniques biologiques permettant de l'aborder. Elles existent maintenant.
- Ce n'est pas un sujet à la mode. On consacre beaucoup plus d'argent et d'efforts à la recherche sur le sida ou sur la maladie de la vache folle qu'à la sénescence. Les vieillards n'intéressent guère les politiciens et les journalistes ; ils sont discrets, humbles et souhaitaient, jusqu'à une date récente, se faire oublier, étant presque honteux d'être encore là. Ceci change, ce qui est un bien, mais pourrait devenir dangereux (voir chapitre 5) si l'on n'en tenait pas compte.
- Pour le public, lutter contre le vieillissement est souvent perçu comme maintenir en vie des sujets inutiles, voire encombrants, car décrépits ou gâteux. En réalité, ralentir le vieillissement permettrait, à l'inverse, de prolonger une vie active utile pour l'entourage et plaisante à vivre. Depuis un siècle et surtout depuis trente ans, on a, presque involontairement, allongé la durée de vie sans prolonger, et même en réduisant légèrement, la durée de vie avec handicaps sévères. C'est l'objectif que nous devons nous donner pour l'avenir et qui ne paraît pas utopique : continuer, comme on l'a fait au XXe siècle, à ajouter des années à la vie sans augmenter la durée de la phase de déchéance finale et, au contraire, en la réduisant.

L'augmentation de la durée de vie a été atteinte au XXe siècle par la lutte contre les maladies, en améliorant leur traitement et leur prévention par l'hygiène. L'heure est venue d'étudier les mécanismes biologiques qui sont à l'origine du vieillissement. La biologie a fait tant de progrès que les recherches dans ce domaine ne sont plus hors de nos possibilités et l'on peut en escompter des résultats importants.

Chapitre 3

Préserver la santé de son corps

« Puis le feu devient cendre où se couve un regret. »

(Branle du XVIe siècle)

Le déclin des fonctions et organes avec l'âge apparaissait, il y a quelques décennies encore, inéluctable et progressif. Les études récentes ont montré qu'en réalité, chez les personnes âgées chez qui les bilans n'ont pas décelé de maladies inapparentes, les principaux organes conservent pendant de longues périodes un fonctionnement compatible avec une vie normale. On a longtemps confondu la vieillesse avec les maladies que celle-ci favorise ; or, ces dernières ne sont ni inévitables ni inguérissables. De plus, l'expérience a montré que quelques règles d'hygiène peuvent prolonger la vie et accroître sa qualité. Elles ne sont, cependant, pas toujours prises car la prévention se heurte à des obstacles psychologiques :

• Beaucoup pensent que l'hérédité a un rôle prédominant. En réalité, s'il est vrai que dans certaines familles on meurt jeune du fait de facteurs héréditaires (voir chapitre 2), ceux-ci ne sont pas seuls en cause car le mode de vie aussi est influencé par l'environnement familial. De plus, le triplement de la durée de vie depuis deux siècles ne peut pas être dû à une modification des caractéristiques génétiques. Le gain a été obtenu par une amélioration des conditions de vie, résultat direct ou indirect du progrès des connaissances.

• Beaucoup de personnes âgées se demandent si l'effort qu'on leur demande est justifié par le bénéfice escompté. Autrefois, on croyait que les mortifications, les jeûnes, purifiaient à la fois l'esprit et le corps. Notre époque n'accepte plus cet esprit de pénitence. Néanmoins, quand une personne mange trop, boit trop, ne pas tenir compte des risques dus à ces habitudes serait refuser les réalités : garder une bonne santé évite des souffrances sans commune mesure avec les petites privations requises. La santé est le bien le plus précieux et elle apporte mille fois plus de joie que les habitudes nocives auxquelles on demande de renoncer. « Il faut soigner le corps par égard pour l'âme », disait Sénèque.

• Certains pensent qu'un aliment ne peut pas être mauvais s'il est « naturel », que si l'on a faim c'est parce que l'organisme a besoin de manger, et que si l'on n'a pas soif, il est inutile de boire. Hélas, ce respect de la nature est injustifié. Un aliment naturel n'est pas pour cela plus sain, tout dépend de sa composition. De même, manger quand on a faim conduit à l'obésité, ne pas se forcer à boire un jour d'été conduit à la déshydratation. Les sensations sont trompeuses et l'on ne doit pas se laisser guider par elles.

Protéger sa santé nécessite un effort quotidien. Les plus instruits sont favorisés car ils respectent mieux les règles d'hygiène. Prenons l'exemple du tabac. En 1955, quand les grandes campagnes contre le tabagisme ont été lancées en Grande-Bretagne, 70 % des hommes fumaient dans toutes les professions et classes sociales. Trente ans plus tard, le pourcentage de fumeurs était tombé à 15 % dans les classes socioprofessionnelles supérieures, alors qu'il restait de 60 % chez les manœuvres. Cette même évolution a été observée dans la plupart des pays industrialisés et, en France, le tabagisme et l'alcoolisme aggravent les inégalités sociales.

Pourquoi en est-il ainsi ? Les campagnes d'information et les conseils des médecins sont parfois peu compréhensibles et un effort devrait être fait pour les rendre plus clairs. De plus, la prévention est fondée sur une lutte contre des habitudes anciennes : manger moins, cesser de fumer. Il faut, pour y parvenir, motivation et confiance en soi. On est plus enclin à se battre pour sa santé si l'on donne à sa vie un sens, un but. Il faut avoir appris à se projeter dans le futur, à agir en fonction de ce qui se passera dans un avenir lointain. L'éducation, l'ambition, la famille, le milieu, apprenaient autrefois à le faire. Malheureusement, souvent ce n'est plus le cas aujourd'hui.

Certaines règles de prévention s'appliquent à toutes les personnes, d'autres dépendent des caractéristiques individuelles. Il faut donc : 1) vérifier assez tôt au cours de la vie, vers 60 ans, l'état du cœur, du rein et des vaisseaux et adapter son mode de vie. Selon les résultats de ce bilan et le contexte social, les prescriptions varient énormément ; 2) éviter, autant que possible, les traumatismes et imprudences susceptibles de rompre un équilibre que l'âge rend de plus en plus fragile. Alors qu'un adulte dispose de réserves permettant de faire face à des agressions, la capacité de réaction diminue avec l'âge. La prudence est une des conditions du bien-vieillir.

Nous examinerons dans ce chapitre les systèmes cardio-vasculaire, immunologique et nutritionnel. La fonction cérébrale sera analysée dans le chapitre 4.

La fonction cardio-vasculaire

L'état de tous les tissus de l'organisme, et en particulier du cerveau, est fonction de l'apport en oxygène et en éléments nutritifs, donc de leur irrigation. Les besoins varient constamment au cours de la journée ; l'exercice musculaire ou intellectuel les accroît et le cœur et les vaisseaux doivent réagir rapidement. Avec l'âge, la capacité de faire face à l'augmentation des besoins pendant les efforts diminue et l'une des premières manifestations de l'âge est l'essoufflement rapide quand on court ou monte des escaliers. Cependant, les personnes ayant une activité physique régulière restent plus longtemps capables d'effectuer des efforts notables. La fréquence des affections cardio-vasculaires augmente avec l'âge. 30 % des plus de 75 ans ont des troubles coronaires ; jusqu'à 70 ans, les femmes sont relativement protégées à cause de la sécrétion hormonale, mais au-delà, les deux sexes s'égalisent. L'âge fragilise vis-à-vis des facteurs génétiques et prolonge le contact avec les facteurs de risques (tabac, surnutrition, etc.).

Le cœur est une pompe aspirante-refoulante. À chaque contraction, le ventricule gauche se vide en chassant son contenu (70 à 100 ml) dans l'aorte. Le débit cardiaque par minute est donc égal au produit : nombre de contractions (pouls) × volume éjecté à chaque contraction. Pour faire face à l'accroissement des besoins en oxygène provoqué par un effort, le cœur augmente le volume éjecté (il se dilate davantage au moment où il se remplit et se contracte plus complètement ; chez le sportif entraîné, le volume éjecté peut ainsi doubler) et accroît le nombre de contractions par minute (tachycardie). Mais si le temps entre deux contractions est trop court, le ventricule n'a plus le temps de se remplir complètement ; l'accélération du pouls n'apporte alors plus de gain.
Au cours du vieillissement, le cœur et les artères dans lesquelles le cœur chasse le sang deviennent moins souples ; aussi l'augmentation du volume d'éjection est beaucoup plus faible, d'autant que le ventricule se remplit plus lentement. L'accéléra-

tion du pouls devient la principale méthode pour faire face à l'accroissement des besoins mais elle a ses limites : le cœur se fatigue vite. L'exercice régulier permet au cœur de conserver sa souplesse et sa force, il se remplit et se vide mieux. La tachycardie à l'effort diminue. Mais il suffit d'interrompre les exercices pendant une semaine pour que les performances d'une personne âgée diminuent.

Influence de l'âge sur le cœur et les artères

Au niveau du cœur, l'élasticité des cavités cardiaques (notamment les ventricules) et la force contractile décroissent avec l'âge. Le nombre de cellules musculaires cardiaques diminue, plus vite d'ailleurs chez l'homme que chez la femme. Cette perte est partiellement compensée par une hypertrophie des cellules restantes. Le ventricule gauche se remplit plus difficilement, et il ne le fait que grâce à l'accroissement de l'effort de l'oreillette. Il se contracte et se dilate plus lentement ; la vitesse d'éjection du sang est ralentie. La fibrose du muscle est à l'origine de ce mauvais remplissage des cavités mais aussi de troubles du rythme en désorganisant le centre de régulation du rythme (nœud sinusal[1]). Le débit cardiaque au repos et l'augmentation du débit cardiaque à l'effort restent cependant longtemps peu modifiés par l'âge. Le fonctionnement cardiaque reste donc, pendant cette période, suffisant en cas d'effort modéré, mais il s'adapte moins bien à une augmentation notable des besoins en oxygène et ne peut plus faire face à des efforts importants. Des arythmies apparaissent, même après un effort de courte durée. L'incidence de l'aryth-

1. Le nœud sinusal est le lieu où naissent les impulsions électriques qui font contracter les cavités cardiaques ; une sorte de pacemaker naturel.

mie complète (par fibrillation auriculaire) augmente de 0,1 à 0,2 % par an de 40 à 90 ans. Elle atteint plus de 8 % des sujets de plus de 80 ans et accroît la probabilité d'insuffisance cardiaque et d'embolie vasculaire. On peut lutter contre elle.

Un vieil adage dit : « On a l'âge de ses artères. » Ceci reste vrai. Avec l'âge, les parois artérielles s'épaississent et deviennent plus rigides. C'est ce que l'on appelle l'athérosclérose[1]. Les vaisseaux de gros et moyen calibre deviennent durs, sinueux, en particulier l'aorte et les artères coronaires qui irriguent le cœur. Ainsi le diamètre moyen de l'aorte passe de 6,9 cm à 40 ans à 8,5 cm après 65 ans, ce qui témoigne de la perte de son élasticité. La résistance qu'oppose l'aorte au débit pulsatile du cœur (ce qu'on appelle son impédance) double entre 30 et 70 ans à cause de cette diminution de l'élasticité des parois[2], qui entraîne un surcroît d'effort pour le ventricule gauche. Mais ce phénomène n'est pas irréversible et rétrocède si le sujet effectue des exercices physiques réguliers (l'équivalent de 40 minutes de marche par jour).

L'atteinte des artères coronaires réduit leur débit et rend le cœur plus fragile, car il suffit d'une petite diminution supplémentaire pour provoquer un accident (angine de poitrine ou infarctus).

Les artères de petit calibre sont moins lésées, mais la diminution de leur élasticité a des conséquences importantes car ce sont elles qui modulent la circulation dans chaque organe en fonction des besoins du moment. Une diminution de 5 % de leur diamètre

---

1. Il faut distinguer l'artériosclérose, ou rigidification de la paroi des artères, phénomène inévitable au cours du vieillissement, et l'athérosclérose due à des dépôts de lipoprotéines riches en cholestérol qui réduisent le calibre des artères avec risque de complication brutale.

2. Avec l'âge, la paroi artérielle s'enrichit en collagène et l'élastine est progressivement saturée en calcium et en lipides.

interne augmente de 25 % la résistance circulatoire et donc d'autant la tension artérielle maximale.

Avec l'âge, les mécanismes d'adaptation de la circulation artérielle perdent de leur efficacité et la tension artérielle varie davantage chez un même individu en fonction des efforts et de la position (par exemple, quand on passe de la position couchée à la position debout[1]). C'est ce qui explique que le risque d'accidents vasculaires provoqués par une poussée hypertensive ne puisse être défini qu'avec des mesures répétées de la tension au cours d'une même journée. L'existence d'appareils de mesure automatique de la tension permet de déceler ces hypervariabilités de la tension artérielle. Il s'y associe souvent une hypovariabilité du rythme de pulsations cardiaques (pouls) car la réaction d'adaptation à l'effort par l'accélération des battements cardiaques fonctionne moins bien. Le suivi régulier de la tension artérielle a une importance toute particulière. Si un seul geste doit être accompli lors de l'examen médical d'une personne âgée, c'est celui-là.

L'hypertension artérielle doit être considérée comme une maladie et traitée quel que soit l'âge. On considérait autrefois qu'un sujet de 65 ans n'était hypertendu que si sa tension maximale était supérieure à 16 cmHg, ce qui était observé chez un nombre notable de sujets. En fait, les dernières études montrent que le risque d'accident vasculaire est augmenté dès que la tension dépasse 14, ce qui est observé chez 40 % des sujets de 65 ans. Cela ne signifie pas qu'un traitement actif soit nécessaire chez tous ces sujets, mais qu'ils doivent être sur-

---

1. Quand on passe brutalement de la position couchée à la position debout, du fait de la pesanteur le sang s'accumule dans la partie inférieure du corps et le cerveau est moins bien vascularisé jusqu'à ce qu'un réflexe provoque la constriction de veines. Chez les sujets âgés, ce réflexe peut être retardé, ce qui cause un malaise (chute de la pression orthostatique) qui peut provoquer une chute.

veillés, et éventuellement traités s'il existe d'autres facteurs de risque, notamment une élévation du cholestérol. Heureusement, on peut lutter contre l'hypertension par le régime, le mode de vie et, si cela ne suffit pas, par de nombreux médicaments qui restent efficaces chez les sujets âgés. La lutte contre l'hypertension a réduit la morbidité par insuffisance cardiaque de 55 %, par accident vasculaire cérébral de 35 %, par maladie coronaire de 25 %.

Les maladies cardiovasculaires (insuffisance cardiaque, trouble du rythme, infarctus) ont à leur origine deux causes principales :
1) L'hypertension artérielle. Elle est due au manque d'élasticité des artères : pour propulser le sang dans les tissus, le cœur doit augmenter son effort au moment de la contraction. Il en résulte une augmentation de la pression au moment de la contraction (pression systolique ou maximale). Cet effort fatigue le cœur et l'hypertension accroît le risque d'accident vasculaire au niveau du cerveau (hémorragie) et du rein (insuffisance rénale).
2) L'athérosclérose. L'athérosclérose, en rigidifiant la paroi des vaisseaux, est cause d'hypertension artérielle. Elle est due à la formation de dépôts (plaques athéromateuses) sur la paroi des vaisseaux. Ceux-ci sont la conséquence d'un excès de cholestérol dans le sang. Le cholestérol est une substance grasse qui joue un rôle fondamental dans la vie des tissus (il intervient dans la constitution des membranes cellulaires et est nécessaire à la synthèse de nombreuses hormones, etc.). Le cholestérol n'est pas soluble, il est transporté dans le sang par des protéines. Le « bon » cholestérol est celui fixé sur des protéines de haute densité (HDL) qui l'amènent sur les tissus où il est utilisé. Le mauvais cholestérol est

celui fixé sur des protéines de faible densité (LDL) ; il peut se déposer sur les parois des artères, formant des plaques athéromateuses qui fragilisent les vaisseaux, réduisent leur calibre et peuvent se briser et causer la formation d'un caillot. L'athérosclérose est à l'origine d'hémorragies (hémorragies cérébrales) et d'obstruction des vaisseaux. Celle des vaisseaux irriguant le muscle cardiaque peut causer une souffrance du cœur (angor) ou même une nécrose (infarctus de myocarde).

Tous les individus ne sont pas égaux devant le risque d'athérosclérose. Ceux qui ont la chance d'avoir de bons gènes peuvent consommer des quantités notables de graisses sans élévation de la cholestérolémie. D'autres, au contraire, ont un taux de cholestérol élevé (des LDL) malgré un régime sévère. Il ne sert à rien de se plaindre, il faut s'adapter à son organisme.

Prévention : On lutte contre l'athérosclérose et contre l'hypertension artérielle par un régime alimentaire équilibré (trop peu de cholestérol est aussi dangereux que trop), modéré en sel, et si besoin, par des médicaments. Ceux-ci doivent toujours être associés à une hygiène de vie, une alimentation équilibrée et des exercices physiques réguliers qui maintiennent ou augmentent la contractilité et l'élasticité du muscle cardiaque. Même aux âges les plus avancés, l'exercice physique est indispensable, mais il doit tenir compte des caractéristiques individuelles. Quatre grands facteurs de risques influencent la fréquence des accidents cardiovasculaires : l'hypertension artérielle, l'hypercholestérolémie, le diabète et, bien sûr, le tabagisme.

La prévention

Il faut insister sur la variabilité des altérations cardio-vasculaires chez des sujets âgés et sur le rôle protecteur d'un exercice régulier (une demi-heure de marche par jour). Celui-ci est donc l'axe de la prévention avec l'hygiène alimentaire. La surveillance du poids a une grande importance ainsi que celle du taux de cholestérol, qui doit commencer tôt dans la vie. Chez les sujets de moins de 65 ans, il faut prescrire un régime destiné à faire baisser le cholestérol dès que celui-ci dépasse 2,2 g/l et, si nécessaire, des médicaments. Comme le taux de cholestérol s'accroît avec l'âge, on peut être plus tolérant après 65 ans et accepter un taux de cholestérol de 2,40 g/l (et un taux de LDL cholestérol de 1,6 g/l). Si les chiffres sont supérieurs, il faut faire un effort diététique, en réduisant l'apport de graisses saturées d'origine animale. Après 65 ans, les médicaments hypocholestérolémiants sont plus rarement indiqués et leur prescription est exceptionnelle après 75 ans. Le but est d'éviter la formation de plaques d'athérome sur les vaisseaux car leur rupture, ou leur ulcération, peut entraîner la formation d'un caillot par adhésion des plaquettes du sang sur l'endothélium lésé ; ultérieurement, les cellules musculaires lisses et celles de la paroi artérielle prolifèrent et il s'y ajoute une fibrose ; tous ces phénomènes réduisent le calibre de l'artère. L'administration de médicaments, telle l'aspirine, qui réduisent l'agrégation des plaquettes sur la lésion, diminue ce risque, mais il faut surtout faire régresser les plaques d'athérome en luttant contre l'hypercholestérolémie.

L'intérêt d'un régime peu salé est plus discutable car il n'entraîne qu'une faible baisse de la tension artérielle. Il n'est envisagé que pour ceux qui consomment plus de 10 g de sel/jour. Par contre, il faut surveiller la teneur en sel des plats préparés.

En terminant, rappelons que les maladies cardiovasculaires sont de très loin, chez les Français de plus de 75 ans, la première cause de morbidité et mortalité. Dans cette tranche d'âge, elles atteignent 44 % de la population et causent 40 % des décès (contre 20 % pour les cancers). Maladies vasculaires cérébrales, infarctus du myocarde et insuffisance cardiaque sont, chacun, à l'origine d'environ 10 % des décès. Depuis 1990, de grands progrès ont été faite et, à âge égal, la mortalité due aux maladies cardiovasculaires a diminué de 15 %. Le traitement des accidents vasculaires cérébraux et des infarctus est une urgence médicale. De plus grands progrès encore pourraient être obtenus par une prévention fondée sur le maintien d'une activité physique suffisante et d'un régime diététique équilibré et, à partir de 60 ans, la surveillance mensuelle du poids, annuelle du taux de cholestérol et de la tension artérielle.

Le système immunitaire [1]

Il est responsable de la défense de l'organisme contre les corps étrangers (biologiques ou chimiques). Le déficit immunitaire des personnes âgées se manifeste notamment par une augmentation de la fréquence et

---

1. On appelle système immunitaire l'ensemble des mécanismes destinés à lutter contre l'intrusion dans l'organisme de corps étrangers : produits chimiques et êtres vivants (virus, bactéries, parasites). Il existe deux types d'immunité. La première est humorale, par la sécrétion d'anticorps dirigés spécifiquement contre les centaines de milliers de corps étrangers qui peuvent s'introduire dans l'organisme. Quand un de ces corps étrangers pénètre dans l'organisme, les cellules qui sécrètent cet anticorps se multiplient et, de ce fait, sont prêtes à lutter efficacement lors de l'invasion suivante par ce produit. C'est le principe de la vaccination, qui reste efficace à tout âge.

L'autre immunité est cellulaire : elle est fondée sur l'existence de cellules capables de tuer l'envahisseur (virus ou bactérie) ou les cellules du corps dont les propriétés ont changé (précancéreuses). Cette « immunosurveillance » joue un rôle clé dans la prévention des cancers et des infections.

de la gravité des maladies infectieuses, bactériennes ou virales. On observe parfois la résurgence d'affections virales due à la réactivation de virus qui étaient présents dans l'organisme mais ne se multipliaient pas, car ils étaient sous contrôle du système immunologique ; la baisse de l'efficacité de ce système permet leur multiplication. Ainsi les zonas, observés chez les personnes âgées ou au cours de traitements par chimiothérapie, sont dus à l'activation de virus de la varicelle qui étaient présents dans l'organisme mais étaient dormants.

De même, des bactéries inoffensives chez les adultes sains peuvent causer des maladies chez le sujet âgé, qui est incapable de bloquer leur prolifération. Ainsi, les légionelles (système de climatisation défectueux) et les listérias (présentes dans les fromages au lait cru et certaines charcuteries et qui se multiplient dans les aliments à température supérieure à 4 °C) sont peu dangereuses chez les adultes sains mais provoquent des maladies graves chez les sujets immunodéprimés ou âgés. Les sujets âgés doivent donc veiller avec un soin particulier à la conservation à basse température (moins de 4 °C) des charcuteries, des fromages et des restes des plats cuisinés, afin d'éviter la prolifération des listérias. Or ceci n'est possible que si les réfrigérateurs fonctionnent correctement. On devrait surveiller la température des bacs dans lesquels ces produits sont conservés ; hélas, peu de sujets âgés le font systématiquement.

Le système immunitaire évolue tout au long de la vie. Dès la puberté, on observe une régression du thymus, organe qui chez l'enfant a un rôle clé dans la lutte contre l'infection. Cependant, la baisse de la fonction immunitaire est lente jusqu'à 80 ou 90 ans. Ce n'est qu'ensuite que le système devient défaillant. On peut être alerté par la fréquence ou la durée des infections banales, mais souvent on ne remarque rien ;

c'est pourquoi il est, à partir de 80 ans, prudent d'agir comme si les défenses immunitaires avaient baissé.

Le nombre de lymphocytes de type B (responsables de l'immunité humorale, c'est-à-dire de la sécrétion des anticorps) diminue avec l'âge. De plus, des erreurs peuvent survenir ; ainsi, des anticorps peuvent être sécrétés de façon anormale et être responsables de maladies auto-immunes[1] dues à l'altération de la reconnaissance de ses propres tissus. La fréquence des affections croît avec l'âge. Chez d'autres sujets, certains anticorps sont sécrétés en excès, ce qui montre que certaines lignées de lymphocytes ont échappé à la régulation normale de leur activité.

La réponse des lymphocytes T, responsables de l'immunité cellulaire, à certains antigènes peut diminuer avec l'âge. De même, l'activité des lymphocytes NK (*Natural Killer*) baisse. On a observé des corrélations entre ces anomalies et la fréquence des infections pulmonaires qui, chez les sujets âgés, deviennent une cause importante de mortalité. Il est également possible que l'augmentation de la fréquence des cancers, observée chez les personnes âgées, soit liée à une baisse de la fonction immunitaire.

VACCINATION

Ces atteintes de la fonction immunitaire ne remettent pas en cause l'utilité des vaccinations car ce n'est qu'exceptionnellement que celles-ci deviennent, avec l'âge, moins efficaces.

• **La vaccination antitétanique** est obligatoire chez toutes les personnes âgées qui sont exposées à des

1. Dans les maladies auto-immunes, des lymphocytes ne reconnaissent plus certains tissus et les attaquent comme s'ils étaient des corps étrangers. Les agressions causées par ces erreurs entraînent des maladies graves, autrefois souvent mortelles, mais qu'on maîtrise aujourd'hui notamment en utilisant des hormones, telle la cortisone, qui réduisent l'activité immunologique.

blessures susceptibles d'être souillées par de la terre. Or les gens âgés s'adonnent souvent au jardinage.

• **La vaccination antigrippale** doit être encouragée à partir de 70 ans (gratuité du vaccin). Se vacciner tous les ans en octobre protège, car même si des grippes surviennent, elles sont moins graves.

• **La vaccination anti-pneumocoque** est nécessaire chez ceux ayant une propension à des infections respiratoires fréquentes (fumeurs et ex-fumeurs). Beaucoup de médecins estiment qu'elle devrait être systématiquement effectuée tous les cinq ans au-delà de 70 ans car une proportion croissante de pneumocoques est résistante aux antibiotiques[1].

Ainsi, la baisse de la fonction immunitaire est relativement tardive et n'est jamais totale. Nous ne savons pas encore la prévenir et la traiter. En attendant, il faut limiter ses conséquences : vacciner, diminuer chez les sujets âgés les risques d'infection, par exemple pour les affections respiratoires en évitant les imprudences, telles que les longues attentes à une station d'autobus quand il fait froid, en évitant les nourritures qui peuvent être contaminées par des bactéries (respecter avec soin les dates de péremption des conserves), limiter la consommation de produits susceptibles d'être conta-

1. *Résistance aux antibiotiques* : toute administration d'antibiotique sélectionne les germes résistants et accroît le risque de développement de souches résistantes à l'antibiotique utilisé. C'est la raison pour laquelle on déconseille l'utilisation quasi systématique d'antibiotiques lors du traitement de maladies virales sur lesquelles ils n'ont aucune efficacité. Hélas, la France est, avec l'Espagne, le pays de l'Union européenne où la proportion de bactéries devenues résistantes est la plus élevée (prudence excessive des médecins ou pression des malades qui réclament des antibiotiques et récriminent si le médecin n'en prescrit pas). De ce fait, le traitement des maladies infectieuses, en particulier des infections pulmonaires, devient de plus en plus difficile. D'où l'intérêt de la vaccination et d'une meilleure information des médecins et du public.

minés par des listérias, veiller à la bonne température des réfrigérateurs, utiliser largement les congélateurs, ne pas laisser à l'air ambiant (surtout l'été) les aliments et les remettre dès que possible dans le réfrigérateur. Une infection intestinale sans gravité chez un adulte peut être catastrophique à 85 ans.

L'appareil digestif et la nutrition

La nutrition a une importance cruciale à tout âge, mais particulièrement chez les sujets âgés. Nous examinerons d'une part, le vieillissement de l'appareil digestif, et d'autre part, l'évolution des besoins nutritionnels, ainsi que l'impact des déséquilibres alimentaires sur le processus de vieillissement.

L'EFFET DE L'ÂGE SUR LE SYSTÈME BUCCO-DENTAIRE

Commençons par la dentition en raison de son retentissement sur la nutrition. Il paraît difficile aujourd'hui d'imaginer qu'au XVIIIe siècle encore, on n'avait plus de dents passé la quarantaine : il devenait alors extrêmement difficile de mastiquer de la viande ou des crudités. Les maux d'estomac étaient fréquents, ainsi que les infections des gencives, des chicots dentaires et de la cavité buccale. Des odeurs fétides se dégageaient de la bouche de Louis XIV et à la Cour du Roi-Soleil, la sorcière édentée des contes de fées avait 50 ans. On voit dans les pays du Tiers-Monde que c'est l'hygiène bucco-dentaire et le brossage régulier des dents dès la petite enfance qui ont permis le maintien d'une dentition fonctionnelle jusqu'à un âge avancé.

Par résignation, ou manque de moyens financiers, les soins dentaires sont souvent délaissés chez les personnes âgées. Il faut y remédier pour deux raisons. On a besoin pour se nourrir correctement, par exemple pour manger de la viande ou des légumes crus, d'une bouche en bon état. D'autre part, des abcès dentaires peuvent être le point de départ d'infections graves, comme des abcès du poumon. Aussi, à tout âge, il faut faire faire les soins indispensables. Entre les mains compétentes, ceux-ci sont devenus beaucoup moins douloureux qu'autrefois et la peur de la roulette n'est plus une excuse valable.

Le vieillissement de l'appareil digestif

Il a plusieurs conséquences. L'association d'une mauvaise mastication buccale et de la diminution de sécrétion salivaire [1] altèrent la digestion car les aliments moins bien attaqués sont moins bien digérés dans l'estomac et l'intestin. L'atrophie de la muqueuse gastrique, liée à l'âge, réduit la sécrétion de suc gastrique, notamment de l'acide chlorhydrique, et permet le développement d'une flore microbienne anormale. On observe aussi une atrophie de la muqueuse intestinale. Il en résulte, entre autres, des ballonnements avec gaz intestinaux, favorisés d'ailleurs par la baisse de la sécrétion pancréatique, laquelle provoque une moins bonne assimilation des graisses et des protéines, ce qui entraîne le développement de la flore intestinale.

La sûreté bactériologique

La contamination des aliments par des bactéries a plusieurs inconvénients. Outre les gastro-entérites aiguës, elle favorise de nombreuses maladies chroniques, y compris certains cancers (rôle par exemple d'un bacille, l'*Hélicobacter pylori*, dans les cancers de l'estomac). Or, les précautions d'hygiène sont aujourd'hui moins strictes qu'il y a quelques décennies car on a cru que grâce aux antibiotiques, on pouvait les relâcher. C'est une grave erreur, surtout chez les per-

---

1. Celle-ci est fréquente avec l'âge et entraîne une sécheresse de la bouche. Il faut boire plus fréquemment.

sonnes âgées. Se laver soigneusement les mains, surtout avant la préparation des plats et les repas, doit rester une règle absolue.

On a dit des fours à micro-ondes qu'ils favorisaient les cancers ou autres maladies. Cette rumeur n'est fondée sur aucun argument scientifique. Par contre, ces fours présentent un inconvénient qui n'est que rarement mentionné. Un des avantages de la cuisson est que la chaleur tue la plupart des microbes dès 70 °C et tous à 100 °C. C'est pourquoi on peut faire réchauffer sans risque une daube ou une soupe et en manger plusieurs jours de suite. Les températures de chauffage au four micro-ondes sont beaucoup plus basses et ne détruisent pas les microbes. Ces fours sont donc commodes pour préparer des plats surgelés ou chauffer des aliments qui n'ont pas besoin d'être assainis par une cuisson, mais ils peuvent favoriser les infections intestinales s'il s'agit d'aliments conservés longtemps à température insuffisamment basse. Or les personnes âgées conservent souvent plusieurs jours des restes de plats cuisinés dans leur réfrigérateur.

On commence à utiliser l'ionisation pour stériliser des aliments. Cette méthode, excellente sur le plan bactériologique, se heurte à des préjugés car les « rayons » font peur. Or elle ne laisse dans les produits aucune radioactivité et permet de stériliser, en conservant leur goût, des aliments dont les qualités gustatives et diététiques seraient altérées par la chaleur.

Malnutrition et tendance à l'obésité

Le départ à la retraite, en bouleversant le rythme de vie, modifie toujours l'équilibre alimentaire. Chez la plupart des retraités, l'activité physique diminue car on ne va plus au travail. Parfois, un accroissement des activités sportives compense partiellement cette baisse d'activité, mais cette compensation est généralement loin d'être totale. Or si l'on continue à manger autant en faisant moins d'exercice, le poids augmente, puisqu'il est le résultat du bilan entre les apports nutritifs et les dépenses musculaires. Comme la baisse d'exercice physique n'entraîne pas une diminution de la faim, la plupart des retraités commencent par grossir. D'autant que le désœuvrement, la télévision, favorisent le grignotage. Une prise de poids doit conduire à la fois à une augmentation de l'activité physique et à une restriction alimentaire. Par rapport à un adulte, on estime généralement que les apports caloriques devraient diminuer d'environ 20 %, mais avec des variations individuelles importantes. Cependant, il est normal de grossir un peu au-delà de 60 ans ; il faut accepter ces quelques kilos supplémentaires mais limiter cet embonpoint et surveiller son poids.

Contrairement à ce que l'on croit, la faim n'exprime pas les besoins de l'organisme mais est causée par des mécanismes complexes où interviennent les cellules graisseuses (ou adipocytes). Schématiquement, ces cellules se remplissent de graisse et constituent donc des réserves caloriques. Leur rôle a été très utile aux époques où alternaient les périodes de pénurie et d'abondance. Quand la nourriture est disponible, ces cellules accumulent de petits stocks de graisse qui, autrefois, évitaient la famine quand venait la période de vaches maigres. Ce mécanisme d'accordéon nécessite que ces cellules se remplissent de graisse quand leurs réserves sont basses, aussi elles provoquent alors un sentiment de faim. Ce dépassement des besoins immédiats, autrefois fort utile, est aujourd'hui nocif car il accentue la tendance à trop manger constatée dans tous les pays industrialisés. Il faut remarquer que le nombre de cellules graisseuses présentes dans l'organisme est fonction de la nutrition pendant la petite enfance puisque c'est à cette période qu'elles se forment ; or, un nombre élevé de ces cellules à cause d'une suralimentation pendant la petite enfance entraîne une satisfaction immédiate (le bébé joufflu) mais provoque un handicap dont l'individu pâtira pendant toute son existence.

Les déséquilibres et les carences alimentaires

Souvent, on se nourrit de plus en plus mal avec l'âge. Chez certains, le plaisir de manger s'émousse et l'inquiétude latente conduit à des régimes aberrants (sans sel, sans sucre, etc.) dans l'espoir que ceux-ci préserveront la santé. Il faut se méfier de ces régimes. Inversement, pour se consoler, lutter contre l'anxiété, d'autres privilégient les graisses et le sucre. D'autres enfin, souvent des veufs ou des solitaires, se contentent d'une nourriture monotone, ne demandant aucun effort d'imagination ou de préparation et qui n'apporte pas tout ce dont l'organisme a besoin. Or il faut bien se nourrir pour éviter les carences qui sont aussi dangereuses que les excès caloriques. L'organisme a besoin d'une nourriture équilibrée où fruits (aux trois repas) et légumes (verts ou rouges au déjeuner et au dîner) ainsi que glucides lents doivent avoir une place prépondérante ; mais où il faut aussi une quantité suffisante de protéines à chacun des repas. Il faut varier les menus et les recettes ; la table avec des plats appétissants qui stimulent l'appétit doit rester un plaisir, un de ces moments agréables qui rythment une journée.

Tout en préservant les plaisirs de la table, il faut choisir des plats favorables à la santé, ce qui donne la satisfaction d'œuvrer pour prolonger sa vitalité et son dynamisme. Il faut aussi adapter sa nourriture aux besoins de son organisme ; or ceux-ci varient avec l'âge et selon les individus. Il faut aussi tenir compte des réactions de son organisme dans le choix des aliments.

Les plats précuisinés, surgelés, pourraient faciliter la vie des personnes âgées. Malheureusement, l'étiquetage actuel ne donne aucune information utile au consommateur sur le contenu de ces plats : rien sur la quantité de calories, de sel (dont l'excès favorise l'hypertension artérielle), la nature des graisses utilisées dans la préparation des plats. Or les graisses d'origine animale (acides gras saturés) favorisent les maladies cardiovasculaires et il faut limiter leur consommation. En revanche, l'étiquetage actuel apporte des informations superflues qui ont été introduites plus pour satisfaire certains fantasmes que pour aider les consommateurs (par exemple la présence de quantités minimes de plantes génétiquement modifiées – OGM – qui sont sans risques pour la santé).

Les aliments dits biologiques, ou écologiques, parce qu'en principe cultivés sans engrais chimiques et pesticides ont de grands succès malgré leur prix plus élevé. Il n'existe aucun argument permettant de penser qu'ils sont meilleurs pour la santé.

Les rayons de certains magasins sont remplis de produits censés être favorables à la santé. La quasi-totalité d'entre eux sont des attrape-nigauds. Les uns n'apportent que des vitamines ou des oligo-aliments déjà présents en quantités suffisantes dans la nourriture quotidienne. Pour d'autres, l'allégation d'effet favorable n'est justifiée par aucun fait.

Conseils diététiques

L'organisme a besoin d'un apport régulier en différents types de substances.

D'abord **l'eau** : de nombreuses maladies, comme par exemple les calculs urinaires, sont provoquées par une insuffisance d'apport d'eau, surtout l'été quand il fait chaud ou l'hiver quand les appartements sont surchauffés. Certains préjugés font croire qu'il est mauvais de boire entre les repas ou pendant les repas. En réalité, il ne faut pas attendre d'avoir soif pour boire et ne jamais redouter de trop boire à quelque moment que ce soit dans la journée. Le matin pour compenser la déperdition d'eau pendant la nuit, il faut boire l'équivalent d'un demi-litre d'eau (jus de fruit, café, thé, etc.). Dans la journée, quand il fait chaud, il faut boire entre les repas l'équivalent d'un litre et demi à deux litres par jour. Chez les petits enfants comme chez les gens âgés, la déshydratation peut être rapide et avoir des graves conséquences ; il faut avoir constamment une bouteille d'eau à portée de la main. On doit boire, par raison, en milieu de matinée et d'après-midi sans attendre la soif car la sensation de soif s'atténue avec l'âge. L'eau du robinet est excellente, mais il n'y a aucun inconvénient à boire des eaux minérales à condition que celles-ci ne soient pas trop riches en sels.

Comme pour l'eau, les besoins en **sels minéraux** doivent être satisfaits au jour le jour car tout déséquilibre entre les entrées et les sorties (urines, sudation) est rapidement menaçant. Une alimentation normale apporte une quantité suffisante de sodium. Contrairement à ce que l'on croit parfois, une petite augmentation de l'apport de sel quand il fait chaud peut être favorable (en l'absence d'hypertension artérielle).

Besoins nutritifs

Les besoins en sels minéraux, vitamines et fibres sont analogues quel que soit l'âge. Une nourriture variée apporte ceux-ci sans effort particulier ; néanmoins, on observe souvent chez les gens âgés des carences en calcium, vitamines D et B qui sont responsables de troubles osseux et hématologiques et sont les conséquences de régimes monotones, trop pauvres en produits lactés, en fruits et en légumes.

Les besoins en protéines sont aussi identiques à ceux des adultes (environ 1 g par jour par kg de poids corporel). Il est souhaitable de diversifier les sources de protéines animales et végétales. La viande n'est pas indispensable et doit être consommée en quantité modérée (trois fois par semaine) ; les fromages, le poisson (qu'il faudrait privilégier), les céréales et de nombreux légumes apportent aisément les quantités nécessaires. Il est préférable de ne pas manger plus de deux œufs par semaine, surtout si le taux de cholestérol est à la limite du normal.

Les graisses sont en France, à tout âge, consommées en quantités excessives. Idéalement, elles ne devraient pas apporter plus de 35 % de la ration calorique. Or le régime usuel des Français apporte souvent entre 40 et 50 % de la ration calorique sous forme de graisses, ce qui est dangereux. Tout en laissant les plats appétissants, il faut réduire la quantité globale de graisse, et surtout de graisses animales. La viande (surtout rouge), le beurre, le saindoux, les charcuteries, les fromages gras sont les sources majeures de graisses animales (acides gras saturés). Or celles-ci favorisent l'athérosclérose, les troubles cardio-vasculaires et certains cancers. Sans les bannir de l'alimentation, il faut en limiter l'apport. Les enquêtes épidémiologiques ont montré une meilleure santé et longévité dans les régions d'Europe (par exemple les régions méditerranéennes) où l'on utilise les graisses végétales (l'huile d'olive, de tournesol, etc.) et le poisson que dans celles où l'on préfère les graisses animales (cuisine au beurre ou au saindoux, fromages gras, viandes et charcuteries). Les acides gras mono ou poly insaturés ont un effet bénéfique sur le taux de cholestérol, tandis que les saturés sont incriminés dans l'augmentation du mauvais cholestérol (LDL) qui augmente le risque d'affections vasculaires. Les graisses saturées, en y incluant les graisses cachées dans la viande, les charcuteries, les pâtisseries, les plats cuisinés, ne devraient pas constituer plus du tiers de l'apport lipidique, qui lui-même ne devrait pas dépasser 80 g par jour. C'est pourquoi l'étiquetage devrait informer les consommateurs sur les teneurs en graisses saturées et non saturées dans les plats précuisinés ou surgelés. Les produits lactés pauvres en graisse (yaourts, fromages contenant moins de 20 % de graisse, lait écrémé) constituent d'excellentes sources de protéines sans apporter beaucoup de graisses et ils évitent les déficits en calcium et vitamine D. La volaille est moins riche en graisse que la viande.

Les hydrates de carbone, ou glucides, devraient être la source principale d'énergie, le « combustible » pour l'activité musculaire et cérébrale. D'un point de vue chimique, les glucides sont des molécules composées de sucres simples (monosaccharides) assemblés en chaînes plus ou moins longues (disaccharides ou polysaccharides). Le glucose est un exemple de monosaccharide, tandis que le saccharose et le lactose sont des disaccharides ; un hydrate de carbone à chaîne longue très important est l'amidon, dont le riz, les céréales, les pommes de terre, le pain et les pâtes sont particulièrement riches.

Pour être assimilés, les glucides doivent d'abord être scindés en monosaccharides au cours de la digestion. Par conséquent, les monosaccharides et les disaccharides – ou sucres, parce qu'ils ont une saveur sucrée – sont rapidement absorbés et sont ainsi très vite à la disposition de l'organisme pour la génération d'énergie. Afin de réguler la glycémie, le corps réagit à ce « coup de sucre » par un pic d'insuline, qui n'est pas sans inconvénient car la glycémie ensuite baisse promptement, faisant réapparaître la sensation de faim. Par contre, les hydrates de carbone lents (amidons) sont scindés relativement lentement : leur absorption dans le sang est progressive. De ce fait, la sécrétion d'insuline est également graduelle. Le taux de sucre dans le sang n'augmente ni ne décroît trop rapidement. La sensation de satiété dure plus longtemps.

Les hydrates de carbone lents sont contenus dans les produits à base de céréales, les pommes de terre, le riz, les fruits et les légumes, notamment les légumes secs (lentilles, haricots blancs).

Pour le vin, sa nocivité ne fait aucun doute, en particulier pour les personnes âgées, si l'on dépasse 50 cl par jour. De nombreuses données épidémiologiques montrent, inversement, que de petites quantités de vin (20 cl/j) ont un effet favorable et protègent contre les accidents cardiovasculaires. La quantité conseillée varie, bien entendu, en fonction du poids et du sexe (les femmes supportent moins bien l'alcool [1]) et aussi du moment où on le boit. L'alcool, à jeun, passe directement dans le sang et est plus nocif qu'au cours d'un repas. L'alcool, le soir, diminue la qualité du sommeil. Pour la plupart des diététiciens, une limite raisonnable est 30 cl par jour (deux verres).

À ces données classiques, les travaux récents ont ajouté une notion nouvelle : la densité calorique des aliments. Les sucreries, les gâteaux, les fritures, etc., apportent beaucoup de calories sous un faible volume. Ces produits en quantité excessive semblent nocifs car ils stimulent certains mécanismes hormonaux ou métaboliques. Pour reprendre une comparaison classique, ils agiraient sur le corps humain comme de l'essence super pour un moteur conçu pour fonctionner à l'essence normale.

Le régime alimentaire a un rôle capital dans le maintien en forme de l'organisme d'une personne âgée. La nourriture doit être équilibrée pour éviter l'obésité et la maigreur, l'hypertension et l'hypercholestérolémie. Elle doit comporter une quantité importante de fruits (trois fois par jour) et de légumes (verts ou rouges aux deux principaux repas). L'apport calorique doit maintenir un poids stable à un bon niveau. Il doit être principalement

1. Qui favorise les déséquilibres hormonaux et est un facteur de risque important pour les cancers du sein.

assuré par des glucides lents (pain, céréales, légumes secs). Il faut chaque jour environ 1 g de protéines par kg de poids corporel. En France, la consommation de graisses est généralement excessive ; celles-ci ne devraient pas apporter plus du tiers de la ration calorique, or on est souvent proche de la moitié. De plus, l'apport en graisses saturées (d'origine animale) est généralement trop élevé : celles-ci ne doivent pas représenter plus du tiers des graisses. Quand l'alimentation est variée et équilibrée, un apport supplémentaire de vitamines ou d'oligo-éléments est inutile, mais il faut y recourir dans le cas contraire. Il n'existe pas d'aliments miracles. Les aliments dits naturels ou biologiques n'ont aucun avantage sanitaire.

SURVEILLANCE DU POIDS

Chez les sujets âgés comme chez les adultes, le meilleur indicateur est l'indice de masse corporelle [1]. Après l'inévitable petite prise de poids de la soixantaine, due à l'augmentation de la masse graisseuse qui est supérieure à la diminution de la masse musculaire, on devrait entrer dans une phase de stabilité. Continuer à grossir doit inviter à augmenter l'activité physique et surtout à ingérer moins de calories.

Chez les souris et les rats, les régimes hypocalo-

1. La mesure communément acceptée du surpoids est donné par l'indice de poids corporel (IPC), que l'on obtient en divisant le poids corporel (en kg) par le carré de la taille (m^2). Ainsi, un adulte pesant 100 kg et mesurant 2 m a un IPC de 25. L'Organisation mondiale de la santé estime qu'un IPC inférieur à 18,5 est un indicateur d'insuffisance pondérale et qu'un IPC supérieur à 25 indique un surpoids ; un IPC supérieur à 30 caractérise l'obésité. Un IPC souhaitable se situe entre 18,5 et 25. Pour un adulte mesurant 1,75 m, ce poids souhaitable se situe donc entre 57 et 77 kg ; entre 77 et 90, on est en surpoids et obèse au-delà. En Europe, près de la moitié de la population adulte est aujourd'hui en surpoids.

riques (voir chapitre 2) augmentent la longévité et changent l'équilibre hormonal. Chez l'homme, il faut être prudent car rien ne prouve que la maigreur prolonge la vie. Au contraire : un poids légèrement supérieur au poids idéal pourrait avoir des avantages, au-delà de 70 ans, chez un sujet en bon état général. Par contre, s'il existe une hypertension artérielle ou un diabète, un régime hypocalorique s'impose.

Inversement, toute perte de poids non intentionnelle de plus de 2 kg en trois mois ou de plus de 5 % du poids en six mois constitue un signe d'alerte et doit faire rechercher des erreurs dans la façon de se nourrir, ou des troubles psychologiques (solitude, dépression) ou sociaux. Mais les causes les plus fréquentes sont médicales. Il faut éliminer l'éventualité d'une maladie grave (cancer, affection cardiovasculaire, infection chronique) par un bilan. Mais il peut s'agir aussi d'une mauvaise dentition, de troubles de la déglutition, d'une maladie digestive (dyspepsie, constipation), de médicaments mal tolérés entraînant une sécheresse de la bouche, d'une dépression, de préoccupations familiales ou sociales.

La perte du poids peut aussi résulter d'une série de petits troubles dont aucun n'est très grave mais qui ont déséquilibré un organisme fragile. Il est alors important de rassurer, de donner des conseils diététiques.

Besoins énergétiques

Les besoins énergétiques des sujets âgés sont identiques à ceux de l'adulte. Le métabolisme de base (MB), qui correspond aux besoins incompressibles de l'organisme, varie peu avec l'âge. Pour évaluer les besoins, il faut ajouter à celui-ci les dépenses dues aux activités physiques que l'on peut exprimer en kilocalories ou en nombre de MB. Selon l'activité du sujet, le besoin énergétique qui s'ajoute au MB peut varier de la moitié du MB à son double. La marche (pour un homme de 70 kg) entraîne une dépense calorique de 210 kcal/h, les travaux ménagers 100 kcal/h, le vélo 250 kcal/h. Ces chiffres sont approximatifs puisque la dépense calorique dépend fortement de l'intensité de l'effort et de l'état de santé.

Pour un homme de 70 kg et de 80 ans, sans incapacité et ayant une activité physique « normale », le besoin énergétique quotidien est ainsi voisin de 2 150 kcal/j (soit environ 30 kcal/kg/j), alors que pour une femme du même âge de 50 kg au repos au lit, il n'est que de 1 120 kcal/j.

Les matières grasses fournissent 9 kcal/g, les protéines et les hydrates de carbone (glucides) 4 kcal/g. On admet que 55 à 60 % des calories devraient provenir des hydrates de carbone, 30 % des graisses, 10 % à 15 % des protéines (environ un tiers de protéines animales, deux tiers de protéines végétales, ce qui, en pratique, signifie que la personne âgée doit ingérer, chaque jour, 1 à 1,5 g de protéines par kg de poids corporel).

LA LUTTE CONTRE LA SÉDENTARITÉ

Les repos excessifs, les longues séances de télévision présentent des risques considérables pour les personnes âgées. L'absence d'exercice favorise l'obésité mais a aussi un effet défavorable sur l'équilibre hormonal ; la sédentarité (c'est-à-dire l'insuffisance d'exercice physique) augmente la fréquence des maladies cardiovasculaires et de plusieurs cancers (côlon et rectum dans les deux sexes, cancer du sein après la ménopause et du corps de l'utérus chez la femme). Le tonus et la force musculaire, la force des membres, les capacités cardiaque et respiratoire dépendent de l'activité physique. Celle-ci doit être modérée mais régulière pour conserver l'adaptation cardiorespiratoire à l'effort ainsi que la force des muscles qui maintiennent la colonne vertébrale en bonne position. Le corps humain est comme un moteur, il se « rouille » si on ne le fait pas tourner. On admet généralement qu'à 80 ans, une heure de marche par jour (ou l'équivalent) est une durée optimale et une demi-heure trois fois par semaine le minimum au-dessous duquel l'organisme dégénère dangereusement. La durée de l'activité physique doit être supérieure à 20 minutes et doit élever la fréquence cardiaque (le pouls) à environ 110 sans dépasser cette valeur. Un entraînement régulier (trois fois par semaine au moins) est indispensable ; on ne doit pas concentrer toute l'activité physique sur un seul jour de la semaine.

Il faut convaincre les personnes âgées de cette nécessité. Beaucoup n'osent plus sortir, l'activité physique ne leur procure aucun plaisir et peut même leur être pénible en raison de douleurs articulaires ou de troubles de l'équilibre. Cependant, elles peuvent se laisser persuader et les centres de remise en forme pour personnes âgées (gymnastique, marche, nage) se développent avec succès.

Augmentation de la fréquence de certaines maladies avec l'âge

Nous avons déjà vu que la moindre efficacité du système immunitaire entraîne une augmentation de la fréquence des infections. Mais on observe aussi une plus grande incidence d'autres maladies dégénératives et métaboliques : les cancers, les maladies cardiovasculaires, le diabète ainsi que des démences, et en particulier la maladie d'Alzheimer. Ceci justifie deux types de mesures : d'une part, la prévention, pour éviter ou retarder l'apparition de ces maladies, d'autre part, des bilans médicaux périodiques pour dépister ces affections afin de les soigner précocement.

LES CANCERS

Contrairement à une croyance répandue, la fréquence des cancers croît avec l'âge et ne diminue pas chez les sujets âgés. Il y a plusieurs explications : la nécessité de l'accumulation dans le génome d'une cellule d'un grand nombre de lésions (6 à 10) peut expliquer qu'une telle accumulation soit très rare chez les sujets jeunes et que sa probabilité augmente rapidement avec l'âge à partir de 40 ans. Une autre hypothèse est la baisse des mécanismes de défense, en particulier immunologiques, avec l'âge. Cependant, comme la variation de la fréquence des cancers en fonction de l'âge est différente selon le type de cancer, ceci suggère qu'en dehors de ces facteurs généraux, d'autres mécanismes interviennent[1].

Le cancer est la première cause de décès entre 65 et 74 ans. 27 % des cancers (soit 65 000 cas par an) sont diagnostiqués après 75 ans.

Les trois principaux cancers chez les sujets âgés sont :

• **Le cancer du sein** chez la femme : la mammographie systématique permet de les dépister et donc de les traiter précocement. Elle est, en France, effectuée tous les deux ans entre 50 et 74 ans et c'est un grand progrès. Il n'apparaît pas justifié de prolonger ce

---

1. On a longtemps cru que le cancer était le prix que l'on devait payer pour bénéficier de l'allongement de la vie. Il y a inévitablement des erreurs lors de la duplication des molécules d'ADN au moment de la division cellulaire et lors de la réparation des molécules lésées. Si l'on vit longtemps, le nombre de divisions cellulaires est augmenté, d'où un accroissement du risque. Pour diminuer ce risque, on a fabriqué des souris dont le génome éliminait efficacement par apoptose toutes les cellules dont le génome n'était pas réparé sans erreur. Ce faisant, on a diminué la longévité à cause d'une accélération de l'appauvrissement en cellules des tissus. Ceci semblait confirmer l'idée de l'inévitabilité d'une corrélation entre longévité et cancer. En réalité, on a récemment pu « fabriquer » des souris qui vivent plus longtemps tout en ayant un taux de cancer plus faible. Théoriquement donc, il pourrait être possible de progresser ainsi, mais dans un futur lointain.

dépistage systématique après 75 ans, car les études n'ont pas démontré de bénéfice du dépistage systématique au-delà. Sans doute parce que chez les femmes âgées, la vitesse de croissance des cancers du sein est plus lente et ces cancers moins agressifs. Une palpation systématique des seins par les femmes et par le médecin lors de chaque bilan médical pourrait donc suffire à partir de 75 ans, à condition de pratiquer une mammographie au moindre symptôme suspect. Le cancer du sein cause en France, chaque année, 5 000 décès chez les femmes de plus de 75 ans.

• **Le cancer de la prostate** chez l'homme. Ce cancer est très fréquent chez l'homme de plus de 65 ans ; il tue en France chaque année 10 000 hommes de plus de 75 ans. Généralement, il évolue lentement et réagit bien aux traitements, en particulier hormonaux. Cependant, il a dans quelques cas une évolution rapide ; de plus, son traitement peut entraîner de graves séquelles : impuissance et incontinence urinaire. C'est pourquoi un effort est fait, grâce au dosage des antigènes PSA dans le sang, pour le diagnostiquer précocement. Il faut faire un dosage du PSA devant tout symptôme suspect : besoin fréquent d'uriner, existence d'une augmentation du volume de la prostate au toucher rectal, douleurs osseuses. Dans ces cas, il faut l'associer à une échographie de la prostate. Le problème est que l'utilisation systématique de cet examen pour le dépistage peut aboutir, chez une proportion importante de sujets, au traitement de cancers occultes, d'évolution très lente, qui auraient pu rester latents jusqu'à la fin de la vie, sans manifestation clinique. Aussi des études sont en cours pour codifier l'usage de ce dépistage et préciser les circonstances dans lesquelles il doit être pratiqué. Malheureusement, on ne connaîtra leurs résultats que vers 2005-2010. En attendant, des dosages peuvent être faits, mais une incertitude demeure sur la conduite à tenir ensuite. Le problème est de savoir à partir de quel taux de PSA il faut intervenir ; une échographie et un bilan clinique sont nécessaires si le taux de PSA dépasse quatre unités et une biopsie s'il dépasse six unités. Entre ces valeurs, il faut se rappeler que le taux de PSA augmente avec la taille de la prostate. Avant d'intervenir, il peut être utile de suivre, pendant quelques mois ou trimestres, le taux de PSA. S'il est stable, on peut temporiser ; s'il augmente, il faut agir.

• **Le cancer du côlon.** On peut effectuer son dépistage par la recherche de sang dans les fèces (hémocult), qui peut être effectuée régulièrement, et une rectosigmoïdoscopie, examen simple et peu traumatisant. La colonoscopie, examen plus long et difficile mais très efficace, doit être effectuée au moindre doute. L'utilité de ces méthodes de dépistage varie en fonction de l'âge et des antécédents familiaux. Des recherches sont en cours pour déterminer à partir de quel âge et jusqu'à quel âge il serait bénéfique de les mettre en œuvre de façon systématique. Chez les sujets de plus de 75 ans, on diagnostique chaque année en France 7 000 cancers colorectaux chez les femmes et 3 000 chez les hommes.

Au total donc, il faut avoir présente à l'esprit la fréquence élevée de ces trois cancers. Si un examen clinique est justifié pour les rechercher lors de toute consultation, il n'apparaît pas nécessaire, en l'état actuel de nos connaissances, de recourir à des examens systématiques de dépistage chez les sujets de plus de 75 ans.

La prévention de ces trois cancers est fondée sur quelques règles simples. D'abord, éviter l'obésité. Celle-ci, ainsi que l'absence d'exercice physique, sont des facteurs de risques majeurs pour les cancers du sein après la ménopause et pour les cancers du côlon. Obésité et sédentarité semblent aussi, mais à un moindre degré, facteurs de risque pour les cancers de la prostate. Il faut aussi éviter une alimentation trop riche en calories et en matières grasses d'origine animale (acides gras saturés) et privilégier une nourriture riche en végétaux et en fruits.

D'autres cancers se développent à partir des cellules du tissu lymphatique et touchent particulièrement les sujets âgés, mais ils sont relativement peu fréquents : leucémie lymphoïde chronique, lymphomes[1], myélome multiple. Il faut y penser devant tout symptôme suspect. Il est facile d'en faire le diagnostic et on sait aujourd'hui les traiter efficacement. Il faut, de plus, arrêter le tabac si l'on avait continué à fumer (il n'est jamais trop tard) et limiter l'alcool.

Le diabète

Parmi les autres maladies dont la fréquence augmente avec l'âge, insistons sur le diabète qu'il faut rechercher systématiquement par dosage (glycémie à jeun supérieure à 1,4 g/l et éventuellement, après un repas, dosage des triglycérides), surtout chez les personnes dont le poids est supérieur à la normale (IMC > 27) ou ayant mangé beaucoup de sucre au cours de leur existence. Ce diabète de la maturité et de la vieillesse ne s'accompagne, en général, pas de dénutrition mais il peut être révélé par des symptômes : soif, urines abondantes (polyurie), plaies se cicatrisant mal, amaigrissement inexpliqué, fatigue permanente. Il touche 10 % des sujets de plus de 65 ans. Il frappe préférentiellement des sujets obèses ayant dans leurs antécédents familiaux d'autres cas de diabète. Quand l'hyperglycémie est modérée, on se contente de conseiller une alimentation équilibrée et une plus grande activité physique. Le traitement est d'abord celui de l'obésité : le régime, mais celui-ci ne doit pas être trop sévère ; il faut éviter la dépression et la

1. Les lymphomes sont les cancers développés à partir des cellules du système lymphatique, par exemple la maladie de Hodgkin.

carence en se rappelant que le danger majeur est la crise d'hypoglycémie. Le traitement sera, si besoin, complété par des hypoglycémiants (ceux-ci ne dispensent pas du régime). Il doit être modulé en fonction de l'âge physiologique et de l'existence de complications vasculaires (rétinites). Après 80 ans, le traitement vise à maintenir une glycémie comprise entre 1,5 g/l et 2 g/l à jeun pour éviter les complications métaboliques aiguës et la survenue d'hypoglycémies favorisées par l'insuline ou les sulfamides hypoglycémiants. Il faut prévenir les descendants du risque qu'ils encourent et qu'ils peuvent réduire par le maintien d'un poids normal. Ce diabète gras apparaissant tardivement doit être distingué du diabète maigre, débutant dans l'enfance ou dans la jeunesse, qui est maintenant, grâce à l'insuline, compatible avec une longévité normale. Les deux ont en commun les mêmes complications vasculaires : athérosclérose et une atteinte des petits vaisseaux qui peut occasionner une atteinte de la rétine avec perte de la vue, une insuffisance rénale ou une maladie nerveuse.

Les diabétiques bien suivis et traités peuvent avoir une longévité normale mais le diabète, quand il est négligé, est à l'origine de complications graves et parfois mortelles. Sa prévention consiste à éviter l'obésité et une alimentation trop riche en sucres rapides (sucreries, confiseries, etc.).

Les rhumatismes

Il en existe de nombreuses variantes dont plusieurs empêchent une existence normale chez les personnes âgées (voir chapitre 1).

On appelle arthrose les rhumatismes non inflammatoires qui sont les plus fréquents. Les lésions observées atteignent d'abord le cartilage, qui est aminci et parfois complètement détruit au point de pression maximal. À la périphérie de la surface articulaire, des excroissances cartilagineuses s'ossifient (ostéophytes), les replis de la synoviale[1] et les ligaments se sclérosent et se calcifient. Ce processus limite la mobilité de l'articulation et peut entraîner une impotence grave, notamment au niveau de la hanche. Les articulations dont l'atteinte est la plus douloureuse sont celles qui sont soumises aux plus gros efforts du fait de la station debout : la colonne lombaire, la hanche, le genou. La colonne cervicale est également fréquemment atteinte ; les articulations des extrémités des membres sont beaucoup plus rarement douloureuses. La douleur de l'arthrose est mécanique : elle survient à l'effort, cède au repos. D'où la tentation de refuser les efforts musculaires pour éviter la douleur, mais ceci entraîne une atrophie musculaire qui accroît le risque. Il faut rompre ce cercle vicieux et donc encourager l'exercice.

Parmi les facteurs qui sont à l'origine de ces lésions, il faut insister sur les efforts subis par l'articulation, qui peuvent avoir trois origines : la charge occasionnée par les travaux que l'individu a accomplis au cours de sa vie, les petits chocs répétés que peuvent entraîner certaines activités, notamment certains sports ; par ailleurs, le poids du corps qui est considérablement accru (et le risque avec lui) si une obésité existe ; enfin, les mouvements anormaux auxquels a été soumise l'articulation, soit par suite de positions ou d'efforts mal adaptés à son jeu normal, soit parce que l'articulation est mal maintenue en raison de distensions des ligaments ou d'une insuffisance musculaire.

La prévention des rhumatismes s'étend donc sur la vie entière.

Dans les activités sportives et professionnelles, il faut éviter les efforts trop intenses, les microtraumatismes et les habitudes néfastes (par exemple, chez les femmes, les chaussures à haut talon devraient être

---

1. Tissus séreux qui tapissent les parois de l'articulation.

proscrites à partir de 70 ans). Par ailleurs, il faut lutter contre l'obésité et contre l'atrophie musculaire. Enfin, il faut corriger tôt les malformations, congénitales ou acquises, entraînant des anomalies de la statique corporelle : pieds plats, asymétrie dans la croissance des membres, raccourcissements dus à la mauvaise consolidation d'une fracture, scoliose, etc. Cette prévention est d'autant plus utile que les traitements ne sont pas bénins : les anti-inflammatoires ne sont pas sans inconvénients pour la santé et les actes chirurgicaux (prothèses) restent, malgré les progrès récents, des interventions lourdes.

Ces interventions redonnent une vie normale à des gens qui auraient été sans cela des infirmes. Par exemple, les arthroses de hanche rendaient, autrefois, la marche très douloureuse, voire impossible, alors que grâce à une prothèse[1], ces sujets peuvent non seulement marcher normalement mais reprendre des activités sportives si, grâce à une bonne rééducation, ils ont refait des muscles suffisants. Or ce type d'opération est effectué jusqu'à 90 ans et au-delà. De même, des opérations sur le genou donnent des résultats autrefois impensables et peuvent être effectuées à tous âges. Globalement, 27 % des personnes de plus de 75 ans souffrent d'arthroses des articulations et 25 % d'affections du dos, souvent d'origine arthrosique également. La fréquence des arthroses tend à augmenter. Elles causent 10 % des séjours hospitaliers chez les femmes (arthroses de la hanche ou du genou). Près de la moitié des 38 000 hospitalisations annuelles pour arthrose ont un but chirurgical : on effectue chaque année 10 000 prothèses de hanches et 6 800 prothèses du genou chez des sujets de plus de 75 ans. Environ 8 % des personnes âgées portent une prothèse de hanche et 3 % une prothèse de genou, qui est de diffusion plus récente. En 2000 en France,

1. Mise en place d'une articulation en métal ou en céramique.

environ 360 000 personnes de plus de 75 ans vivaient avec une prothèse de hanche et 140 000 avec une prothèse du genou.

L'OSTÉOPOROSE

C'est la diminution de la densité minérale osseuse (voir chapitre 1). On mesure celle-ci par un examen radiologique (ostéodensitométrie). Elle fragilise l'os et augmente les risques de fracture. Elle atteint, en France, 25 % des 8 millions de femmes ménopausées, ce qui explique le nombre élevé de tassements vertébraux (70 000 par an), qui souvent passent inaperçus, et de fractures du col fémoral (45 000 par an). L'os se renouvelle constamment et il existe chez un adulte un équilibre entre la destruction de l'os ancien et la formation d'os nouveau. L'ostéoporose est liée à la réduction de l'activité formatrice (ostéoplastique) et à l'hyperparathyroïdie secondaire à l'insuffisance vitamino-calcique, fréquente chez la personne âgée. Chez les femmes, la perte de la masse osseuse est fréquente après la ménopause et on peut la réduire par un traitement hormonal substitutif (voir plus loin). Des traitements par biphosphonates sont indiqués, notamment en cas de tassement des vertèbres ostéoporotiques. Ils sont effectués de façon systématique chez les femmes quand on ne fait pas de traitement hormonal substitutif. On peut suivre les effets de ces traitements par ostéodensitométrie. L'ostéoporose après 70 ans touche les deux sexes. Sa prévention repose sur le maintien d'une activité physique régulière et éventuellement une supplémentation vitamino-calcique car la carence en vitamine D, plus marquée s'il y a manque d'exposition solaire, entraîne une augmentation de la résorption osseuse. La marche et la gymnastique (3 heures par semaine) entraînent une augmentation de la masse osseuse de 2 % en un an.

Il faut recommander une alimentation suffisante en produits lactés riches en calcium et en vitamine D.

L'APPAREIL GÉNITAL

• **Le vieillissement de l'appareil génital féminin** est provoqué par la ménopause, c'est-à-dire l'interruption des règles. En effet, son état fonctionnel est rythmé par le cycle menstruel, lequel est contrôlé par la glande hypophyse qui sécrète, à un moment défini du cycle, des hormones stimulant le fonctionnement de l'ovaire. Ainsi stimulé, l'ovaire sécrète l'hormone sexuelle féminine, l'œstrogène, qui agit sur l'utérus et les organes génitaux féminins. À l'âge de 45-50 ans, le cycle commence à se dérégler, sa durée varie, l'ovulation peut ne pas survenir, des bouffées de chaleur apparaissent. Puis les cycles s'interrompent définitivement ; il n'y a plus dans l'ovaire de follicules répondant à la stimulation hypophysaire, donc plus d'ovulation ni de fécondation possible. L'arrêt de la sécrétion d'œstrogènes a des effets spectaculaires sur l'ensemble des organes génitaux. Les grandes et petites lèvres deviennent plus fines, la muqueuse vaginale devient sèche, fragile, le vagin moins élastique. L'atrophie vaginale est parfois susceptible de rendre des rapports sexuels douloureux. Les seins se modifient. Ces phénomènes marquaient souvent, autrefois, la fin de la vie sexuelle féminine. De plus, comme nous venons de le voir, les os se déminéralisent. La fréquence des maladies cardio-vasculaires, qui était avant la ménopause nettement plus réduite que chez les hommes, augmente.

On a depuis vingt ans introduit l'hormonothérapie substitutive, c'est-à-dire l'injection d'œstrogènes, qui redonne, malgré la ménopause, aux organes génitaux une jeunesse, prolonge la vie sexuelle et évite ou retarde l'ostéoporose. Cependant, comme toute médication, celle-ci présente des inconvénients, notamment une petite augmentation de la fréquence des cancers du sein et des cancers du corps utérin. Bien que la réduction de la fréquence des affections cardio-vasculaires que l'on espérait n'ait pas été constatée (on a même observé une augmentation de leur fréquence), ses avantages, en particulier la diminution de l'ostéoporose, la disparition des bouffées de chaleur et d'autres troubles ménopausiques, contrebalancent en partie ses inconvénients. C'est à chaque femme de décider librement, en fonction de sa santé, de l'intensité des troubles de la ménopause et de son mode de vie, si elle souhaite ou non en bénéficier. Le rôle du corps médical est de l'informer sans faire pression sur elle. Il est aussi de poursuivre les recherches afin d'évaluer avec plus de précision les avantages et les risques des différents types de traitements substitutifs et leur durée optimale.

Le traitement hormonal substitutif a-t-il une influence sur la libido, c'est-à-dire l'attirance vers l'autre sexe ? Vraisemblablement oui, mais avant son introduction, de nombreuses femmes conservaient une activité sexuelle longtemps après la ménopause. Cependant, le meilleur état de la muqueuse vaginale dû au traitement hormonal augmente le confort et le plaisir sexuel. C'est pourquoi, bien qu'initialement on n'ait pas pu évaluer les risques de ces traitements et que de nombreux médecins aient craint une forte augmentation de la fréquence des cancers du sein, ces traitements se sont répandus avant qu'on ait pu évaluer leurs risques. En pratique, la question qui se pose aujourd'hui au sujet de l'hormonothérapie substitutive est : à quelles femmes faut-il la conseiller ? (essentiellement celles présentant des troubles cliniques liés à la ménopause) et pendant combien de temps faut-il la poursuivre ? Il est difficile de répondre car nous ne disposons pas, en France et en Europe, d'études permettant de mesurer objectivement les avantages et inconvénients de ces traitements en fonction de leur durée. Nous sommes donc contraints de fonder nos conclusions sur des études nord-américaines effectuées avec des composés hormonaux différents de ceux utilisés en Europe ; la validité de cette extrapolation est donc contestable. Les données suggèrent qu'il serait prudent de ne pas prolonger ce traitement plus de cinq ans, sauf si l'arrêt des hormones provoque la réapparition des troubles cliniques. C'est d'ailleurs ce que font spontanément la plupart des femmes.

Les hormones féminines en application locale ont un effet favorable sur la peau et de nombreux produits cosmétiques en contiennent. Au niveau des organes génitaux féminins, ces hormones appliquées localement (crème ou capsules) chez les femmes n'utilisant pas l'hormonothérapie substitutive, ou l'ayant interrompue, permettent des relations sexuelles satisfaisantes.

• **Impuissance et perte de la libido chez l'homme.** Chez l'homme, la situation est différente. Il n'y a pas d'interruption brutale de la sécrétion hormonale, mais baisse progressive et diminution du nombre de spermatozoïdes dans le sperme. La fécondation reste possible très tard, et il est des observations de paternité jusqu'à 80 ans, mais celles-ci sont de plus en plus rares avec l'âge [1]. De plus, à partir de la soixantaine, les érections sont plus difficiles à maintenir longtemps, l'éjaculation est moins forte bien que le désir subsiste. Chez la plupart des hommes vieillissants, on constate une baisse puis l'arrêt des relations sexuelles. Cependant, les variations sont si grandes d'un sujet à l'autre que les valeurs moyennes n'ont, en ce domaine, qu'un intérêt limité. Certains hommes n'ont plus de relations sexuelles dès 55 ou 60 ans, d'autres au contraire en

---

1. Il faut être prudent avant de concevoir un enfant après un certain âge puisque la fréquence des anomalies congénitales augmente non seulement avec l'âge de la mère mais aussi, on le sait depuis peu, avec celui du père.

conservent jusqu'à 80 ans et au-delà. Une impuissance précoce, avant 55 ans, justifie une consultation médicale. Parmi les causes possibles, signalons la prise de certains médicaments, la dépression, l'anxiété. Des traitements efficaces sont souvent possibles. Les sources de risque vasculaire (tabagisme, hypertension artérielle, hypercholestérolémie) sont aussi facteurs d'impuissance.

Il n'y a pas de parallélisme entre impuissance et perte de la libido. Cette dernière peut persister longtemps après l'impuissance. La baisse de l'activité sexuelle avec l'âge commence très tôt, dès 25 ans, et est graduelle. Notre époque est certainement celle où les rapports sexuels se prolongent le plus longtemps au cours de l'existence et leur baisse est, pour la majorité des couples, ressentie comme normale et acceptée. Le relativement faible succès des ventes du Viagra, la pilule miracle de l'activité sexuelle masculine, en témoigne (sans doute en raison de ses risques médicaux).

• **L'évolution de la sexualité avec l'âge** touche tellement aux racines mêmes de la vie psychique que nous ne pouvons que l'effleurer dans ce livre. À notre époque, où toute la publicité est axée sur le sexe et où certains ont fait du plaisir sexuel le centre de leur existence, son interruption peut être ressentie comme une irrémédiable décadence et est une des causes majeures de déséquilibre psychique chez l'homme.

Depuis Freud, nous savons que la sexualité ne se réduit pas au génital ; la libido n'est pas seulement un instinct, c'est-à-dire un comportement programmé par les gènes, comme la parade nuptiale des oiseaux. La pulsion sexuelle, Éros, est source d'énergie vitale ; elle peut augmenter, diminuer, se déplacer, se fixer sur d'autres objets que la génitalité ; elle s'investit dans le besoin d'agir, de changer le monde, de le transfigurer par le désir, de le marquer de son empreinte, comme l'a montré Freud. Mais Faust, en courtisant Marguerite, recherche aussi le souvenir de sa jeunesse, l'image de ce qu'il était et voudrait redevenir. Dans une relation amoureuse, on se voit à travers les yeux de l'autre et on se regarde aussi dans les yeux de l'autre comme dans un miroir. Toute relation amoureuse est narcissique. Or, le vieillissement s'accompagne d'une dégradation de l'image du corps, d'un dégoût de son propre corps et souvent du refus de le montrer à l'autre. Alors qu'une image favorable de soi incite à rechercher un autre qui partage cet amour qu'on se porte à soi-même, une image dévalorisante conduit à fuir les regards de l'autre, à refouler dans l'inconscient les pulsions sexuelles, sans cependant s'opposer aux amours platoniques ni aux relations vénales, puisque dans ce cas le partenaire n'est qu'un objet.

Dans l'étreinte amoureuse elle-même interviennent des sentiments qui dépassent le plaisir physique : affirmation de la vigueur virile ou du charme féminin, preuve de la séduction que l'on exerce sur l'autre, satisfaction d'être la source d'une jouissance pour l'autre, sentiment de don mais aussi de possession. On comprend, dès lors, le sentiment de frustration qui résulte de sa disparition, ainsi que la nostalgie qui l'accompagne. Pour ceux-là, il est très difficile de renoncer. Dans l'inconscient de l'homme, l'érection est le symbole de sa toute-puissance ; inversement, la perte du phallus, la castration sont, dès l'enfance, des craintes primordiales. Dans les religions antiques, le phallus (le pénis en érection) est le symbole du triomphe sur le destin, sur la mort ; il est vénéré dans l'obélisque égyptien, les monuments hindous ou les minarets orientaux. Il n'est donc pas étonnant que l'impuissance due à la sénescence ait des répercussions psychiques profondes, provoquant une autodépréciation du soi, le sentiment d'une déchéance de son corps. Cette période est cependant vécue de façons très diverses.

Le tarissement du désir peut atteindre certains hommes dans leur identité et causer un sentiment de vide intérieur. L'impuissance débouche alors sur l'angoisse du néant, elle s'accompagne d'une agressivité envers les autres, notamment envers la compagne accusée de ne plus inspirer le désir, ce qui peut conduire à rechercher celui-ci auprès d'autres femmes et, à terme, après de nouveaux échecs, à un accroissement du sentiment de culpabilité, de dégradation, d'autant que la peur de l'échec accroît le risque d'échec. Chez la femme, l'impuissance de l'homme peut provoquer un sentiment de honte, de culpabilité plus ou moins conscient (je ne peux plus plaire, je ne vaux plus rien), mais aussi une agressivité qui s'exprime de façon détournée par des échanges sado-masochistes, des disputes qui détournent l'attention de l'angoisse, de la peur de la mort.

Mais chez d'autres, le déplacement – la sublimation – de la libido permet, comme le dit Freud, un investissement dans d'autres activités, mais ceci se produit rarement sans périodes difficiles. Enfin, pour certains, la sexualité a été aussi source d'anxiété : crainte de décevoir, d'être inférieur à l'attente de l'autre, de se sentir jugé, comparé, d'être arrêté par l'angoisse de la défaillance, d'autant plus vive que l'on attache plus d'importance aux réactions de l'autre. Chez ceux-là, paradoxalement, l'âge apporte un apaisement car il offre une excuse aux moindres performances.

Dans tous les cas, que ce soit pour surmonter des problèmes aigus ou pour faciliter une évolution ressentie comme inéluctable par les deux membres du couple, il faut que l'amour, le désir physique évoluent vers la tendresse, le besoin d'affection, le réconfort moral ; mais cette évolution, toujours lente et difficile, est entrecoupée de crises. Elle est relativement plus aisée quand la femme trouve un réconfort en orientant ses sentiments vers la famille, les enfants. Les hommes sont plus fragiles mais peuvent reporter leurs aspirations vers le travail, la vie sociale. Au total, dans ce domaine comme dans beaucoup d'autres, savoir vieillir, c'est savoir s'adapter ; le bien-vieillir n'est pas nier le réel, mais en tirer le meilleur parti possible.

Ainsi, à côté de la baisse des sécrétions hormonales et du désir physique, des facteurs psychologiques jouent un rôle déterminant dans le maintien ou l'arrêt des activités sexuelles. Ceux-ci expliquent aussi le passage fréquent avec l'âge des rapports sexuels à la masturbation qui permet tous les fantasmes et n'expose à aucune anxiété. Ils permettent aussi de comprendre que les activités sexuelles se prolongent moins longtemps chez les intellectuels que chez les travailleurs manuels qui ont des désirs plus directs, avec moins de censure psychologique.

La fin des relations sexuelles ne signifie pas la fin de la libido. Dans les cas où l'affaiblissement mental se traduit par une levée des inhibitions, on peut même voir se manifester une libido sénile. Léautaud dans son journal, comme Gide d'ailleurs, mentionne ses rêves érotiques qui persistent malgré le déclin de la sexualité, ainsi que le « plaisir de la vue ». D'après des récits historiques, on sait que des personnalités aussi différentes que Victor Hugo ou le maréchal Pétain tiraient plaisir, jusqu'à un âge avancé, du voyeurisme.

En relisant les auteurs anciens, et en tenant compte de la prolongation de la maturité, on s'aperçoit que l'écart entre notre époque et les siècles précédents est moindre qu'on aurait pu le penser ; le démon de midi, la baisse de la libido surviennent aujourd'hui plus tard, mais ce décalage ne semble pas avoir modifié les réactions individuelles et sociales. Autrefois dans la littérature antique, comme aujourd'hui, l'homme âgé qui voudrait rester un amant demeure un sujet à la fois de tragédie et de comédie. Pour Euripide, « ce qui est laid est dégradant » (dans *Andromaque*). On rêve de Philémon et Baucis pleins de tendresse l'un envers l'autre, mais on se refuse à les imaginer s'accouplant. Il y avait, déjà, dans l'Antiquité un tabou de l'amour entre vieillards qui subsiste ; les enfants n'aiment pas penser que leurs grands-parents puissent avoir des relations sexuelles. Il y a vingt-cinq siècles comme aujourd'hui, la baisse de la libido était accueillie par les uns avec résignation ou soulagement, et avec angoisse par les autres. Sophocle, parlant des choses de l'amour, dit : « C'est avec la plus grande satisfaction que je m'en suis évadé, comme si je m'étais évadé de chez un maître follement sauvage », et Platon dans *La République* ajoute : « La vieillesse a fait naître en nous un sentiment immense de paix et de libération. » D'autres regrettent la jeunesse et Anacréon chante, au VIe siècle avant J.-C., « l'amour, les plaisirs, le vin, les femmes » et il écrit : « Vieillir, c'est perdre ce qui fait la douceur de vivre. » La plus longue espérance de vie a prolongé la période située après la fin de l'activité sexuelle. « Grâce à la disparition simultanée de la libido et de la vigueur sexuelle, le vieillard accède à une sérénité interdite aux hommes encore en proie à leurs instincts », dit Simone de Beauvoir. Quand on mourait entre 60 et 70 ans, on n'avait pas atteint cet apaisement. Mais aujourd'hui comme hier, avant de parvenir en mer calme, il faut franchir le cap des tempêtes.

• **Fontaine de jouvence.** Il n'est donc pas étonnant que depuis les Égyptiens, qui mangeaient les glandes génitales des animaux il y a 35 siècles, jusqu'au milieu du XXe siècle, les hommes aient tenté de retrouver leur vigueur sexuelle grâce aux extraits testiculaires puis aux hormones mâles. Dans un livre de gériatrie publié en 1961, Léon Binet fait l'historique des travaux effectués dans ce domaine : de

Brown-Séquard, physiologiste illustre du XIXe siècle, qui expérimentait sur lui-même le suc testiculaire (extrait aqueux) et en décrivait les effets bénéfiques quasi miraculeux, jusqu'en 1960, des dizaines d'articles médicaux ont décrit les effets bénéfiques de l'hormone mâle (testostérone) : retour à un meilleur équilibre neuropsychique, meilleur état général, réveil subit de la libido. L'introduction d'une plus grande rigueur scientifique a montré qu'il s'agissait d'un effet placebo, c'est-à-dire que le sujet se sent mieux parce qu'on le traite, mais que le produit en lui-même n'a aucune efficacité.

D'innombrables autres remèdes miracles ont été proposés : de la racine de ginseng (gingembre) préconisée par la médecine chinoise au romarin et au cassis utilisés depuis l'Antiquité, au sérum de Bogomoletz qui eut un immense mais temporaire succès, aux extraits de placenta (méthode de Filatov) et aux extraits embryonnaires, au magnésium et aux vitamines A, B, C, PP. Hélas ! les études rigoureuses de tous ces produits (et de bien d'autres) n'ont pas confirmé les résultats spectaculaires initialement rapportés. Au cours de ces dernières décennies, on a préconisé la mélatonine, la prégnenolone, l'hormone de croissance. Des articles enthousiastes ont été publiés, puis ont été oubliés car les études sérieuses n'ont pas confirmé les espoirs initiaux.

Pour la dihydroépiandrosterone (DHEA), les choses paraissent plus sérieuses. Cette hormone surrénale est l'hormone la plus abondante dans le corps humain. Elle est issue de la prégnenolone et est convertie en œstrogènes et testostérone. Les nouveaux-nés ont des taux très élevés de DHEA, puis à partir de 25 ans, le taux diminue d'environ 2 % par an pour tomber à 80 ans à 15 % du taux initial. La DHEA a de multiples effets et agit à la fois sur le corps et l'esprit. Chez certains animaux, elle a un effet positif. Les femmes âgées qui en prennent déclarent se sentir plus alertes et avoir une meilleure mémoire. Son usage chez les deux sexes fait, depuis quelques années, l'objet d'essais rigoureux sous l'impulsion de E. Baulieu. Il faudra attendre leurs résultats pour savoir si les espoirs qui sont mis en ce produit seront confirmés et quelle est la posologie souhaitable.

En l'état actuel de nos connaissances, il faut se résigner à regarder la vérité en face : il n'y a pas de produits capables de ralentir la sénescence, ce qui ne signifie pas, bien au contraire, qu'il faille interrompre les recherches en ce domaine mais qu'il faut les effectuer avec une grande rigueur.

Actuellement, on attend beaucoup de la thérapie cellulaire (injection de cellules souches ou embryonnaires dans les tissus appauvris en cellules) et reconstitution dans certains tissus du « pool » cellulaire appauvri par l'âge. Mais il est trop tôt pour savoir si cet espoir est fondé.

L'âge biologique

En attendant la découverte d'une « fontaine de jouvence », de nombreux auteurs ont tenté de définir un âge biologique qui permette d'apprécier chez chaque individu son rythme de vieillissement. C'est un fait que, si l'on réunit dans une même salle des sujets de même âge (par exemple des camarades de lycée ou des conscrits mobilisés au même moment), on s'aperçoit que le rythme du vieillissement varie énormément selon les individus : les uns paraissent être les parents des autres. Malgré cela, il est très difficile de trouver des examens ou des cocktails d'examens permettant d'apprécier l'âge biologique. Il est difficile de caractériser par un seul score le vieillissement de la peau, des poumons, du système nerveux et du cerveau. Les efforts méritent néanmoins d'être poursuivis pour identifier les épreuves fonctionnelles les plus représentatives. La réponse à un stress (par exemple une épreuve d'effort ou la réponse à une hyperglycémie provoquée) est, généralement, plus instructive qu'un dosage.

Qualité de la vie

L'absence de médicaments préventifs de la sénescence ne doit pas faire oublier qu'on peut traiter d'innombrables petits symptômes qui, sans raccourcir l'espérance de vie, nuisent à sa qualité : mauvais sommeil (voir chapitre 4), mauvais fonctionnement des sphincters (voir chapitre 6), etc. Ces symptômes sont exagérés par l'anxiété normale à cet âge (voir chapitre 7). Il faut les rechercher et les corriger, mais sans multiplier le nombre de médicaments symptomatiques dont l'abus peut être nuisible. Il faut surtout rassurer et écouter, ce qui est souvent le meilleur médicament.

LA LUTTE CONTRE LA DOULEUR

Vieillir était, autrefois, synonyme de souffrances. La lecture des récits montre que les fistules, infections dentaires, maux d'estomac, douleurs rhumatismales gâchaient dès la cinquantaine la vie de nos ancêtres et que seules quelques personnalités exceptionnellement robustes y échappaient. L'alliance de l'hygiène et des soins a transformé la vie des personnes âgées. Mais ce n'est qu'au cours de ces dernières décennies qu'on a entrepris de lutter contre la douleur. Il subsistait, encore récemment, l'idée, exprimée ouvertement jusqu'au milieu du XXe siècle, que la douleur est rédemptrice, fortifie l'âme et la prépare à affronter l'au-delà. Il suffit de se rappeler le tollé avec lequel fut accueillie la courte bouffée d'anesthésie donnée à la reine Victoria au cours d'un accouchement (ce qu'on appelait encore, quand j'étais étudiant, l'anesthésie « à la reine ») pour mesurer la force des préventions en ce domaine : « Tu accoucheras dans la douleur », avait dit la Bible. Vouloir échapper à la douleur était une transgression. D'ailleurs, jusqu'à la découverte des dérivés de l'opium (au XIXe siècle) puis de l'aspirine (1895) et des antalgiques, il n'existait aucun médicament capable de lutter contre la douleur. Ces produits ont changé profondément les mentalités : on peut ne plus souffrir. Ce fut un de ces événements qui ont modifié la condition humaine.

Vers la fin des années 1970, j'avais souhaité, à l'Institut du cancer à Villejuif, spécialiser quelques médecins dans la lutte contre la douleur. Cette idée fut mal accueillie. Pour la plupart des médecins, le but était de lutter contre la maladie, non d'accroître le confort. Nous en étions là il y a trente ans. J'ai persisté dans mon entreprise. Devant les résultats obtenus, une décennie plus tard, laisser souffrir un malade apparaissait contraire à l'éthique. Aujourd'hui, une panoplie d'analgésiques permet de lutter contre les différents types de douleur et il existe des méthodes adaptées aux différentes sources de douleurs physiques. Ce qui fut l'une des sources d'appréhension devant la vieillesse a disparu. Peut-être trop d'ailleurs, car le refus de la douleur va parfois trop loin : les médicaments analgésiques, comme tous les médicaments, ont leurs inconvénients et en France, médecins et malades en abusent parfois, comme ils abusent des médicaments contre l'insomnie ou des tranquillisants (voir chapitre 4).

Conclusions et recommandations

Quatre faits majeurs ressortent de ce qui a été exposé dans ce chapitre.

- Au cours des dernières décennies, on a observé une baisse notable de la morbidité et de la mortalité des gens de plus de 65 ans en raison de multiples progrès : maladies moins fréquentes et moins sévères, traitements plus efficaces. Ces avancées résultent de nombreux progrès médicaux et non d'un progrès dans la lutte contre la sénescence.
- Chaque tissu vieillit avec des modalités différentes et à son propre rythme. Leurs fonctions restent très longtemps apparemment normales mais ils sont de plus en plus fragiles et réagissent de moins en moins bien à des stimulations ou des agressions. Pour apprécier le vieillissement d'un tissu, il faut rechercher comment il répond à un accroissement temporaire des besoins. L'usure entraîne une augmentation de la fréquence des maladies, qui sont aussi plus graves et longues à guérir. C'est pourquoi plus on vieillit, plus il importe d'éviter les chutes, les accidents, les expositions à des agents infectieux. La prudence et la sobriété sont l'un des secrets du bien-vieillir.
- Un sujet prenant de l'âge est un très mauvais juge de sa propre sénescence et de sa santé. Nombreux sont ceux qui ne se voient pas vieillir parce qu'ils refusent la vieillesse et ne veulent pas appartenir à l'espèce inférieure des gens âgés. Ils ignorent, ou sous-estiment, les plaintes de leur corps et ne se surveillent pas. Ils se cramponnent à leur conviction intime qu'ils ne changent pas. Inversement, d'autres se plaignent de leur santé car ils redoutent le vieillissement et aussi car celui-ci leur apporte des alibis. Il est moins fatigant de s'y abandonner que de le refuser ; comme le dit Simone de Beauvoir : « On conjure l'idée de la

maladie en invoquant l'âge ; on élude la notion d'âge en invoquant la maladie et on réussit, par ce glissement, à ne croire ni à l'un ni à l'autre. »

Cette influence des facteurs psychologiques sur le jugement que l'on porte sur sa santé explique les résultats des enquêtes : on trouve une fréquence élevée de lésions liées à l'âge chez des personnes âgées se croyant en bonne santé et une proportion élevée des gens normaux chez celles se croyant malades. L'importance des maladies psychosomatiques est très grande et beaucoup de personnes sont malades parce que la vieillesse les angoisse. La conclusion pratique est la nécessité de bilans systématiques objectifs.

• Ces bilans doivent guider la prévention. Celle-ci repose sur quelques principes simples : avoir une vie régulière (heures de coucher et de lever), maintenir une activité physique suffisante et bien répartie sur la semaine, avoir une alimentation équilibrée, riche en fruits et en légumes, pauvre en graisses animales mais appétissante et variée. Les carences sont aussi fâcheuses que la surnutrition. Mais sobriété ne signifie pas monotonie. Il faut se distraire, rompre par de petites fêtes la morne suite des jours. L'ennui, la grisaille, sont pour l'équilibre d'une personne âgée plus dangereux que les excès. Le bien-vieillir nécessite la conservation d'une joie de vivre. Il faut que la vie reste excitante, stimulante. Balzac, dans *La Peau de chagrin*, place son héros devant un dilemme : vivre intensément mais brièvement, ou vivre longtemps en végétant au ralenti. Les progrès de la médecine ont démontré la fausseté de cette vision. On peut vivre intensément et longuement à condition d'éviter certains comportements (tel l'usage de drogues licites ou illicites), qui sont des fuites devant la vie et ne contribuent pas à l'enrichir.

En 2000, les personnes âgées de 75 ans pouvaient espérer vivre, en moyenne, 10 ans pour les hommes et 13 ans pour les femmes, contre respectivement 8 et 10 en 1970. En 30 ans, le gain a donc été considérable ; il devrait se poursuivre, au moins pendant quelques décennies. Mais l'espérance de vie ne peut pas s'accroître indéfiniment. En raison de l'écart important d'espérance de vie en fonction du sexe, les deux tiers des personnes de plus de 75 ans et les trois quarts de celles de plus de 85 ans sont des femmes. Cet écart devrait se réduire grâce à la prévention.

TABLEAU 1

Principales affections déclarées pour les 75 ans et plus, selon le sexe, en 1998, en pourcentage des personnes atteintes d'au moins une maladie ou trouble de santé *(d'après rapport HCSP 2002).*

HOMMES		FEMMES	
Troubles de réfraction (œil)	71,2	Troubles de réfraction (œil)	69,7
Prothèses dentaires	61,3	Prothèses dentaires	68,7
Maladies hypertensives	40,8	Maladies hypertensives	46,4
Caries dentaires	34,4	Cataracte (œil)	31,6
Surdité	32,9	Varices et troubles circulatoires des membres inférieurs	31,5
Cataracte	25,4	Arthroses (périphériques et autres)	30,0
Arthroses (périphériques et autres)	23,2	Surdité	29,5
Affections du dos (lombalgies)	20,0	Affections du dos	28,6
Affections appareil génital (hors cancer)	19,5	Caries dentaires	27,5
Troubles du métabolisme des lipides	15,8	Troubles du sommeil	21,4

Une surveillance des yeux, des dents et de l'ouïe, ainsi que des exercices physiques réguliers, une alimentation équilibrée peuvent réduire considérablement la plupart de ces affections.

TABLEAU 2

Principales causes de décès chez les personnes de 75 ans et plus, selon le sexe, en 1997
(taux standardisés par âge pour 100 000 habitants)
(Source : Inserm, CépicDc).

HOMMES		FEMMES	
Cardiopathies ischémiques	944	Maladies vasculaires cérébrales	689
Maladies vasculaires cérébrales	847	Cardiopathies ischémiques	559
Insuffisance cardiaque et maladies cardiaques mal définies	721	Insuffisance cardiaque et maladies cardiaques mal définies	545
Tumeur maligne de la prostate	480	Pneumonie et broncho-pneumonie	256
Pneumonie et broncho-pneumonie	449	Troubles du rythme cardiaque	200
Bronchite chronique et maladies pulmonaires obstructives	430	Tumeur maligne de l'intestin	172
Tumeurs malignes de la trachée, des bronches et du poumon	386	Bronchite chronique et maladies pulmonaires obstructives	167
Tumeur maligne de l'intestin	293	Chutes accidentelles	163
Troubles du rythme cardiaque	246	Tumeur maligne du sein	141
Chutes accidentelles	163	Maladies hypertensives	112

Les maladies favorisées par les antécédents tabagiques (cardiopathies, maladies vasculaires, bronchite chronique, tumeurs malignes de la trachée et des bronches) sont actuellement beaucoup plus fréquentes chez les hommes. Cet écart risque, hélas, de s'amoindrir en raison du tabagisme croissant des femmes.

Les tableaux 1 et 2 indiquent les principales pathologies et causes de décès. Après 75 ans, les affections cardio-vasculaires sont de très loin, dans les deux sexes, la première cause de décès. Les cancers (prostate chez l'homme, sein chez la femme, intestin dans les deux sexes) demeurent fréquents. Les infections respiratoires (pneumonie) deviennent une cause importante de décès ; les antécédents de tabagisme ont un rôle fragilisant mais il faut enseigner la prudence.

En effet, il faut insister sur la mortalité par traumatismes et morts violentes (16 000 en 1997), dont la moitié est due à des chutes accidentelles. Le taux de mortalité par suicide est en France, chez les sujets de plus de 65 ans, l'un des plus élevés des pays industrialisés (quatre fois plus qu'en Grande-Bretagne, deux fois plus qu'en Suède), ce qui prouve l'existence de souffrances psychiques. Il est particulièrement élevé après 75 ans (1 800 décès par an) et est alors trois fois et demie plus grand qu'entre 15 et 44 ans. Ces taux élevés de suicide en France (ainsi que celui des dépressions) prouvent l'existence d'un malaise psychologique caractérisé par la perte de l'estime de soi (« Je ne vaux plus rien, j'embarrasse »), le sentiment d'impuissance (« Je n'y arrive plus »), un repliement sur soi, une angoisse intense. Il ne faut pas négliger ces symptômes et il faut traiter toute dépression.

La sénescence entraîne de nombreuses pathologies d'où résulte la multiplicité des actions de prévention. Selon le terrain héréditaire et le mode de vie, nous ne sommes pas égaux devant l'âge. Certains avancent en âge presque sans s'en rendre compte et parviennent sans infirmité majeure jusqu'à 85 ou 90 ans. D'autres, au contraire, cumulent les ennuis de santé et ont relativement jeunes (dès la soixantaine) une vie diminuée.

On observe les mêmes disparités dans le rythme du vieillissement intellectuel. Le vieillissement pourrait apparaître ainsi comme une loterie. En réalité, s'il existe des facteurs génétiques sur lesquels on ne peut rien, on peut les identifier (médecine prédictive), ce qui pourrait orienter les mesures de prévention. De plus et surtout, les risques peuvent être considérablement réduits grâce à l'hygiène et au mode de vie, d'où l'importance de l'éducation, du désir de vivre.

Il ressort en effet de ce chapitre, et c'est là peut-être la conclusion la plus importante, que la santé pendant la vieillesse se prépare dès l'enfance. Par exemple, il ne faut pas pendant la prime enfance laisser se développer une obésité infantile ou acquérir des habitudes diététiques néfastes (trop de graisses, pas assez de fruits et légumes). Les expositions trop intenses au soleil pendant l'enfance augmentent la fréquence des cancers de la peau à 70 ou 80 ans. L'organisme comptabilise et n'oublie jamais complètement les agressions subies. Il faut, dès l'enfance, instruire et responsabiliser, introduire des habitudes de vie protégeant l'organisme. Les études qui ont été faites montrent que ce qui influence le plus la durée de vie est ce que l'on a appelé *prevention consciousness* (la « conscience de la prévention »), c'est-à-dire le sentiment de sa responsabilité envers son corps, le fait que la santé, tout au long de sa vie, dépend de son comportement. C'est l'idée qu'il faut insuffler aux jeunes dès la petite enfance.

Mais c'est surtout à l'adolescence que débutent les comportements qui obéreront gravement la santé pendant la vieillesse : le tabac, l'alcool, les déséquilibres alimentaires, l'insuffisance d'exercice physique. Par exemple, un non-fumeur vivra en moyenne 15 ans de plus qu'un fumeur et son organisme se dégradera en moyenne 15 ans plus tard. Mais si l'on cesse de fumer avant 35 ans, on réduit beaucoup ce vieillissement précoce. Dès 20 ans, il faut faire mesurer sa cholestérolémie car on peut, par un régime approprié ou des traitements médicaux, éviter les accidents dus à une mauvaise hérédité.

Vers 40 ans, il faut commencer à préparer sérieusement sa retraite sur le plan santé comme sur le plan financier. C'est le moment où il faut impérativement arrêter le tabac et réduire l'alcool (au-dessous de l'équivalent d'un tiers de litre de vin par jour), lutter contre l'embonpoint, prendre l'habitude d'exercices physiques réguliers afin d'avoir un organisme capable de rester en forme. Se dépenser physiquement pendant de courtes vacances peut même être dangereux si l'organisme n'est pas entraîné. C'est tout au long de l'année qu'il faut faire de l'exercice jusqu'à un âge très avancé.

Vers la fin de la cinquantaine, ou au début de la soixantaine, un bilan approfondi, notamment cardiovasculaire et respiratoire, est indispensable. Il faut alors voir où l'on en est et discuter avec son médecin les mesures qu'il convient de prendre. La surveillance régulière de la tension artérielle et de la fonction cardiaque doit être instaurée ainsi que les autres mesures de prévention adaptées aux caractéristiques de chaque individu.

Si tout va bien, de nouveaux bilans à 75 ans, au moment de l'entrée dans la véritable vieillesse, puis à 85 ans, permettent de suivre l'évolution de l'organisme et de vérifier que la façon de vivre, la nourriture, le sommeil, les exercices physiques, sont en conformité avec l'état de son corps. On peut ainsi espérer prolonger durablement la vie sans incapacité et parvenir à un âge avancé avec le minimum de troubles.

La Bruyère écrivait : « Il n'y a rien que les hommes aiment mieux conserver et qu'ils ménagent moins que leur propre vie. » Espérons que depuis le XVIIe siècle, les mentalités ont évolué.

Chapitre 4

L'avancement en âge et les fonctions intellectuelles

« On peut ne déjà plus pouvoir se rappeler les faits pratiques et journaliers, oublier les réponses urgentes, même ne pas trouver le mot qui veut dire telle chose et le nom qui veut dire telle personne, qu'on peut encore faire jouer sa pensée sur les plus hauts sommets. L'esprit est pareil à ces régions montagneuses où les cimes brillent encore, quand la vallée est dans l'ombre. »

MARCEL PROUST, *Le Temps retrouvé (Cahiers manuscrits)*

Des effets de l'âge, les plus redoutés sont ceux qui atteignent les capacités intellectuelles. La première crainte d'une personne âgée est d'être atteinte d'une maladie d'Alzheimer, car elle se considère d'abord un être pensant, éprouvant des émotions, se projetant dans l'avenir. Avec l'âge, la diminution des forces physiques renforce cette prééminence de la fonction cérébrale.

L'affaiblissement des fonctions intellectuelles avec

l'âge, en particulier de la mémoire, est évoqué depuis la médecine égyptienne. Dans les papyrus Ebers (1550 avant J.-C.), on attribue les pertes de mémoire à un « dépérissement de l'intérieur ». Depuis cette époque, d'innombrables descriptions du vieillissement intellectuel ont opposé l'accroissement de l'expérience, de la sagesse, à la réduction de la mémoire, l'irritabilité, la confusion intellectuelle. En fait, le vieillissement intellectuel varie énormément d'un sujet à l'autre et de nombreux facteurs sociologiques l'influencent plus que l'âge.

Dans le fléchissement avec l'âge de la mémoire (de la capacité d'apprendre) et l'apparition de troubles caractériels, on doit distinguer ce qui revient au vieillissement normal et aux maladies dont la fréquence augmente avec l'âge.

On manque d'études fiables analysant l'évolution de l'intelligence avec l'âge. On ne sait d'ailleurs pas ce qu'est l'intelligence, phénomène trop complexe pour être mesurable. Le quotient intellectuel (le QI) atteint sa valeur maximale vers 25 ans, puis diminue avec l'âge ; mais il ne mesure que des aspects particuliers de l'intelligence. Il en est de même avec les tests psychométriques, qui ne mesurent que certaines des capacités cognitives. Selon le test utilisé, on trouve des résultats différents : le vocabulaire d'une personne de 45 ans est triple de celui de 20 ans, et le nombre d'informations contenues dans le cerveau d'une personne de 60 ans est quadruple de celui d'une personne de 20 ans, mais inversement, la mémoire des faits récents diminue. Un universitaire à la veille de la retraite est aussi créatif que ses collègues plus jeunes, voire davantage, car il a ajouté à ses connaissances une expérience humaine. Cependant, il serait incapable de réussir aux concours qui ont marqué le début de sa carrière car il ne peut plus, en un temps limité, ingurgiter la masse de connaissances exigée d'un étudiant. À la question « Comment évolue l'intelligence avec l'âge ? », il n'existe pas de réponse simple.

Chez les scientifiques, la période de créativité maximale varie selon la discipline : elle s'observe très jeune chez les mathématiciens (entre 20 et 30 ans), vers la cinquantaine chez les biologistes et les médecins. Chez moi, la période la plus féconde de mon activité a commencé à 46 ans puis a décru à partir de 62 ans, mais certains de mes travaux les plus originaux ont été faits après 70 ans. Pourquoi ces différences ? Dans tous les cas, la créativité est liée à la remise en question des notions admises jusque-là. Mais le biologiste fonde sa réflexion sur des données expérimentales complexes. Il n'enrichit un domaine que s'il le domine sur le plan expérimental. Il est tributaire des techniques. Il ne suffit plus d'avoir une idée originale : il faut être capable de démontrer expérimentalement sa validité, ce qui demande de longues années de mûrissement.

Anatomie fonctionnelle du cerveau

Ce domaine des neurosciences progresse à vive allure grâce aux méthodes modernes d'exploration fonctionnelle du cerveau (imagerie médicale, magnéto-encéphalographie, etc.) qui permettent d'analyser les variations de la circulation cérébrale, de la consommation d'énergie, de l'activité électrique des différentes régions du cerveau au cours d'un acte intellectuel (parler, compter, résoudre un problème, etc.). Il en résulte une vision dynamique du cerveau qui complète la vision anatomique classique qui était statique.

Le constituant élémentaire du système nerveux central est une cellule : le neurone. Il y en a, dans le cerveau, une centaine de milliards. Chaque neurone est lié à d'autres neurones. En effet, le corps du neurone est prolongé par de fins filaments qui se ramifient et qui peuvent être très longs, les neurites. En face de l'extrémité d'un neurite, on trouve l'extrémité d'un autre neurite appartenant à un autre neurone. Par l'intermédiaire de ces neurites, chaque neurone est ainsi lié à entre 1 000 et 10 000 autres neurones. Ainsi se constituent des réseaux de communication entre neurones dont le nombre est astronomique et le long desquels l'information circule rapidement. À l'endroit dans le circuit où l'extrémité d'un neurite appartenant à un neurone se trouve en face de l'extrémité d'un neurite appartenant à un autre neurone existe un intervalle, appelé synapse, qui a une largeur de quelques centièmes de micromètres. L'impulsion nerveuse électrique chemine à l'intérieur des neurones à la vitesse d'un bolide (plusieurs centaines de km/h) mais s'arrête à la synapse. Pour traverser celle-ci, il faut l'intervention d'un neurotransmetteur[1]. Les impulsions électriques arrivées à l'extrémité de la neurite provoquent l'accumulation de molécules du neurotransmetteur dans des microvésicules au niveau de la synapse. Quand ces molécules se sont accumulées, les vésicules libèrent les molécules du neurotransmetteur qui vont se fixer sur la dendrite opposée au niveau de récepteurs spécifiques. Quand un nombre suffisant de récepteurs ont été ainsi saturés, une

1. Il existe deux types de neurites : l'axone et ses prolongements qui émettent les signaux, et les dendrites qui les reçoivent. Il y a plusieurs neurotransmetteurs, tels que l'acétylcholine, la dopamine, les catécholamines, etc. Chacun est spécifique d'un type de réseau. Au niveau de la synapse, l'information passe dans un sens déterminé, toujours le même. Il existe différents types de neurotransmetteurs, correspondant aux différents types de circuits le long desquels cheminent les divers types de communication.

Les troubles des neurotransmetteurs interviennent dans diverses maladies : la dopamine joue un rôle dans la maladie de Parkinson et l'acétylcholine dans la maladie d'Alzheimer. Il existe, de plus, des neuromodulateurs, notamment certaines hormones glucocorticoïdes, qui influencent ces transmissions. La recherche sur les neurotransmetteurs est l'un des domaines de pointe des neurosciences.

impulsion électrique naît, le signal est passé au neurone voisin.

Les synapses ont donc une importance essentielle dans le fonctionnement du circuit. Elles ne sont pas stables, définitives. Elles représentent une potentialité, des articulations qui peuvent disparaître si le circuit n'est pas utilisé. Inversement, elles peuvent être stabilisées si elles sont fréquemment utilisées, comme par exemple au cours de l'apprentissage. Celui-ci stabilise certains circuits parmi le très grand nombre de possibilités.

L'arborisation de l'axone et des dendrites et la formation de réseaux a lieu pendant l'enfance (entre 0 et 3 ans) sous l'influence des stimulations auxquelles le jeune cerveau est soumis. Cette période a donc une importance fondamentale pour le développement intellectuel ; les réseaux ne sont pas construits sous le contrôle de programmes génétiques, mais en réponse aux stimulations reçues par les organes des sens. Ils s'adaptent, sont en compétition les uns avec les autres, et évoluent en fonction de l'activité cérébrale, des émotions, des informations enregistrées, mais aussi des morts de neurones puisque les neurones inactifs peuvent mourir. Les réseaux sont le support des associations d'idées, de la mémoire, du raisonnement. De leur richesse dépend la capacité intellectuelle. Contrairement à ce que l'on a longtemps cru, les neurones continuent à produire des prolongements jusqu'à un âge avancé (entre 50 et plus de 80 ans) en fonction de l'activité cérébrale, du besoin de nouveaux circuits. Et il faut stimuler cette capacité d'apprendre quel que soit l'âge.

À tous âges, les circuits qui n'ont pas été suffisamment sollicités dégénèrent. Certains sont mis en sommeil, d'autres sont définitivement perdus. Comme le dit Changeux, l'éducation doit favoriser cette évolution : « Apprendre c'est éliminer ». Les ramifications dendritiques sont plus riches à 75 ans qu'à 50, même si le nombre de neurones est plus faible. La situation est très différente s'il existe une démence sénile ; dans ce cas, la ramification dendritique est réduite.

Le nombre de neurones du cerveau ne diminue que très lentement avec l'âge. La diminution du poids du cerveau au cours du vieillissement a longtemps été surestimée. En effet, on comparait le poids du cerveau de sujets de 20 ans et de 75 à 90 ans sans prendre en compte la différence de date de naissance, ce qui a conduit à des erreurs car le poids moyen du cerveau a augmenté progressivement au cours du XXe siècle, en même temps que la taille. En tenant compte de l'année de naissance, la diminution du poids est faible (2 % par décennie à partir de 50 ans). Le chiffre moyen de 10 % de perte neuronale a été avancé entre 20 et 90 ans, mais cette perte est compensée, comme nous venons de le voir, par une plus grande plasticité des neurones survivants, dont il faut tirer parti.

Le cerveau n'est pas un organe statique. Il s'use, mais surtout si l'on ne s'en sert pas. Chaque seconde, pendant la veille ou le sommeil, un nombre vertigineux d'informations circule. Le cerveau, qui représente environ 2 % du poids du corps, consomme à lui seul 20 % de l'énergie totale dépensée par l'organisme.

Il y a ainsi dans le vieillissement cérébral deux phénomènes distincts. D'une part, comme pour tout tissu, celui lié à une moins bonne vascularisation (le cerveau est très gourmand en oxygène et en énergie, donc en glucose), les fonctions cellulaires s'altèrent, des cellules meurent. D'autre part, dans beaucoup de cas, la diminution de l'activité physique s'accompagne d'une moindre activité intellectuelle, or celle-ci entraîne un appauvrissement des réseaux cérébraux.

Le cerveau est un organe prodigieusement

complexe[1], que nous commençons à peine à connaître et dont l'étude est devenue le principal but de la recherche médicale. L'impact de l'âge varie

1. Le cerveau des mammifères, et en particulier de l'homme, est le fruit d'une évolution qui s'est étalée sur plusieurs centaines de millions d'années. On peut y distinguer trois structures :

- Le cerveau archaïque, ou reptilien, vieux d'environ 280 millions d'années, qui assure la sauvegarde de l'individu et sa reproduction. En prévoyant les comportements fondamentaux (instincts) et les réponses aux divers types d'agression, il constitue déjà un gigantesque progrès. Il est programmé génétiquement, sans mémoire ou émotion ; son organisation est stable sans place pour l'innovation. Il correspond au tronc cérébral et à l'hypothalamus.
- Le cerveau émotionnel, vieux d'environ 150 millions d'années, permet l'acquisition d'automatismes car à l'information génétique s'ajoute l'apprentissage grâce à une mémoire à long terme (les émotions, succès et échecs sont enregistrés). Ce cerveau permet à l'expérience d'influencer le comportement. Il est représenté par le système limbique, qui est apparu chez les premiers mammifères il y a 180 à 150 millions d'années. Il existe donc une affectivité. Une ébauche de cortex garde en mémoire les états émotionnels ainsi que les circonstances les ayant provoqués. Lorsque l'animal, ou l'hominidé, se trouve dans une situation analogue, cette structure décide du comportement en fonction du souvenir (l'expérience), la réponse n'a plus l'automatisme d'un réflexe. L'affectivité liée à ce système limbique intervient non seulement dans la défense mais aussi dans le bien-être et le mal-être, le plaisir et le déplaisir, par l'intermédiaire de mécanismes qui provoquent la satisfaction (système de récompense avec sécrétion de neuro-hormones telles les endorphines) ou l'aversion et la souffrance. Ce système transforme la sensation en sentiment. Les drogues (tabac, alcool, cannabis, etc.) agissent en exploitant le système de récompense.
- Le cerveau imaginant, vieux d'une dizaine de millions d'années, permet l'imagination, la créativité. Les lobes frontaux assurent une fonction de programmation de l'activité corticale, d'exécution et de mémoire. Ce cerveau (lobe orbito-frontal) est à l'origine de la supériorité des hominidés. Il permet de se projeter dans l'avenir, d'anticiper, d'échapper aux automatismes (même à ceux de l'apprentissage). Il établit, chez l'homme, la chronologie des souvenirs, ce qui a conduit à la prévision, puis à la compréhension du destin humain. L'association de l'affectivité et de la prévision du futur (donc l'angoisse) est une caractéristique du cerveau humain.

Ce qui distingue le cerveau de l'*homo sapiens* est une prodigieuse capacité d'apprendre. Celui-ci à la naissance n'est pas programmé, mais il est prêt à l'être et les circuits se forment sous l'influence des stimulations venues du monde extérieur.

considérablement selon les sujets et les régions du cerveau. Ainsi, certains neurones qui contrôlent la contraction musculaire fabriquent moins de neurotransmetteurs et le nombre de récepteurs diminue. Le passage entre neurones s'effectue alors moins bien. Pour d'autres types de neurones, l'effet du vieillissement est moindre.

La conséquence des morts de neurones est relativement limitée, car seule une proportion faible des capacités du cerveau humain est utilisée. Quand un circuit est interrompu, d'autres circuits sont utilisés et l'information passe. De plus, la plasticité des réseaux permet l'apparition de nouveaux circuits qui n'existaient pas. Le cerveau garde, même à un âge avancé, sa capacité d'apprendre, c'est-à-dire de créer de nouveaux circuits. Ainsi, avec l'âge, le cerveau semble être plus lent mais il fonctionne, et d'autant mieux qu'on le fait fonctionner. Le cerveau, comme le muscle, se dégrade si on ne lui fait pas faire de l'exercice chaque jour.

Toutes les régions du cerveau ne sont pas également vulnérables et certaines vieillissent plus vite. Une des raisons pour lesquelles en vieillissant on coordonne moins bien ses mouvements, on perd l'équilibre, est que le cervelet, qui régit les fonctions de nombreux nerfs moteurs, perd de nombreuses cellules (environ 25 % à 60 ans). Inversement, les pertes sont très faibles dans les régions du cerveau les plus nobles, celles concernées par la capacité de penser, de raisonner. De plus, l'intensité de la mort cellulaire varie d'un sujet à l'autre tant dans sa grandeur que dans ses conséquences sur la capacité intellectuelle. Les données anatomiques concordent avec l'expérience : on peut vieillir en conservant l'essentiel de ses facultés intellectuelles. Cependant avec l'âge, deux phénomènes menacent le cerveau. D'abord les troubles de la vascularisation : l'autopsie des personnes très âgées (de 95 à 105 ans) montre la fréquence des occlusions d'artères cérébrales (infarctus de petite taille ou lacunes cérébrales) qui étaient passées cliniquement inaperçues. D'autre part, la dégénérescence : il existe dans les cerveaux âgés des lésions caractéristiques, notamment des plaques séniles avec substance amyloïde, analogues à celles observées dans la maladie d'Alzheimer mais dont la répartition dans le cerveau est différente. On observe aussi une dégénérescence neurofibrillaire des neurones (présence de neurofilaments anormaux qui correspondent à une altération du cytosquelette des neurones). Ces lésions sont rares entre 55 et 70 ans, mais leur fréquence augmente ensuite et elles apparaissent chez presque tous les individus.

Comme ces deux types de lésions s'observent dans la maladie d'Alzheimer et dans le cerveau de sujets non atteints mais très âgés, on s'est interrogé sur les relations entre le vieillissement normal, physiologique, du cerveau et la maladie d'Alzheimer. L'idée que la démence puisse être une simple exagération de la sénescence physiologique a été évoquée mais aujourd'hui, on considère que la maladie d'Alzheimer est une complication fréquente mais non majoritaire du vieillissement cérébral.

L'âge a un impact évident sur plusieurs activités du système nerveux parmi lesquelles le sommeil, la mémoire et la capacité d'attention. Nous commencerons par elles.

Le sommeil

Un sommeil suffisant et équilibré est un élément essentiel du bon équilibre physiologique. Or, la qualité du sommeil est fréquemment altérée chez les personnes âgées. On ne sait pas pourquoi l'on dort, ni quelle est la fonction du sommeil, cependant l'on sait que celui-ci est indispensable mais que son besoin diminue avec l'âge. Un nourrisson dort 20 heures par jour, à 1 an un bébé dort 13 heures, à 10 ans 9 heures, à 40 ans 7 heures et en moyenne environ 6 heures après 65 ans.

Pendant presque toute ma vie, j'ai, chaque soir au moment de m'endormir, éteint la lumière avec une sorte de volupté gourmande. Je tirais un vif plaisir de ces derniers instants de lucidité où l'on se remémore les activités de la journée, ainsi que l'emploi du temps du lendemain, en sélectionnant les perspectives les plus agréables. Puis, en quelques minutes, je m'endormais. Depuis quelques années, le plaisir est moindre. Le sommeil est plus lent à venir, je me souviens davantage de mes préoccupations, j'anticipe moins mes plaisirs et je ne trouve de secours que dans le souvenir d'événements anciens que je fais remonter du fond de ma mémoire pour m'aider à m'endormir. Je sais aussi que je vais bientôt me réveiller, au moins deux ou trois fois pendant la nuit, et qu'à ces occasions je vais être envahi par tous les soucis qui prendront avec la nuit des dimensions accrues.

J'attends alors avec impatience la fin de la nuit, alors qu'autrefois je retardais autant que possible le moment du lever. Mais, dans les périodes où je travaille beaucoup, je retrouve mon sommeil.

Le sommeil est structuré en cycles (4 à 6) d'une durée moyenne de 90 minutes et il comprend deux états très différents : le sommeil lent et le sommeil paradoxal. Le sommeil lent est caractérisé par un ralentissement global du cerveau ; il semble être le sommeil réparateur de la fatigue physique et permet la récupération des tissus, la sécrétion de certaines hormones (dont l'hormone de croissance) et la défense immunitaire. Chez les personnes âgées, l'amplitude des ondes électriques sur l'électro-encéphalogramme est légèrement diminuée pendant cette phase du sommeil.

Le sommeil paradoxal est agité avec mouvement des yeux, c'est celui pendant lequel on rêve et qui est réparateur de la fatigue psychique et du stress. Il intervient dans le classement et le stockage des informations reçues chaque jour, la mémoire, notamment celle des connaissances acquises dans l'apprentissage. Quand on dit que la nuit porte conseil et permet d'analyser avec plus de hauteur les problèmes, c'est sans doute au sommeil paradoxal qu'on se réfère. Les somnifères réduisent la durée du sommeil paradoxal. On a dit que la durée du sommeil paradoxal diminuait aussi chez les personnes âgées, mais ce fait n'a pas été retrouvé dans d'autres études et il ne s'observe donc pas chez tous les individus.

L'insomnie touche environ 20 % des Français et augmente légèrement avec l'âge. Pour la moitié de ceux-ci, elle est sévère et cette proportion croît avec l'âge. Chez les personnes âgées, le sommeil perd sa continuité, son efficacité, sa capacité de récupération. Cependant, sa durée totale reste, en moyenne, normale. Des réveils nombreux, dont certains peuvent être longs, en fragmentent le cours et il est moins profond. Cette difficulté à rester endormi débute pendant l'âge adulte mais s'accroît avec l'âge (à 65 ans, on peut rester éveillé pendant environ un cinquième de la nuit). On en a recherché les causes. Ces interruptions du sommeil semblent, généralement, liées à des phénomènes non spécifiques (toux, affection cardiovasculaire ou respiratoire, anxiété, tendances dépressives, moindre activité physique). On incrimine aussi les besoins nocturnes d'uriner qui obligent plus de la moitié des hommes de plus de 65 ans à se lever la nuit. Cependant, bien que la capacité de la vessie soit moindre chez les personnes âgées et qu'elle se vide moins bien en raison du manque de souplesse de la paroi, ces besoins nocturnes paraissent plutôt la conséquence de réveils plus fréquents pendant lesquels on prend conscience de ces envies. Quand les sujets dorment mieux (par exemple grâce à une meilleure literie), ils se lèvent moins souvent.

On observe aussi chez les personnes âgées une petite altération du rythme nycthéméral. Quand celui-ci a été perturbé (par exemple après un voyage avec décalage des fuseaux horaires), il faut plus longtemps pour retrouver un rythme normal. Après un décalage de 6 heures, il faut 9 jours pour récupérer à un sujet de 70 ans, ce qui est nettement plus qu'à 50 ans.

Le moins bon sommeil nocturne entraîne des somnolences diurnes avec un retentissement sur la capacité de concentration et d'attention. Outre le manque de sommeil, la somnolence diurne de la sénescence est aussi le résultat de facteurs psychologiques et mentaux : baisse de l'intérêt et de la capacité cognitive, dépression. Ce symptôme ne doit pas être négligé et invite à un bilan. Une courte sieste (moins d'une heure) peut être recommandée après le repas de midi.

Étant donné la variabilité des situations, la seule recommandation générale est celle de la régularité des heures du coucher et surtout du lever, puisque ce dernier est le point d'ancrage le plus stable. Il faut éviter, dans la mesure du possible, les somnifères. Si ceux-ci sont indispensables, il ne faut les utiliser que pendant de courtes périodes (moins de trois semaines et de façon discontinue). Les bénéfices réels des somnifères sont de courte durée, car ils ont des effets nocifs. Un mauvais sommeil est souvent l'indice d'une mauvaise organisation de l'existence, d'une anxiété, d'un sentiment d'isolement social, d'un manque d'activité, d'une mauvaise hygiène de vie (repas du soir trop abondants, trop alcoolisés). Des activités au cours de la journée, une ambiance sécurisante, une alimentation moins lourde, moins d'alcool, peuvent rétablir un meilleur sommeil.

Un problème distinct est celui de l'apnée du sommeil ; il se caractérise par un grand nombre d'arrêts respiratoires de 10 à 30 secondes et s'accompagne souvent de ronflements. Des complications graves peuvent survenir et un bilan médical s'impose. Le traitement doit comporter une réduction du poids et la suppression de l'alcool et des somnifères.

> Le sommeil chez la personne âgée est moins profond, moins reposant, plus fréquemment interrompu, mais il faut savoir résister à la tentation de lutter contre des insomnies, même sévères, par les somnifères ou les tranquillisants. Ceux-ci sont parfois, mais rarement, indispensables et dans ces cas, il ne faut les prendre que pendant de courtes durées. Toutes les études soulignent les dangers de l'usage régulier des somnifères à tout âge mais surtout chez les sujets âgés. Il faut, pour améliorer le sommeil, recourir à d'autres moyens : réorganiser sa vie, rechercher les facteurs de préoccupations, recourir à la psychothérapie car l'insomnie est souvent liée à une dépression, accroître les exercices physiques, les bains, réchauffer l'organisme, etc.

Les troubles de la mémoire

Physiologie de la mémoire

Elle est indissociable de la pensée et permet l'introduction dans la réflexion de la notion du temps, ce qui confère à l'homme sa spécificité. Elle est l'ensemble des processus qui transforment une information (ce que l'on entend, voit ou écoute) en une représentation durable, constamment disponible.

On distingue plusieurs étapes[1] :

• **Réception et tri des informations.** On ne peut pas tout retenir. Il faut sélectionner et cette étape nécessite un esprit en éveil.

• **Codage et stockage des informations** dans le cerveau. Cette étape est déterminée par les habitudes sociales ou individuelles, les motivations, les préoccupations du sujet : ainsi, un fumeur se rappelle très bien des informations minimisant les risques du tabac et inversement, un non-fumeur mémorise sélectivement les risques du tabagisme passif pour les non-fumeurs. Le stockage est de brève durée, sauf si l'information est consolidée par une répétition ou par des révisions mentales ; c'est sur ce mécanisme que sont fondés l'instruction et l'apprentissage. L'information est disponible en permanence dans la mémoire organisée, mais elle peut être temporairement inaccessible, par exemple à la suite d'une émotion, d'une interférence.

• **Accès à l'information.** La capacité de retrouver les informations stockées varie largement. L'accès à un souvenir est fonction du contexte dans lequel cette recherche est faite. Un exemple classique est la remontée des souvenirs quand on se trouve dans un lieu proche de celui pendant lequel s'est effectuée la mise en mémoire ; ainsi, on se remémore plus facilement ses souvenirs d'enfance quand on se retrouve dans la maison où celle-ci s'est passée. Une illustration de ce processus est la fameuse « madeleine » de Proust : le goût de la madeleine trempée dans du thé, qu'on lui offrait enfant, fait remonter des images liées à son enfance.

---

1. Voir J. Ankri, *La Maladie d'Alzheimer*, Hermann, coll. « Ouverture médicale », Paris, 2000 ; F. Boller, P. Marcie, L. Traykoo, « La neuropsychologie du vieillissement normal », *in* M. Batez et M. Albert, *Neuropsychologie clinique et neurologie du comportement*, Masson, 1996 ; F. Escourolle, J. J. Hauw, C. Duychaerts, *Neuropathologie du vieillissement cérébral*, Gérontologie et Société, 2001, 97, 19-30.

On distingue, comme pour un ordinateur, deux types de mémoire : à court et long terme.

• **La mémoire à court terme** est la mémoire de travail. Sa capacité est limitée. Elle analyse les informations provenant des aires sensorielles (visuelles, auditives) et permet d'examiner pendant un temps bref (quelques minutes) les données enregistrées. Ce n'est pas un simple système de stockage passif car elle manipule l'information pour des tâches comme la compréhension, le raisonnement, l'action, grâce à la disponibilité de ces informations. Elle est sensible aux modifications du fonctionnement cérébral ; ainsi, une émotion peut détruire ou au contraire renforcer ces informations.

• **La mémoire secondaire** permet la conservation durable des informations reçues grâce à un système de codage puis de stockage. Celui-ci s'effectue sur des structures cérébrales spécifiques. Mais le passage de la mémoire à court terme à la mémoire à long terme n'est pas nécessairement linéaire : les données suggèrent plutôt un fonctionnement en parallèle de ces deux mémoires. La mémoire à long terme est consolidée par la répétition des informations ou par la charge émotionnelle. Voltaire disait : « Ce qui touche le cœur se grave dans la mémoire. » Les souvenirs ayant été évoqués fréquemment ou ayant suscité des émotions intenses constituent la mémoire consolidée ou mémoire tertiaire.

On oppose la mémoire déclarative, qui emmagasine les faits ou événements pouvant s'exprimer par le langage, et la mémoire procédurale qui permet d'acquérir un savoir, une coordination des gestes (nager, faire du vélo), et persiste inchangée jusqu'aux âges avancés (un violoniste saura toujours jouer du violon et peut rester un virtuose jusqu'à un très grand âge, dans la mesure où ses muscles et ses articulations le lui permettent). Ces deux types de mémoire reposent sur des systèmes neuro-anatomiques différents.

On admet généralement que la mémoire est constituée d'un ensemble structuré de plusieurs systèmes, ayant des localisations en partie distinctes dans le cerveau. Elle ne se localise pas en un site unique du cerveau mais implique de nombreuses structures. D'abord l'hippocampe, petite structure située à la partie interne et antérieure de chaque lobe temporal, où arrivent toutes les informations provenant des perceptions sensorielles. Sa lésion est responsable de certains troubles de la mémoire, notamment les amnésies post-traumatiques. Son intégrité est nécessaire au fonctionnement de la mémorisation à long terme.

Nous avons vu que la mémorisation d'un événement dépend de la charge affective qui lui est associée : le noyau amygdalien, proche de l'hippocampe, intervient dans ce processus.

De l'hippocampe partent des voies vers les différentes régions du cerveau, en particulier les régions préfrontales qui sont capables de mémoriser les sensations pendant que le cerveau, grâce aux connexions avec l'hippocampe, cherche dans la mémoire à long terme ce qui permet leur identification, donc la mise en œuvre d'une réponse appropriée (par exemple au volant, voir devenir rouges les feux arrière de la voiture qui vous précède fait comprendre qu'elle freine : selon la distance, la vitesse, il faut trouver la meilleure réponse grâce à l'expérience). La partie moyenne du lobe temporal fait la synthèse des informations venues des différentes aires cérébrales, donc elle permet de restituer le souvenir dans son intégralité. Certaines informations sont utilisées immédiatement, d'autres sont éliminées, d'autres, enfin, sont stockées dans la mémoire à long terme et renvoyées vers les aires spécialisées du cerveau.

Le niveau d'attention joue un rôle fondamental dans la mémorisation, il est fonction de l'activité d'autres structures situées entre le lobe pariétal et le rôle occipital. Ainsi toutes les régions du cerveau participent à la mémoire.

Les troubles de la mémoire avec l'âge

Certains troubles de la mémoire sont quasi constants avec l'âge et apparaissent relativement tôt : difficulté à retrouver les noms propres, même d'amis proches, les titres de films ou de livres, distractions (par exemple impossibilité de se rappeler où l'on a rangé des objets familiers, ses lunettes, ses clés), oublis (rendez-vous manqués). Ils sont gênants et parfois angoissants car ils peuvent faire craindre une évolution vers une maladie d'Alzheimer. Ils conduisent à tout noter sur des calepins, des cartons, que souvent on ne consulte pas, mais dont l'existence rassure.

Les troubles de la mémoire peuvent être liés à l'atteinte des processus de codage, de stockage et de rappel. Ils sont explorés à l'aide de nombreux tests grâce auxquels on étudie les capacités de mémorisation et qui recherchent si les informations ont été correctement codées ainsi que le fonctionnement du rappel. La mémoire à court terme diminue à partir de 30 ans : par exemple, après avoir lu aux sujets testés une liste de 24 mots, on demande le nombre de mots dont le sujet se souvient après un temps déterminé : celui-ci passe de 14 à 20 ans à 11 à 40 ans, 9 à 60 ans et 7 à 70 ans. On connaît mal l'impact de cette baisse de la mémoire à court terme sur les capacités intellectuelles. Même dans les métiers où la mémoire joue un rôle crucial, par exemple les acteurs, est-on moins performant à 50 ans qu'à 20 ? Vraisemblablement pas.

Une baisse de la mémoire à long terme serait plus grave. Or, il semble qu'avec l'âge, les informations stockées ne disparaissent pas, mais qu'il devient plus long et plus difficile de les retrouver quand on en a besoin : la mémoire change de rythme et a besoin de plus de temps à 60 ans qu'à 25 ans, mais il n'y a pas détérioration car ce délai n'a pas d'impact sur la qualité du résultat. Les différents groupes d'âge retiennent une quantité comparable d'informations. La mémoire des mots et des concepts est conservée avec l'âge, ainsi que les règles de la manipulation.

Les troubles des divers types de mémoire ne sont pas les mêmes avec l'âge. La mémoire des faits vécus (j'ai joué au tennis hier avec Albert), dite « mémoire épisodique », semble la plus vulnérable avec l'âge. Cela paraît être lié à des troubles du codage ou de la récupération mais non à des troubles du stockage.

La mémoire dite « sémantique », c'est-à-dire celle des faits généraux (Paris est la capitale de la France), est moins fragile et peu atteinte dans le vieillissement physiologique, alors qu'elle est atteinte dans les démences, en particulier la maladie d'Alzheimer. On observe dans le vieillissement normal une difficulté du rappel (j'ai le mot sur le bout de la langue, mais il ne vient pas) ; l'organisation de la mémoire est intacte mais l'exploitation plus difficile, plus lente et moins efficace.

Par contre, ce qu'on appelle la méta-mémoire persiste, c'est-à-dire la sensation de savoir (je sais que je le sais, je connais l'auteur de ce roman mais je n'arrive pas à retrouver son nom), ce qui encourage le sujet âgé à continuer à fouiller dans sa mémoire au lieu de renoncer.

Un fait majeur ressort de toutes les études : l'influence prédominante du niveau d'éducation initiale et de l'activité intellectuelle. Une faible différence de niveau scolaire a un impact considérable : des hommes ayant obtenu le certificat d'études gardent, après 45 ans, des aptitudes égales à celles de sujets de 19 ans n'étant pas allés jusqu'à ce premier examen. Les écarts sont bien plus grands encore si l'on étudie des personnes ayant reçu un enseignement universitaire. De plus, la poursuite d'une activité intellectuelle permet de maintenir le niveau des aptitudes. De façon générale, les sujets en bonne santé, d'un bon niveau culturel, actifs, bien intégrés dans la société, ont une plus grande probabilité d'échapper à des atteintes sérieuses de la mémoire.

Pourquoi, alors que les études ne révèlent ni un trouble majeur de la mémoire, ni un déclin intellectuel marqué avec l'âge, les personnes âgées se plaignent-elles si souvent d'une perte de la mémoire des noms propres, de l'emplacement des objets, des numéros de téléphone, de l'oubli de faits récents ? En effet, 50 % à 80 % des personnes de plus de 60 ans font état d'une diminution de leur mémoire et incriminent à son origine leur départ en retraite, des conflits familiaux, etc., toutes explications qui paraissent douteuses. Plusieurs hypothèses ont été avancées : d'abord l'anxiété qui majore les troubles, ensuite la diminution de l'estime de soi, qui conduit à accorder de l'importance à des trous de mémoire qui auraient, précédemment, été négligés. Enfin, le repliement sur soi, le rétrécissement du cercle social, la perte d'intérêt pour les faits qui ne les touchent pas personnellement, déclenchent un cercle vicieux d'appauvrissement psychologique avec une diminution régulière des activités mentales. L'absence de projets accroît la désadaptation vis-à-vis des situations présentes. Au maximum ces troubles causent un rabâchage des faits de la jeunesse qui devient une véritable infirmité.

Toutes ces explications, sans nier l'existence d'une baisse de la mémoire avec l'âge, attribuent donc l'essentiel des troubles non à l'âge mais au changement du mode de vie, au contexte psychosocial.

Cela suffit-il à expliquer ces troubles ? Je ne le pense pas. Il me semble que, tout en gardant (du moins, je le crois) ma capacité de raisonnement, j'éprouve deux difficultés : je mets plus longtemps qu'il y a dix ans à rassembler mes souvenirs, à retrouver le fil de mes idées quand j'ai été interrompu dans mon travail (par un coup de téléphone...). Ceci doit être rapproché des études rapportées ci-dessus qui montrent un ralentissement du mécanisme de rappel des faits mémorisés. Mais ceci ne me semble pas l'essentiel. Intuitivement, on a l'impression qu'il s'y ajoute des troubles de l'attention.

LES TROUBLES DE L'ATTENTION

L'attention est la capacité de se concentrer sur un sujet donné en lui donnant priorité sur les autres activités cérébrales : par exemple, le bon conducteur est celui qui dirige la voiture sans se laisser distraire par les conversations des passagers ; l'attention permet de résoudre un problème malgré les bruits, la musique. Il existe une interaction entre la capacité de mémoriser, la qualité de la réflexion et le niveau d'attention. Le talent et même le génie sont fonction de la capacité de se concentrer suffisamment longtemps sur une tâche sans laisser son esprit vagabonder. Les biographies de Newton le décrivent comme hagard, absent du monde pendant plusieurs mois au moment où il élabore sa théorie de l'attraction universelle. L'anecdote de la chute de la pomme comme l'« Eurêka ! » d'Archimède prenant son bain ne sont que les symboles d'une obsession créatrice qui ramène tout au problème sur lequel se concentre la pensée. Or, en prenant de l'âge, chacun éprouve une difficulté croissante à fixer longtemps son attention. Le cerveau se fatigue plus rapidement ; d'ailleurs, plus on vieillit, plus il devient difficile de travailler efficacement en fin de journée, alors qu'en début de matinée les fonctions intellectuelles semblent intactes. Est-ce dû à une plus grande fatigabilité du cerveau ou simplement à une baisse de l'intérêt que l'on porte à son travail ? Quand j'écoute un exposé sur un sujet scientifique qui me concerne, je n'ai pas l'impression que mon esprit se fatigue. Au contraire, si le thème de l'exposé m'intéresse moins, je décroche assez rapidement. Un de mes amis, qui a été un éminent mathématicien, m'a raconté qu'il ne peut plus aller au cinéma voir un film policier : il reconnaît mal les personnages et mélange les gendarmes et les voleurs. Mais s'il regarde le même film en vidéo, peut revoir certains passages en prenant son temps, il suit avec intérêt le déroulement de l'intrigue. C'est le passage trop rapide des épisodes qui le trouble. Cette baisse de l'attention a récemment fait l'objet de nombreux travaux ; elle influe sur la mémorisation et le traitement par le cerveau des informations reçues. J'ai récemment été élu Président de l'Académie de Médecine ; une des fonctions du président est de diriger les débats de l'assemblée ; or il n'est pas rare de voir une dizaine de mains se lever simultanément et il faut, dans l'ordre, donner la parole aux intervenants en les appelant par leur nom. Je redoutais cette épreuve, ayant peur de ne plus retrouver les noms de mes confrères. En pratique, cela ne m'est pas arrivé, sans doute parce que j'étais très concentré. Quand il le faut, la mémoire fonctionne très bien, mais ce qui ne demanderait que peu d'efforts à un sujet jeune en demande beaucoup quand on vieillit.

Il existe plusieurs catégories de phénomènes :

- L'attention sélective dirigée gère la capacité de sélectionner une source d'information en en ignorant d'autres (par exemple, poursuivre une conversation alors que plusieurs autres personnes parlent en même temps). Il faut, pour y parvenir, trier, parmi un ensemble de signaux, ceux qui sont pertinents. En effet, la quantité d'informations disponible dépasse la capacité de traitement. Le cerveau doit ignorer les « bruits » inutiles ; cette capacité d'ignorer diminue chez les sujets âgés en raison de l'affaiblissement des mécanismes inhibiteurs. Ce qui baisse est la capacité de gommer ce qui est inintéressant.
- Un second phénomène est la capacité à traiter

simultanément plusieurs sources d'informations (suivre simultanément plusieurs conversations, etc.). Divers tests mesurent la capacité d'effectuer simultanément plusieurs tâches mentales ; ils montrent que celle-ci est diminuée chez les sujets âgés. Personnellement, j'ai depuis une dizaine d'années du mal à converser avec quelqu'un tout en conduisant, alors qu'auparavant cela ne me posait aucun problème. Il m'est arrivé, à cause d'une conversation, de me tromper de route, de rater une bifurcation, même sur un trajet que je connaissais bien ; par contre, la radio ne me perturbe pas, parce que je l'écoute distraitement. Comment expliquer cela ? Les données suggèrent que c'est à cause d'un ralentissement de la vitesse des phénomènes psychiques.

La diminution de la capacité d'attention retentit sur l'efficacité de la mémoire quand les sujets âgés n'effectuent pas, sur les informations qu'il faut mémoriser, une analyse aussi élaborée que les jeunes. Au contraire, pour les informations codées automatiquement, l'âge n'intervient pas.

Quelles sont les conclusions pratiques ? Il faut apprendre en vieillissant à ne plus faire plusieurs choses à la fois, comme jeune on en avait pris l'habitude (écrire une lettre tout en parlant au téléphone). En ralentissant le rythme des actes, en se concentrant, on peut éviter, ou limiter, les « distractions », le sentiment d'être devenu un savant Cosinus qui perpétuellement égare ses objets familiers et se trompe de rue, ou, ce qui est plus grave, pendant quelques fractions de seconde ne retrouve plus le fil de ses idées. L'association de troubles de la mémoire à court terme et d'une baisse de l'attention (quelles qu'en soient les raisons) a pour effet de rendre moins sûr, plus difficile, l'accomplissement des actes quotidiens. Autrefois, quand je m'asseyais dans ma voiture, je décidais où je voulais aller (par exemple l'hôpital Saint-Louis), puis je ne m'occupais plus de rien, une sorte de pilotage automatique fonctionnait qui libérait mon esprit, me permettant de réfléchir à d'autres problèmes, et je m'apercevais que j'étais arrivé au moment où je franchissais le seuil de l'hôpital. De même, quand j'écrivais une lettre, je n'avais pas besoin de la relire avant de l'envoyer, aujourd'hui je dois le faire et y découvre avec horreur des fautes d'orthographe, des mots auxquels il manque des syllabes. Cependant, ces distractions disparaissent quand on effectue une tâche à laquelle on attache une grande importance. Il m'arrive, au cours d'une conversation, ou quand j'écris, de chercher mes mots mais quand je fais un cours, sous la pression de l'émotion, tout fonctionne normalement. Ce n'est donc pas un trouble organique, c'est une difficulté à faire remonter du tréfonds de sa mémoire les mots dont on a besoin. Le cerveau est moins agile, mais cela a des avantages, on se perd moins dans les détails.

Ainsi, l'âge entraîne des troubles de la mémoire, une baisse de l'attention, une plus grande fatigabilité, un ralentissement de certaines fonctions mentales, donc de ce fait une anxiété et des troubles du caractère, mais cela ne signifie nullement atteinte des capacités intellectuelles, du raisonnement, comme nous allons le voir maintenant.

Fonction exécutive

La Rochefoucauld a dit avec une certaine ironie : « Tout le monde se plaint de sa mémoire et personne de son jugement. » Qu'en est-il en réalité ? Comment évoluent avec l'âge le raisonnement, la capacité de poser et de résoudre des problèmes, d'élaborer une stratégie, de prendre une décision ?

La vie quotidienne nécessite des choix (fonction exécutive) du niveau le plus complexe (comment vais-je organiser ma vie après ma retraite ?) à celui le plus simple (que vais-je faire cet après-midi ?). Il faut élaborer un plan (il fait beau, j'irai jouer au golf), prendre des décisions (téléphoner à X ou Y pour savoir s'il veut venir avec moi) en jugeant les mérites respectifs des divers partenaires possibles. Il faut aussi que le plan soit flexible (si le ciel se couvre, s'il risque de pleuvoir, j'irai au cinéma : quel film ? avec qui, qui puisse m'accompagner au golf ou au cinéma ?).

Divers tests ont été imaginés pour explorer cette fonction exécutive. Ils montrent, chez les sujets âgés, davantage une altération de la capacité à diriger le comportement (prise de décision) et à changer de plan en fonction de la modification du contexte (manque de souplesse) qu'une détérioration de la capacité à former des concepts (qu'est-ce qui est agréable ou non, sur quels critères choisir mes compagnons ?). Le cerveau est devenu moins agile, mais la capacité de raisonner est intacte. La plasticité cognitive est toujours présente : le sujet âgé peut apprendre, enrichir son expérience.

L'imagerie fonctionnelle montre une réduction avec l'âge du débit sanguin cérébral dans les zones concernées (lobe frontal notamment) ; c'est peut-être la cause de ce ralentissement, mais pourrait aussi en être la conséquence.

La capacité d'emmagasiner des informations acquises par l'éducation et la culture varie considérablement avec l'âge mais aussi en fonction du type de connaissance ; par exemple, l'apprentissage d'une langue étrangère, très aisé entre 3 et 5 ans, devient de plus en plus difficile ensuite, mais subsiste jusqu'à 90 ans comme le montrent les études faites chez les immigrés en Israël. De façon générale, la capacité d'intégrer de nouvelles connaissances diminue régulièrement jusqu'à 30 ans pour se stabiliser ensuite. Des enquêtes ont étudié le vieillissement cognitif par des tests psychométriques. On a examiné simultanément les performances de personnes de 20, 30, 60, 80 ou 100 ans. Les performances diminuent avec l'âge ;

cependant, l'interprétation de ce fait se heurte à une difficulté majeure : l'effet génération. En effet, ces sujets ont, en fonction de leur date de naissance, reçu des éducations différentes, vécu dans des mondes dissemblables. On peut donc se demander si l'on étudie les effets de l'âge ou celui de l'éducation reçue. Cette question est d'autant plus légitime que des études effectuées en Suède montrent qu'en étudiant à dix ans d'intervalle avec les mêmes tests des sujets de même âge (70 ans ou 85 ans), on s'aperçoit que les sujets nés en 1920 ont de meilleures performances que ceux nés en 1910 et que ces derniers sont meilleurs que ceux nés en 1900. C'est donc que l'éducation qu'ont reçue ceux nés le plus récemment leur donne, à un âge avancé, des capacités intellectuelles supérieures, ce qui souligne le rôle primordial de l'éducation. Pour étudier l'effet spécifique de l'âge, on est donc conduit à effectuer des enquêtes dans lesquelles ce sont les mêmes sujets qu'on interroge à quelques années d'intervalle au cours de leur vieillissement ; malheureusement, de telles enquêtes sont beaucoup plus longues et coûteuses, donc très peu nombreuses. D'après les quelques résultats disponibles, le déclin des performances intellectuelles avec l'âge semble très lent, jusque vers 85 ans, ce qui est rassurant. L'idée d'un « gâtisme » proportionnel à l'âge tend donc à être remplacée par une augmentation en fonction de l'âge de la proportion de sujets victimes de maladies du cerveau, tandis que chez les sujets non touchés par ces maladies, les fonctions cognitives se dégradent peu. À l'Académie des sciences, nous avons des membres de tous âges entre 50 et plus de 80 ans. Je n'ai observé aucune différence de créativité, de rapidité intellectuelle, d'efficacité dans la rédaction des rapports en fonction de l'âge. Peut-être est-ce parce que tous ont conservé une vie intellectuelle active. En dehors des Académies, j'ai gardé de nombreux contacts avec des collègues partis à la retraite.

Certains sont allés s'installer à la campagne « pour y trouver la paix et la sérénité ». J'aimerais pouvoir dire que ce recul leur a donné de la hauteur de vue et développé leur curiosité. Je crains que, pour beaucoup, ce ne soit pas le cas, et que la tendance à une rigidité croissante des opinions (naturelle avec l'âge), l'absence d'effort pour comprendre des points de vue différents des leurs, soient plus marquées chez eux que chez ceux ayant continué à baigner dans les controverses. Ils ont plus de propension à s'écouter parler.

Les tests montrent une diminution, à partir de 70 ans, de ce qu'on appelle la fluence verbale (par exemple, la capacité d'énumérer rapidement des mots commençant par une lettre donnée, par exemple B, ou ayant une certaine caractéristique [noms de fleurs]). Cependant, cette diminution est relativement faible (passage par exemple de 15 mots à 20 ans à 11 à 75 ans). Inversement, la capacité de s'exprimer, d'utiliser le langage reste intact. Les opérations mentales complexes requièrent des temps plus longs. Cet allongement paraît être dû à un moins bon fonctionnement de la mémoire de travail. Le temps requis pour retrouver dans sa mémoire une information est plus long, ce qui réduit la rapidité d'exécution. Les sujets âgés réussissent moins bien que les jeunes dans les tests avec temps imposé, en raison du plus long temps de réaction, mais ils rivalisent avec eux dans les épreuves sans limite de temps. Beaucoup de sujets âgés compensent le ralentissement de certaines fonctions cérébrales grâce à leur expérience. La compétence, le savoir verbal, la capacité de raisonnement sont maintenus et rien ne s'oppose à l'idée, ancienne dans nos sociétés, d'une association entre la sagesse et la vieillesse. C'est ce que disait Proust dans la belle phrase citée en épigraphe.

Cependant, ce n'est pas vrai pour tous car chez d'autres, le cumul du vieillissement du cerveau et de l'inactivité engendre une dégradation intellectuelle et une absence d'autocritique.

Le diagnostic des troubles de la mémoire

Les troubles de la mémoire, même s'ils ne gênent pas la vie quotidienne d'une personne âgée, déterminent une angoisse profonde. En effet, on se demande s'ils ne sont pas les prémices d'affections beaucoup plus graves et en particulier d'une maladie d'Alzheimer.

En réalité, ces difficultés à retrouver un nom propre ou le titre d'un roman sont banales et bien différentes des premiers symptômes d'une démence sénile. La moitié des personnes de plus de 50 ans les éprouvent, mais elles retrouvent le nom cherché quelques minutes ou heures plus tard. Ces petits trous de mémoire sont généralement aggravés par l'anxiété (le nom fuit d'autant plus qu'on s'irrite de ne pas le trouver), alors qu'au contraire, dans la maladie d'Alzheimer, ces défaillances de la mémoire sont niées, ou ignorées, à tel point que c'est l'entourage familial, plus que le patient lui-même, qui les observe.

Dans les troubles bénins de la mémoire, sans atteinte organique cérébrale, la difficulté à retrouver une information connue ne gêne pas la vie quotidienne car elle ne concerne pas les faits importants ; elle n'a pas de conséquences sociales. On peut aider le sujet à retrouver le nom cherché en lui donnant des indices (il me semble que c'est un nom qui commence par un P). Et surtout, la fonction cognitive n'est pas atteinte : le sujet peut mémoriser de nouvelles informations, les tests psychométriques sont normaux.

Au contraire, dans les troubles organiques de la mémoire, la mise en mémoire est perturbée (difficulté de codage) ainsi que les tests psychométriques. Le comportement du sujet est modifié ; de plus, la mémoire des faits généraux est atteinte. Le sujet pose sans cesse les mêmes questions et est parfois désorienté dans le temps et l'espace. Ces difficultés de mémorisation retentissent sur sa vie quotidienne, ses activités.

Les sujets âgés peuvent être répartis en quatre groupes :

• Les sujets dont la mémoire est satisfaisante.
• Les sujets qui se plaignent de leur mémoire et chez qui les tests sont quasi normaux ; leurs plaintes doivent être pour l'essentiel rapportées à des troubles psychoaffectifs.
• Les sujets qui se plaignent et dont la mémoire (y compris celle des faits généraux) semble affectée ; c'est dans ce groupe que peuvent se trouver les maladies d'Alzheimer à une phase précoce. On peut hésiter, quand il existe des difficultés de la mémoire de travail, des déficits cognitifs mineurs, des petites altérations des tests psychométriques, une association avec une dépression. Dans ces cas, il faut faire un bilan neurophysiologique complet et surtout suivre le sujet.
• Les sujets qui ne se plaignent pas mais dont la mémoire est franchement déficiente : ce sont les sujets suspects de maladie d'Alzheimer.

En terminant ce survol schématique et incomplet des troubles mentaux liés à l'âge, il faut insister sur quelques points.

• Il est indispensable de distinguer les petits troubles fonctionnels relativement bénins de la mémoire, du sommeil et du caractère, qui peuvent être gênants mais dont le pronostic est excellent, des lésions organiques cérébrales, c'est-à-dire des démences à leur début. Cette distinction est généralement aisée, mais peut être, dans quelques cas, difficile et nécessiter un bilan complet et éventuellement un suivi de plusieurs mois.
• Il faut rassurer les sujets inquiets puisque la crainte de voir baisser leurs capacités intellectuelles entraîne une anxiété qui a un effet défavorable. Il faut donc

les distraire. Les tendances dépressives accentuent la dépréciation de soi, perturbent le sens critique, et, donc, favorisent le cercle vicieux qui conduit aux troubles intellectuels et à une altération du caractère. Ceux-ci entraînent une diminution de la maîtrise de soi, favorisent les réactions affectives violentes, les bouffées de colère. Cette évolution conduit à l'administration de produits psychotropes qui ont, comme les somnifères, des effets nocifs.

• Le vieillissement intellectuel, quel qu'en soit le mécanisme (baisse physiologique des fonctions intellectuelles, désintéressement et repliement sur soi ou apparition de troubles pathologiques), est très influencé par le niveau d'instruction et d'éducation. C'est pendant la petite enfance et l'enfance qu'on prépare l'état dans lequel sera son cerveau 60 à 80 ans plus tard. De ce point de vue, il y a donc beaucoup de similitudes entre vieillissement physique et intellectuel.

• Il est possible d'éviter ou de limiter ces détériorations des capacités intellectuelles en conservant les centres d'intérêt, en faisant fonctionner le cerveau autour de thèmes qui intéressent personnellement la personne âgée. En 1771, un médecin français, Sauvage de la Croix, écrivait : « Tous les vieillards ne perdent pas la mémoire. Ceux qui sont les plus exposés à cet accident sont ceux qui ont vécu sans inquiétudes, qui n'ont point été dévorés par les soucis ou par les études abstraites, qui ont passé leur vie dans l'oisiveté, la mollesse et les plaisirs. Les savants, au contraire, et ceux qui ont eu beaucoup d'affaires conservent plus longtemps leur mémoire et leur jugement. » Les enquêtes épidémiologiques confirment cette conception.

Il faut améliorer la vision et l'audition d'un sujet vieillissant pour lui faciliter la tâche ; il faut l'entraîner à des jeux où l'attention et la mémoire sont utiles, le maintenir dans le monde, l'inciter à conserver ou à reprendre des activités dans lesquelles le cerveau est actif (par exemple la lecture) et non passif comme la télévision.

• Les troubles du caractère sont quasi constants avec l'âge et impressionnent beaucoup la personne vieillissante. J'en donnerai deux exemples personnels. Je suis devenu beaucoup plus émotif que je ne l'étais autrefois. Les larmes me viennent facilement. Par exemple, au moment des cérémonies qui ont entouré l'inauguration de la statue de Churchill à Paris, j'étais incapable de parler tant j'avais la gorge bloquée par des sanglots qui ne demandaient qu'à éclater. Certes, Churchill avait été pour moi le héros par excellence de l'avant-guerre et de la guerre, celui qui avait arrêté et vaincu Hitler, mais je fus néanmoins bouleversé par cette sensiblerie, si contraire à mon éducation – ne jamais laisser voir ses sentiments, rester en toute circonstance maître de soi. Je ne fus qu'à demi rassuré en lisant des biographies qui révélaient que Goethe, Tolstoï, Churchill lui-même et bien d'autres avaient présenté ces mêmes tendances au pleurnichement en prenant de l'âge.

Autres symptômes de changement de caractère : l'impatience, la nervosité. Je faisais la queue pendant les vacances dans un petit bureau de poste devant une machine à timbrer automatique que l'on venait d'installer. La personne devant moi multipliait sans succès les tentatives. Brusquement, je lui proposai de l'aider et, sans plus attendre, je fis la manœuvre à sa place. Elle me regardait faire interloquée, et j'entendis une voix qui claironnait dans la queue : « C'est étonnant comme nos aînés, dont on attendrait qu'ils soient sages et calmes, sont au contraire nerveux et impatients. » J'eus envie de lui répondre que ma voiture était mal garée, mais eus la sagesse de me taire et de baisser la tête. Cette pimbêche avait hélas raison.

Cette moindre maîtrise de soi, cette irascibilité, sont-elles des manifestations de la sénilité du cerveau ? Il faut être prudent avant de répondre. Les médecins connaissent bien les changements de personnalité qui résultent d'une modification des sécrétions hormonales, par exemple l'apathie et la viscosité intellectuelle d'une hypothyroïdie qui se transforme en quelques jours en une hyperactivité fébrile si l'on administre des doses un peu trop élevées d'hormone thyroïdienne, ou encore les variations d'humeur au cours d'un cycle menstruel chez les femmes. La « féminisation » des réactions émotives pourrait être tout simplement liée à la baisse de la sécrétion d'hormone mâle. Mais je pense que l'essentiel de ces troubles du caractère est la conséquence de l'anxiété, du sentiment que la vie se rétrécit, que les jours sont comptés, d'une difficulté à se projeter dans l'avenir. Les sentiments de déchéance, et de vulnérabilité, provoquent des réflexes de défense, suscitent des sautes d'humeur et un désengagement qui diminue la taille de l'univers dans lequel se meut son esprit. La tendance au rabâchage peut s'expliquer par des troubles de la mémoire. Bref, rien ne prouve que les troubles du caractère sont la conséquence d'un affaiblissement des fonctions cérébrales ; d'ailleurs, si le sujet est mis en garde, il en limite les manifestations. En vieillissant, apprenons à maîtriser notre impatience, à être bienveillants, attentifs, attentionnés, car c'est sur cela que nous serons jugés.

On commence à peine à mesurer la prodigieuse complexité d'un cerveau humain avec sa centaine de milliards de neurones, liés entre eux par des milliards de milliards de circuits possibles. C'est dans ces réseaux que sont emmagasinées les connaissances et que résident les diverses variétés de mémoire ainsi que la capacité d'association d'idées, de raisonnement, de projection dans le futur. Ces circuits se câblent pendant la petite enfance et l'enfance, et de leur richesse dépendra l'agilité intellectuelle au moment de la vieillesse. Celle-ci entraîne une petite baisse du nombre de neurones, un ralentissement du fonctionnement global, une fatigabilité, liés, au moins en partie, à une moins bonne vascularisation, donc à un moindre apport en oxygène et en matériaux nutritifs. Pendant longtemps, chez les sujets actifs bien insérés dans la société, l'expérience, la compétence permettent le maintien d'une capacité intellectuelle intacte mais au prix d'un plus grand effort. Il est indispensable de faire des exercices intellectuels car la baisse de l'activité accélère le déclin intellectuel. Le cerveau, comme le muscle, s'use si on ne s'en sert pas.

L'anxiété, la mésestime de soi, le désœuvrement ont donc des effets défavorables.

Les démences séniles, en particulier la maladie d'Alzheimer, sont des maladies distinctes du vieillissement physiologique mais dont la fréquence augmente avec l'âge. C'est parce que, jusqu'à une date récente, on distinguait mal les deux que l'on pensait que la détérioration intellectuelle est une conséquence inévitable de l'âge alors qu'elle n'en représente qu'une complication possible.

Les démences séniles

C'est parce que l'on a longtemps confondu démences séniles et vieillesse physiologique du cerveau que l'idée s'est répandue de la dégradation inexorable de l'intellect avec l'âge. On a maintenant, grâce aux progrès médicaux, appris à les distinguer.

La maladie d'Alzheimer

C'est la plus fréquente des démences séniles (60 % à 70 % de celles-ci) et des maladies dégénératives du cerveau, c'est-à-dire qui ne sont pas dues à un toxique, une lésion vasculaire ou un agent infectieux. Elle a été décrite par le neuropathologiste allemand Alois Alzheimer, qui, en 1906, a rapporté les modifications du cerveau d'une malade qu'il avait suivie de 51 ans à 56 ans pour une perte progressive des facultés intellectuelles. On crut d'abord que c'était une maladie rare, mais comme toujours, quand une maladie est reconnue et qu'on a appris à en faire le diagnostic, on s'aperçoit qu'elle est beaucoup plus fréquente qu'on ne le pensait. Le grand public a découvert cette maladie en 1981, quand l'actrice Rita Hayworth en fut atteinte. Plus tard, en 1994, l'annonce par le président Reagan lui-même de sa maladie contribua à faire prendre conscience de la gravité et de la fréquence de cette maladie, d'autant qu'avec l'augmentation rapide du nombre de personnes âgées, le nombre de cas augmentait considérablement.

En effet, si à 60 ans il n'y a que 1 % de la population qui est atteinte (proportion qui est la même dans tous les pays), cette proportion croît rapidement avec l'âge et atteint, selon certaines études (Paquid), à 85 ans 20 % chez les hommes et 30 % chez les femmes et à 95 ans 30 % chez les hommes et plus de 50 % chez les femmes. En raison du vieillissement progressif de la population, on estime qu'il y aurait plus de 130 000 nouveaux cas par an en France et que le nombre de sujets atteints (en 2001 environ 500 000) doublera dans les décennies à venir, ce qui posera de gigantesques problèmes médicaux, sociaux et financiers. En 2002, 750 000 sujets étaient atteints de diverses formes de démence sénile et ce chiffre devrait augmenter car la durée de vie des malades est passée en dix ans de 3,5 ans à 4,5 ans. Il n'existe aucune méthode de prévention. La maladie d'Alzheimer est la cause principale de dépendance des sujets âgés et d'entrée en institution. C'est aussi une cause majeure de décès à cause de l'état grabataire.

La maladie a un retentissement majeur sur les proches, époux et enfants en particulier, en raison de son caractère éprouvant et de l'anxiété provoquée par le comportement du malade. Le retentissement sur l'aidant est autant physique (mortalité accrue de plus de 50 %) que psychologique et financier. Outre sa fréquence croissante et ses conséquences dramatiques, la maladie d'Alzheimer est un problème de santé publique de par son poids financier : le coût moyen annuel par patient, toutes sévérités confondues, était de 18 000 euros en 1993 en France, en additionnant la consommation médicale, les aides rémunérées et bénévoles (30 % du coût total) et les coûts d'hébergements en institution. En 2001, le coût global annuel atteignait 8 milliards d'euros.

La maladie atteint les hommes et les femmes de tous niveaux socioprofessionnels. Cependant, le risque est plus faible et la maladie est plus tardive chez les personnes plus instruites. Dans l'étude Paquid, la population a été divisée en deux groupes : ceux reçus au certificat d'études ou à un diplôme supérieur et ceux ne l'ayant pas obtenu (voir figure ci-contre). Chez les titulaires du certificat d'études, il y a peu de cas jusqu'à 75 ans, alors que chez ceux qui ne l'ont pas, le pourcentage croît dès 65 ans. À 85 ans, les pourcentages sont 15 % chez les diplômés et 35 % chez les non-diplômés et à 95 ans, 35 % et 55 %. Chez les personnes ayant des diplômes universitaires, les pourcentages sont encore plus faibles. On discute pour savoir si ceci est dû à une moindre fréquence de la maladie ou à ce que les ressources cognitives de ces sujets masquent longtemps le déficit intellectuel débutant. Ni l'alcool ni le tabac et les diverses intoxications et antécédents de traumatismes, parfois incriminés, ne semblent en cause. Il est possible que des facteurs génétiques influencent la fréquence de la maladie. Le suivi des cohortes a montré l'influence de l'hypertension artérielle et des lésions vasculaires.

Tout ce qui accroît la fréquence des lésions vasculaires (surpoids, hypercholestérolémie, insuffisance de consommation des fruits et légumes, régime riche en acides gras saturés, etc.) accroît le risque de maladie d'Alzheimer.

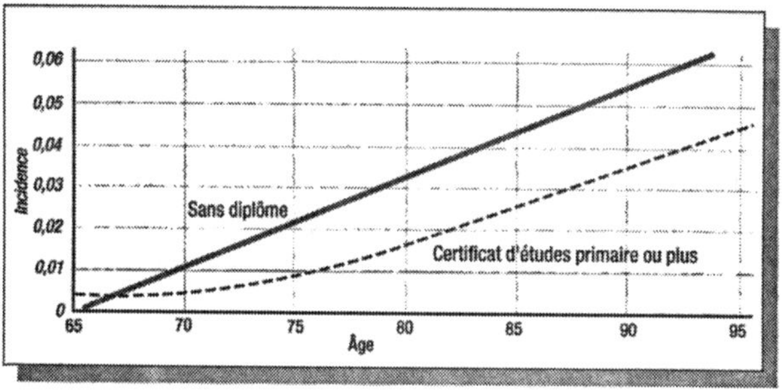

Incidence de la démence en fonction du niveau d'études.
(enquête Paquid)

La maladie commence par des troubles divers : oublis, troubles de la mémoire, difficultés à acquérir, stocker, retrouver des informations nouvelles, perturbation des relations sociales. Les tests psychométriques objectivent ces troubles. À un stade ultérieur, le sujet ne peut plus nommer un objet ; les troubles du langage peuvent être précoces (manque de mots). Le sujet ne lit plus, se désintéresse de la vie quotidienne, oublie de payer ses factures, avec un contraste saisissant entre la gravité de ces oublis et le peu d'importance qu'il y attache. Il a du mal à effectuer des gestes simples (conduite automobile, téléphone...), devient incapable d'exécuter des gestes coordonnés. Le retentissement est important d'abord sur les activités domestiques (faire les courses, gérer son budget, prendre ses médicaments, conduire sa voiture, etc.), puis sur les activités essentielles de la vie (toilette, habillage, alimentation, locomotion). Les jugements, les actes ou les décisions sont inadaptés, le sujet n'a plus d'autocritique. Les troubles caractériels sont fréquents : agressivité, troubles de l'humeur, tendance à la dépression et enfin indifférence affective. À un stade ultérieur, on observe une désorientation temporale et spatiale, un oubli des faits anciens. L'aggravation se poursuit lentement, le sujet perd toute autonomie physique et mentale, le maintien à domicile devient très difficile. La mort survient à l'occasion d'une autre maladie.

De nombreux traitements ont été proposés ou sont expérimentés ; certains paraissent avoir obtenu des stabilisations, mais aucun n'a fait la preuve de son efficacité.

Autres démences dégénératives

À côté de la maladie d'Alzheimer, qui est la plus fréquente, il existe d'autres démences dégénératives telles la maladie de Pick et les dégénérescences de la zone frontale du cerveau. Il existe alors des délires, une levée des inhibitions, une perte des convenances sociales avec impulsivité.

La maladie de Huntington est d'origine génétique. Les sujets, qui savent généralement qu'ils appartiennent à une famille à risque, guettent avec angoisse l'apparition des premiers symptômes et suivent l'évolution de la maladie. On sait, hélas, par des examens génétiques identifier les sujets qui seront atteints, ce qui pose d'angoissants problèmes éthiques car il n'existe pas de prévention.

Dans la maladie de Parkinson, les troubles psychiques (ralentissement intellectuel mais conservation de la mémoire) sont au second plan car l'affection est dominée par une contracture musculaire généralisée, un tremblement surtout important au repos, des troubles moteurs et de l'équilibre qui en font une maladie très invalidante. On a pu, à la télévision, suivre l'évolution de la maladie sur le pape Jean-Paul II et admirer le courage avec lequel il fait face à la maladie, en conservant ses capacités psychiques. La maladie est due à l'absence d'un neurotransmetteur, la dopamine, et à la prédominance du système antagoniste cholinergique. On traite la maladie en administrant des précurseurs de la dopamine, l'association d'anticholinergiques et d'agents favorisant l'action de la dopamine. De plus, on a effectué des greffes de cellules fœtales dans la région du cerveau où existe le trouble (le *locus niger*). Même si le nombre de sujets qui en bénéficient est limité, le succès de ces traitements ouvre des perspectives intéressantes. Il en est de même pour les interventions neurochirurgicales (stimulation électrique du cerveau) que l'on commence à pratiquer. L'incidence de cette maladie augmente fortement avec l'âge (1 pour 100 000 avant 50 ans, 80 cas pour 100 000 au-delà de 80 ans). Il y a, en France, 10 000 nouveaux cas par an ; 150 000 cas au total sont régulièrement suivis, avec des résultats souvent encourageants.

• **Les démences vasculaires.** L'altération de l'irrigation de certaines régions du cerveau, temporaire ou chronique (diminution du débit vasculaire), entraîne des paralysies (hémiplégies) mais aussi des troubles psychiques. Ces troubles vasculaires causent 10 à 20 % des démences. Celles-ci ont des symptômes voisins de ceux des démences dégénératives quand les zones atteintes sont situées dans les régions du cerveau intervenant dans les processus cognitifs ou la mémoire, mais il existe des lésions vasculaires que l'on peut détecter. L'évolution se fait par paliers.

On peut prévenir ces lésions en dépistant et traitant le facteur de risque : l'hypertension artérielle avec athérosclérose.

LES TROUBLES PSYCHIQUES D'ORIGINE TOXIQUE

Le plus classique est la démence alcoolique associant une détérioration intellectuelle à une altération de la mémoire et des affabulations, des troubles du comportement et de la vie sociale.

L'intoxication chronique par le monoxyde de carbone provoque des troubles du comportement. Bien d'autres agents toxiques ont été incriminés (bismuth, lithium, plomb, aluminium, etc.), parfois sans preuve convaincante.

Beaucoup de médicaments, et en particulier les psychotropes (tranquillisants, somnifères, antidépresseurs, neuroleptiques), peuvent causer des troubles confusionnels évoquant une démence. Compte tenu de l'emploi fréquent de ces médicaments, une telle possibilité doit être envisagée chez toute personne âgée présentant des troubles confusionnels ou de la mémoire. Les Français sont les champions du monde de la consommation de ces produits et après 50 ans chez les femmes et 60 ans chez les hommes, 15 % de la population en consomment ; cette proportion dépasse 30 % après 80 ans. Plus du quart des consommateurs associent plusieurs produits. Or, des études effectuées sur plusieurs milliers de sujets ont montré que les tranquillisants (surtout les benzodiazépines) diminuent les performances cognitives. Par exemple, une dose quotidienne de 5 mg de diazépam (Valium) multiplie par 3,5 le risque de déficience cognitive. De tels médicaments devraient n'être prescrits que sur indication précise et pendant de brèves durées. Hélas, ce n'est pas toujours le cas et l'abus de psychotropes est à l'origine de 11 % des effets médicamenteux indésirables.

Des maladies neurochirurgicales (hématomes sous-duraux, tumeurs cérébrales) peuvent causer des compressions du cerveau générant des troubles psychiques. Avec les méthodes modernes d'imagerie cérébrale, ces affections sont faciles à diagnostiquer et éventuellement à traiter.

Par contre, la dépression pose des problèmes considérables. Elle est fréquente chez le sujet âgé en raison de l'angoisse que suscite la perspective de la mort (voir chapitre 7). Or, il existe des pseudo-démences dépressives, notamment chez des sujets ayant des antécédents d'épisodes dépressifs. Le sujet triste, parfois désespéré, se plaint de sa mémoire, de sa dégradation intellectuelle alors que les tests neuropsychologiques ne sont que peu altérés. Il n'y a aucune désorientation dans le temps et l'espace. Dans ce cas, si la psychothérapie est insuffisante, les antidépresseurs s'imposent malgré leurs inconvénients. Ce n'est que si, après un traitement bien conduit, les troubles cognitifs persistent qu'il faut évoquer l'existence d'une démence associée, d'autant qu'il est souvent difficile de distinguer dépression et détérioration. Des troubles dépressifs sont déclarés par 8 % des personnes âgées vivant à domicile mais une étude spécifique de la prévalence des troubles dépressifs avait donné des chiffres plus élevés : chez les personnes âgées de plus de 75 ans, 20 % chez les femmes et 12 % chez les hommes. Cette sous-estimation pourrait s'expliquer par la difficulté à reconnaître les états dépressifs chez les personnes âgées à cause des modifications physiologiques du vieillissement, de l'intrication fréquente avec des maladies somatiques qui sont souvent l'expression de la dépression (maladies psychosomatiques), mais aussi d'attitudes culturelles périmées qui font croire qu'il est normal qu'une personne âgée soit triste et ralentie.

Une étude française a mis en évidence l'existence d'un effet génération, avec un taux de sujets dépressifs plus élevé dans la population des personnes nées entre 1920 et 1929, c'est-à-dire des personnes qui étaient âgées de 10 à 25 ans pendant la Seconde Guerre mondiale. Ce fait, s'il était confirmé dans d'autres pays, soulignerait le poids de l'ambiance dans laquelle s'est déroulée l'adolescence.

> Étant donné la fréquence de la maladie d'Alzheimer et des autres démences séniles qui touchent plus de 700 000 personnes en France, toutes les personnes âgées ont peur d'être atteintes et la moindre altération de la mémoire suscite l'anxiété. Il faut savoir que la difficulté à retrouver un nom, l'oubli des faits récents, les distractions, sont des phénomènes fréquents et qui ne doivent pas inquiéter.
> Par contre, les troubles de la mémoire méritent examen approfondi s'ils s'accompagnent de l'oubli des faits généraux, d'un désintérêt de la vie, d'une indifférence affective, d'une désorientation dans le temps ou l'espace, d'une incapacité à intégrer de nouvelles connaissances, de troubles de langage ou de troubles du jugement.

Conclusion

La démence sénile n'est pas seulement un problème médical, c'est un problème social et financier majeur dont le poids ira grandissant au cours du XXIe siècle. Elle domine toute la pathologie mentale des personnes âgées. Certaines démences peuvent être évitées, en particulier celles d'origine toxique par l'hygiène, ou vasculaire par le suivi de la tension artérielle. Les démences dues à des troubles dégénératifs (maladie d'Alzheimer) et d'origine vasculaire ne doivent pas être opposées. Il existe des formes mixtes et les mêmes mesures de prévention sont recommandées dans les deux cas : éviter l'hypertension artérielle ainsi que les facteurs diététiques qui favorisent les lésions vasculaires (excès de graisses saturées, hypercholestérolémie). Il faut recommander une forte consommation de fruits et légumes, une consommation de poisson de préférence à la viande, des antioxydants (vitamines C et E, β-carotène, sélénium). D'autres démences peuvent être traitées : celles liées à la dépression.

Ce n'est pas l'âge qui a la principale responsabilité dans la baisse des capacités intellectuelles et qui justifie la mise à l'écart dans les entreprises des personnes de plus de 60 ou même 55 ans, mais c'est plutôt cette exclusion qui, en restreignant le champ des intérêts, en supprimant les efforts qu'exigent le travail, la compétition, accélère le processus de détérioration. Pour ralentir celui-ci, il faut, au contraire, s'investir, continuer à apprendre, afin de maintenir la plasticité du cerveau.

De nombreuses méthodes de gymnastique du cerveau et de rééducation de la mémoire ont été proposées : activités ludiques, jeux développant l'imagination, faisant appel à la mémoire mais obligeant à réfléchir ; par exemple, demander à quelqu'un ayant lu un article intéressant de le résumer, de l'expliquer aux autres ou, mieux encore, de regrouper différentes informations pour en faire une synthèse cohérente. Inversement, suivre les directives d'un meneur de jeu qui vous prend en charge, regarder une émission à la télévision n'apporte que peu de bénéfice intellectuel.

De même, la baisse de la mémoire n'est ni inéluctable, ni irréversible. On peut cultiver sa mémoire ; il existe des techniques pour l'améliorer si elle a tendance à se dégrader : apprendre par cœur des poèmes ou, après une partie de cartes ou d'échecs, tenter de reconstituer les jeux. On peut entraîner son cerveau en faisant se succéder les exercices de vocabulaire (fluidité verbale), de logique et de travail sur la mémoire visuelle. Les résultats sont souvent spectaculaires. Les relations sociales jouent un rôle stimulant, alors que l'isolement, un faible nombre d'interlocuteurs, conduisent à un appauvrissement.

Enfin, il faut insister sur l'effet négatif de l'angoisse, du repli sur soi, de l'autodépréciation. Un sujet rassuré, confiant, est plus à même de cultiver sa mémoire, de faire travailler son cerveau.

Cependant, pour prévenir ou retarder l'apparition de ces affections psychiques, comme pour les troubles plus bénins de la mémoire, le plus efficace est un bon niveau d'éducation initiale et le maintien d'une activité intellectuelle, de responsabilités familiales et sociales. En constituant dès l'enfance une bonne réserve neuronale, on peut retarder ou éviter l'apparition de la maladie. En faisant travailler son cerveau, on ralentit ou on arrête sa dégradation. Les « loisirs » peuvent être un danger. L'homme ne doit pas hiberner. Son cerveau doit rester jusqu'au bout une machine à construire le futur.

Chapitre 5

L'avancement en âge et la société

« Ce n'est pas parce qu'on a un pied dans la tombe qu'il faut se laisser marcher sur l'autre. »

François Mauriac

Les relations entre la société et la personne vieillissante sont complexes, comme le sont les sentiments qu'elles éprouvent l'une envers l'autre.

L'attitude de la société vis-à-vis du vieillard est ambivalente. Instinctivement, celui-ci est perçu comme inutile et encombrant. S'il est puissant, ses privilèges suscitent des réactions s'apparentant à celles d'un fils envieux de son père, analysées par Freud : le fils admire le père mais veut se substituer à lui. Dans les mythes, le fils se révolte et tue le père. Dans les sociétés modernes, le meurtre est symbolique : la personne âgée est mise à la retraite et dévalorisée. Mais à ces premiers réflexes s'oppose la tendresse ressentie pour certains vieillards, en particulier parents et grands-parents. Vers la fin du XIXe siècle, deux événements ont fait évoluer l'attitude de la société. À l'artisanat qui peut se poursuivre sans limite s'est substitué le salariat qui s'interrompt quand les forces diminuent. De plus, la probabilité d'atteindre et de dépasser 60 ans a augmenté. Dès lors, chacun comprit qu'il profiterait le jour venu d'une amélioration du sort du vieillard, donc qu'il avait intérêt à la promouvoir. Bismarck, de 1883 à 1889, créa le système d'assurance sociale qui protégeait les salariés contre l'invalidité de l'âge grâce à des cotisations versées par les employeurs, les employés et l'État. La France, après d'autres pays, s'est de 1928 à 1945 engagée dans cette voie d'un soutien financier systématique, mais celui-ci est longtemps resté médiocre. En lisant le livre de Simone de Beauvoir consacré, en 1970, aux vieillards, qui est un long cri de protestation devant leur misère[1], on constate à quel point, au cours de ces trente dernières années, leur situation s'est améliorée. Le niveau de vie moyen des retraités a, en effet, maintenant rejoint celui des actifs et le taux de pauvreté des personnes âgées a été divisé par cinq depuis 1970. Ainsi la collectivité, donc nous tous, a accepté de réduire le niveau de vie des actifs pour assurer une fin de vie décente dont les actifs bénéficieront eux-mêmes quand ils seront devenus vieux. Mais, en revanche, les réactions instinctives de rejet subsistent et l'intégration des personnes âgées dans la société s'est plutôt dégradée. À l'effort financier n'a pas correspondu un effort de fraternité et de compréhension mutuelle[2]. Ceci est, dans une large mesure,

---

1. Elle écrit : « Les vieillards sont-ils des hommes ? À voir la façon dont notre société les traite, il est permis d'en douter... leur malheureux sort dénonce l'échec de notre civilisation... » (*La Vieillesse*, Gallimard, 1970).

2. « D'un côté, la médecine s'acharne à prolonger la vie des hommes mais de l'autre, on les empêche d'en jouir. Les vieux ? Ils n'ont qu'à rester chez eux, qu'à ne plus déranger, qu'ils soient contents d'être nourris et vêtus et tenus au chaud... Faisant d'eux des reclus, on leur fait sentir qu'ils sont de trop. Victimes d'un système permanent d'humiliation, ils ne peuvent que se sentir honteux de ne plus être jeunes et en fait, honteux d'être encore en vie... » (Elie Wiesel - Prix Nobel. Discours au Congrès de l'UNESCO, « Longévité et qualité de vie », mai 1998).

dû à l'image négative de la vieillesse dans notre société. Chacun de nous ne connaît comme personnes âgées que celles de son propre entourage, pour lesquelles il a généralement indulgence et même tendresse, mais qu'il ne juge pas représentatives des « vieux ». La représentation que l'on a de ceux-ci est fonction des médias, qui ont tendance à mettre en exergue soit le côté spectaculaire, soit la charge qui en résulte pour l'ensemble de la population, soit la décrépitude du corps et de l'esprit. Ces médias perpétuent ainsi, inconsciemment, les images venues des siècles précédents sans faire l'effort de les ajuster à la réalité contemporaine ou de décrire objectivement l'ensemble des individus de cette tranche d'âge. Ces représentations erronées expliquent le recul éprouvé devant la prolifération des vieillards [1].

Le regard des autres

La personne vieillissante s'inquiète de la façon dont elle est perçue par les autres. Elle souffre d'une impression d'abandon, de « déréliction » comme disent les spécialistes. Elle est traumatisée par la discordance entre l'image qu'elle a d'elle-même et celle qu'en ont les autres. Ce désaccord crée des tensions et parfois des crises d'autant que, si l'on a du mal à supporter l'image que les autres ont de vous, on est

---

1. G. Arbuz, dans son livre *Le Grand Âge : chance ou fatalité*, fait deux citations instructives : « La vieillesse a souvent gardé dans les esprits l'image de la déchéance et de la maladie, comme une menace au rêve et au mythe de l'éternelle jeunesse » (Vieillir, l'avancée en âge - Information sociale - Caisse nationale, Allocation familiale n° 88, Paris, 2000). « Il existe une vision stéréotypée associant à l'avancée en âge déclin physique et mental et assimilant le grand âge à la dépendance. Elle s'appuie sur celle des professionnels de la santé et de l'action sociale qui ne voient, dans leur pratique, que les personnes âgées à problèmes (Haut comité de santé publique. La Santé en France - Travaux des groupes thématiques - La Documentation française, 1994).

néanmoins influencé par elle. La façon dont on vieillit, à la fois sur le plan physique et mental, s'en ressent. Ceux qui se sentent dévalorisés par l'âge peuvent avoir honte d'eux-mêmes et sont conduits à se résigner à une petite vie au rythme ralenti. Or, quand on se coupe du monde, la décrépitude est plus précoce et plus rapide.

J'avais la petite soixantaine, j'étais au sommet de ma carrière et de mes responsabilités ; je dirigeais un hôpital de traitement du cancer où travaillaient plus de 500 médecins et chercheurs et où 15 000 malades se faisaient soigner chaque année. Un matin vers 8 h 30, allant à l'hôpital, je conduisais ma voiture en pensant à la rude journée qui m'attendait quand à un feu rouge, une voiture se rangea à côté de la mienne et baissa sa vitre ; croyant qu'on voulait me demander un renseignement, je baissais la mienne et une voix rauque, sifflante, aboya : « Alors le pépé, on se balade, on n'est pas pressé, mais il y en a d'autres qui, eux, vont travailler. Gare-toi pour les laisser passer. » Je remontai ma vitre sans répondre. À quoi bon discuter avec ce concentré de haine qui m'en voulait simplement parce que j'avais les cheveux blancs et conduisais une voiture plus grosse que la sienne ? Mais j'étais atteint. Comme ce conducteur aigri qui me jetait au visage ses frustrations, d'autres aussi devaient me considérer comme un vieux, un gêneur dont la seule existence ralentissait leur carrière ou, plus simplement encore, les agaçait. Ce cri était ainsi la révélation de mon vieillissement, or je ne m'étais pas vu vieillir ; me sentant en pleine forme, j'étais persuadé que tous me voyaient aussi vaillant que je pensais l'être. Être traité de vieux me paraissait surprenant, presque dérisoire. Et cependant, pour les autres, j'étais déjà un vieux. Un sort injuste avait mis sur mon visage le masque d'un vieillard, m'avait travesti.

J'appartiens à cette génération qui n'a pas eu à franchir le cap entre adolescence et âge adulte. En

1939, j'avais 19 ans ; en 1945, quand j'ai été démobilisé, j'en avais 25. Entre-temps, je n'avais pas eu à me dire : « Il faut que je devienne adulte ». C'était une question sans importance. J'avais l'âge de me battre et c'était cela qui comptait. C'est donc comme sexagénaire ou septuagénaire que j'ai affronté pour la première fois ce que les psychiatres appellent une crise d'identification, car après les transformations du corps et de l'esprit provoquées par l'adolescence ou la vieillesse, un réajustement devient nécessaire. Il me fallait reconstruire mon image, me familiariser avec elle, l'introduire dans mon subconscient, la rendre compatible avec la vision que les autres ont de moi. Étais-je un jeune vieux plein d'allant ou un vieux qui tente maladroitement de rester jeune ?

Une douzaine d'années plus tard, un autre incident mit fin à ce questionnement. J'étais debout dans le métro quand je m'aperçus qu'une charmante jeune femme, que je ne connaissais pas, me souriait. Tout requinqué, je me redressai, envahi de pensées aimables, alors elle me fit signe et se leva en m'offrant sa place. Aujourd'hui, dix ans plus tard, je l'accepterais avec reconnaissance, mais j'étais encore relativement vaillant ; je fis mine de refuser, ce qui sembla la décevoir, aussi je pris le siège en la remerciant, mais j'étais blessé. Pour elle, je n'étais plus qu'un homme âgé à qui la station debout était pénible.

Ainsi, pendant longtemps, malgré la succession des images que l'album de photographies vous impose, on refuse le vieillissement, on le nie parce qu'on ne se sent pas vieillir, qu'on ne veut pas vieillir. Dans *Le Temps retrouvé*, le dernier tome de *La Recherche*, Proust retrouve à une soirée des anciennes connaissances perdues de vue depuis longtemps. Il croit d'abord que ce sont des accidents qui ont modifié leur aspect, que c'est parce qu'il a neigé qu'ils ont les cheveux blancs ; il a l'impression d'assister à un bal costumé. Puis il prend conscience du temps qui a passé : « Je m'aperçus, dit le narrateur, pour la première fois, d'après les métamorphoses qui s'étaient produites dans tous ces gens, du temps qui avait passé pour eux, ce qui me bouleversa par la révélation qu'il avait aussi passé pour moi... Nous ne voyions pas notre propre aspect, nos propres âges, mais chacun, comme dans un miroir, voyait celui de l'autre. »

« Rien ne devrait être plus attendu, rien n'est plus imprévu que la vieillesse... Avant qu'elle ne fonde sur vous, la vieillesse est une chose qui ne concerne que les autres », dit Simone de Beauvoir. « À tout âge, au moins fugitivement, on pense à la mort, pour ensuite chasser le plus vite possible cette idée de son esprit. Mais on ne pense guère à sa vieillesse ; quand on est jeune, on espère inconsciemment n'être jamais vieux. On préfère s'imaginer mort que vieux. » Comme le dit Proust : « De toutes les réalités, la vieillesse est peut-être celle dont on garde le plus longtemps possible dans la vie une notion purement abstraite. »

L'image qu'on a de soi s'oppose à celle qui est imposée par les autres, par la société, comme s'opposent celles du souvenir et la réalité. Il y a quelques jours, dans une exposition de peinture, j'entends une voix qui dit : « Maurice, comment allez-vous depuis tout ce temps qu'on ne s'est vu ? » Je regarde une femme âgée qui me sourit et malgré mes efforts, je ne la reconnais pas. Elle me dit son nom et alors lentement, comme dans un fondu au cinéma, je vois sous son visage actuel en transparaître un autre, celui que j'avais connu il y a une quarantaine d'années. Peu à peu, les deux visages se superposent et en même temps remontent les souvenirs, son mari qui était un collègue et ami, mort brutalement et auquel je n'avais pensé depuis trente ans.

Vieillir est un devenir. Sur le plan biologique, c'est une évolution qui commence dès l'adolescence et ne s'achève qu'avec la mort. Mais sur le plan psychique, le processus est différent. Pendant longtemps, c'est la dénégation, le refus d'accepter : on se sent plein d'allant, on veut rester inséré dans la société, on fait un effort pour rester jeune, pour conserver sur les plans personnel, familial et social sa place, son influence. Cependant, il existe une interaction incessante entre ce qui est perçu par les autres et ce qui est éprouvé par soi, et malgré une tendance constante, et somme toute bénéfique, au refus, au déni, de la dégradation, il vient un temps où l'on doit reconnaître les faits. Malraux disait : « Toute vieillesse est un aveu. » Le bien-vieillir, c'est s'accepter, continuer à exister, à avoir un présent et un avenir, préserver ce qui fait son être, malgré un organisme qui rappelle sans cesse son déclin. C'est donc s'adapter, se retrouver, se renouveler, grâce à « une mue intérieure » (Amiel), se fixer de nouveaux objectifs, en accord avec ce que l'on est devenu, trouver sa place dans le concert des âges, maintenir les liens sociaux, en créer de nouveaux. C'est aussi résister à la tentation d'en vouloir aux jeunes simplement parce qu'ils sont jeunes et qu'on voudrait l'être aussi.

À l'opposé, la société réagit de façon brutale, par une exclusion qui a des racines très anciennes. Jusqu'à une date récente, quand un Esquimau n'était plus capable de pêcher, et donc vivait sur la pêche des autres, un jour il partait seul sur la banquise et marchait droit devant lui jusqu'à ce qu'il meure. S'il tardait à le faire, une bonne âme lui faisait remarquer qu'il n'était plus capable de subvenir à ses besoins et qu'il était temps, car dans la communauté esquimaude, une bouche inutile peut avoir des conséquences dramatiques. Nous sommes tous des Esquimaux et la façon dont on se comporte est fonction du regard des autres.

Dans la société moderne, on ne vous envoie plus marcher sur la banquise ou grimper sur un cocotier. Le rejet prend une forme plus subtile : la retraite ou la mise au placard. Les difficultés actuelles viennent de la discordance entre la réalité du corps qui reste longtemps vigoureux et la représentation sociale. Dans certaines entreprises, la réaction vis-à-vis de l'âge commence à se manifester dès 50 ans, âge auquel l'organisme a gardé toutes ses capacités mais à partir duquel, en France, la proportion d'actifs diminue considérablement. La vieillesse administrative tombe comme un couperet à 60 ans, bien avant la vieillesse physique qui débute généralement entre 70 et 80 ans. La retraite est souvent vécue comme un deuil. À la perte financière (à un moment où souvent les besoins sont grands pour aider les jeunes ménages à s'installer) s'ajoute la disparition du réseau relationnel lié au métier et surtout du métier lui-même dans lequel on s'était investi, qui était la manifestation d'une compétence, source d'estime de soi, et de contribution au fonctionnement de la société, bref d'un pouvoir dont la perte remet en cause son identité. Il faut se reconstruire sur des bases différentes de celles sur lesquelles on avait bâti sa vie à un moment où on n'en ressent pas le besoin ; le problème est évidemment très différent quand le sujet souhaite interrompre son travail.

Cesser son activité professionnelle n'est pas entrer dans une *dolce vita*, des délices paresseuses. Le loisir forcé, on le voit chez les malades, après une brève période d'euphorie, dégrade l'estime de soi, engendre l'ennui et les idées noires. Il contraint à affronter la finitude de la vie, à en prendre conscience, il fait pénétrer dans un univers où le passé prend le pas sur un avenir désormais inexorablement borné. Nombreux sont ceux qui sont alors bloqués par des inhibitions ou des réactions dépressives.

Simone de Beauvoir (dans son livre *La Vieillesse*) explique que « le vieillard qui ne fait plus rien est défini par sa proximité avec la mort. Le temps l'emporte vers une fin, la mort, qui n'est pas sa fin, aussi... il apparaît aux individus actifs comme une espèce étrangère ». On se sent moins un étranger, on vieillit moins quand on continue à se battre, qu'on a un projet pour sa vie. Il vaut mieux s'adonner à des besognes futiles qu'être désœuvré car le vide conduit à l'angoisse. À partir du moment où l'on se sent un parasite, on risque de se laisser aller et souvent, alors, on meurt très vite. Dans une société où les liens sociaux sont fondés sur le travail, retraite signifie souvent vie en retrait, exclusion et rejet. Comme le disait Canguilhem, « retraite » conserve comme un résidu de sa peu glorieuse signification militaire (alors qu'en espagnol retraite se dit *jubilación*, ce qui est moins triste).

L'image de la vieillesse

Depuis l'Antiquité, l'image de la vieillesse a toujours été ambivalente. À toutes les époques, les vieux à la fois rassurent (on peut vivre longtemps) et inquiètent (ils préfigurent la mort) ; il est donc naturel qu'ils aient une double image. Ils sont devenus étrangers, mais ils annoncent ce que l'on sera. Selon les époques et les pays, l'accent est mis sur leur laideur et leur « sénilité » (rigidité, méfiance, mélange d'indécision et d'entêtement, de velléité et d'autoritarisme) ou au contraire sur la sagesse protectrice du grand-père (image exploitée par le maréchal Pétain). La Chine accordait aux vieillards une situation privilégiée. Pour Confucius, la famille doit obéir à l'homme le plus âgé, détenteur de la sagesse et de l'expérience. Cependant, à 70 ans, le chef de famille renonce à ses charges pour se préparer à la mort.

Dans l'Ancien Testament, la longévité est la récompense de la vertu, « les cheveux blancs sont une couronne d'honneur ; c'est dans le chemin de la justice qu'on la trouve », dit la Bible. « Tu honoreras la personne du vieillard », prescrit le Lévitique. Mais certains vieillards sont antipathiques : après avoir surpris

Suzanne au bain, deux riches vieillards tentent de la séduire. S'étant heurtés à un refus, ils médisent d'elle et tentent de la faire condamner pour adultère ; leur ignominie ayant été découverte, ils sont condamnés à mort. La vieillesse aggrave le crime.

Au cours de l'Antiquité gréco-romaine, l'image de la vieillesse varie selon les auteurs et les époques. Platon insiste sur les aspects positifs des vieillards, pleins de sagesse et de vertu ; dans *La République*, il met dans la bouche de Céphale un éloge de la vieillesse : « À proportion de l'affaiblissement des autres plaisirs – ceux de la vie corporelle – d'autant s'accroissent quant aux choses de l'esprit mes besoins et mes joies. » Il ajoute : « La vieillesse fait naître en nous un sentiment immense de paix et de libération. » Au contraire, Aristote, peu après, présente les vieillards comme hésitants, timorés et avares « parce qu'ils ont vécu de nombreuses années, parce que souvent ils ont été trompés, qu'ils ont commis des erreurs et que les affaires humaines sont le plus souvent mauvaises, ils n'ont d'assurance en rien et font manifestement tout en dessous de ce qu'il faudrait... Ils supposent toujours le mal à cause de leur défiance, ils sont défiants à cause de leur expérience de la vie... Ils vivent plus par le souvenir que par l'espoir ». Bref, pour Aristote, l'expérience n'est pas facteur de progrès mais de régression. Il souligne le lien entre les qualités intellectuelles et l'intégrité physique : le déclin du corps entraîne celui de la personne tout entière. Chez les auteurs romains, l'image de la vieillesse est, en général, celle de la déchéance physique. Lucien, au IIe siècle, décrit « un vieillard décrépit, qui n'a plus que trois dents, qui vit à peine et s'appuie pour marcher sur quatre esclaves, dont le nez distille une roupie continuelle, dont les yeux sont remplis de chassie... un sépulcre animé, l'objet des risées de la jeunesse ». C'est en lisant les auteurs anciens qu'on mesure la dignité que la médecine a redonnée aux fins de vie.

On retrouve ces visions opposées de la vieillesse dans la littérature moderne. Montaigne trouve qu'« elle nous attache plus de rides en l'esprit qu'au visage » et « qu'il ne se voit point d'âmes, ou fort rares, qui en vieillissant ne sentent à l'aigre et au moisi ». Au XVIIe siècle, l'image de l'homme âgé, par exemple dans Molière, est franchement négative : on le ridiculise, souligne ses travers. Même quand on a été mondain, en prenant de l'âge on prend du recul ; Madame de Coulanges écrit à Madame de Grignan en 1701 : « J'ai aimé le monde, mais... il est certain que je préfère la vieillesse aux belles années pour la grande tranquillité dont elle me laisse jouir. » Le vieillard se prépare à la mort ; c'est la retraite religieuse.

Au XVIIIe siècle, les mentalités évoluent. La peur de l'enfer s'estompe. Le nombre de personnes âgées, surtout dans les milieux privilégiés, augmente ; l'image des grands-parents commence à s'imposer. Diderot, Restif de La Bretonne, parlent avec tendresse de leur père. Pour la première fois, la littérature laisse entendre que la vieillesse peut être amène et plaisante au milieu de parents et d'amis. Rousseau s'irrite de la façon dont on la représente : « On en fait, dans les tragédies, des tyrans, des usurpateurs ; dans les comédies, des jaloux, des usuriers, des pédants, des pères insupportables que tout le monde conspire à tromper. Voilà sous quel honorable aspect on montre la vieillesse au théâtre, voilà quel respect on inspire pour elle aux jeunes gens. » On insiste alors sur la nécessité pour les personnes âgées d'avoir une occupation, d'éviter l'ennui, ce qui indique que certains restent actifs. Montesquieu insiste sur la discordance entre l'évolution du corps et de l'esprit : « Malheureuse condition des hommes, à peine l'esprit est-il parvenu au point de maturité, le corps commence à s'affaiblir » ; déjà on appelle au secours la médecine. En 1793, le vieillard apprend aux guerriers à combattre et la fête de la vieillesse les honore : ils sont des modèles de morale et de sagesse. Au XIXe siècle, les deux visages de la vieillesse s'opposent dans la littérature. George Sand (« On a tort, écrit-elle, de croire que la vieillesse est une pente de décroissement : c'est le contraire. On monte et avec des enjambées surprenantes », *Journal intime*) et Victor Hugo [1] en font le panégyrique. Tourgueniev se plaint de ce que « le plus grave de tous les vices ? C'est d'avoir plus de 50 ans ». Et il y a, dans la vie comme dans les livres, des exemples des deux : vieillards rabougris, médisants et sectaires, ou illuminant leur entourage par leur richesse intérieure ; vieillards acceptés, honorés (Voltaire, Victor Hugo) ou rejetés en raison de leur âge et de l'aigreur de leur caractère (Chateaubriand).

Chez les barbares, la compensation pécuniaire exigée en cas du meurtre d'un homme libre permet de suivre la valeur qu'on accorde à un individu en fonction de son âge : 150 sous d'or pour un garçon de 15 à 20 ans, 300 sous d'or pour un homme de 20 à 50 ans, 200 sous d'or pour un homme de 50 à 65 ans, 100 sous d'or pour un homme de plus de 65 ans. Il serait intéressant de comparer cette évolution du prix de la vie avec la variation des indemnités pour lésion corporelle en fonction de l'âge dans les procès contemporains, ou avec l'évolution des salaires en fonction de l'âge à une époque où ceux-ci dépendaient des performances ouvrières. Louis-René Villermé constate, en 1870, que dans l'industrie textile « les salaires s'accroissent rapidement jusque vers l'âge de 30 ans, après 35 ou 40 ans, ils baissent toujours, mais dans une progression plus lente que celle de leur accroissement ». Dans l'industrie métallurgique anglaise à la même époque, les meilleurs salaires sont versés entre 25 et 45 ans puis décroissent rapidement.

---

1. *Car le jeune homme est beau mais le vieillard est grand.*
Et l'on voit de la flamme aux yeux des jeunes gens
Mais dans l'œil du vieillard, on voit de la lumière.

Par contre, chez les imprimeurs où l'expérience et la qualification sont gage d'efficacité, les meilleurs salaires sont entre 45 et 60 ans.

À la fin du XIXe siècle, le nombre de gens âgés augmente notablement, la société vieillit et on accuse ce vieillissement d'être responsable du manque de dynamisme du pays et de sa crispation sur un passé révolu (voir Introduction). Il semble en réalité que cette mentalité résulte plutôt d'un engourdissement, d'une peur du changement et d'une volonté de préserver les situations acquises, comme en témoignent la faible natalité et la généralisation dans la bourgeoisie de l'enfant unique. Quoi qu'il en soit, dans cette époque dominée par les préoccupations financières, le vieillard qui coûte cher et ne produit pas est ressenti comme un handicap. Le démographe L. A. Bertillon écrit en 1866 : « La France est [le pays] qui conserve le mieux ses vieillards, si ce n'est pas une force, c'est au moins une gloire. » Mais celle-ci n'est pas unanimement appréciée et à la fin du siècle, nombreux sont les politiciens et même les médecins qui militent pour que les dépenses de santé soient orientées vers les « jeunes » plutôt que vers les « vieux » ; d'autant qu'à l'époque, le soldat a le primat sur le citoyen. Cet état d'esprit perdure au XXe siècle (en remplaçant le soldat par le jeune travailleur) et explique les réticences actuelles. À la fin du XXe siècle, l'augmentation continue des rémunérations inscrite dans la plupart des conventions collectives a un effet pervers sur l'emploi des salariés de plus de 55 ans.

Dans les familles aussi, s'il est, pour les uns, le patriarche tutélaire, le lien entre le passé et le présent, il est pour les autres celui dont l'autorité pesante suscite une volonté d'émancipation, de libération (le meurtre du père), et l'on peut voir transparaître dans les comportements les plus affectueux cette « insidieuse jouissance de la déchéance de l'autre », ce sentiment qu'un cycle est accompli et que le sceptre du pouvoir a changé de mains. L'infantilisation fréquente dont le vieillard est l'objet (l'appellation « papy », « mamy » même par des étrangers) symbolise cette relégation ; le constat du pouvoir déchu est associé à une sympathie condescendante.

Contrairement à ce que l'on croit, la vie familiale est aujourd'hui plus riche qu'autrefois. Au XVIIIe siècle, parmi les couples qui se mariaient à 25 ans, seulement 25 % d'entre eux célébraient ensemble leur soixantième anniversaire ; aujourd'hui, dans 85 % des couples, les deux atteignent 60 ans. Mais hélas, un tiers d'entre eux auront divorcé. À l'intérieur des familles, le nombre de générations s'accroît. Dans la France du XVIIIe siècle, les trois quarts des enfants n'avaient jamais connu leurs grands-parents et à 21 ans, presque tous avaient perdu leurs parents ; la vie d'une génération succédait à la suivante. Aujourd'hui, la quasi-totalité des enfants connaissent au moins un couple de grands-parents et ne les perdent qu'au-delà de 21 ans. Les générations se chevauchent. Le nombre de générations dans une même famille est de trois, souvent de quatre. On est grand-père ou grand-mère en moyenne à 55 ans et arrière-grand-père à 77 ans (bien que l'âge moyen à la première maternité soit passé de 24,5 ans en 1975 à 28,6 ans en 1998). Une femme de 55-60 ans, jeune retraitée, est entourée par sa mère de 82-86 ans et sa fille de 28-33 ans : elle a encore un quart de siècle à vivre. Dans 70 % des cas, sa mère habite à moins de 20 km. Un quart des enfants de moins de 3 ans sont gardés quotidiennement par leur grand-mère et la moitié des enfants passent leurs vacances chez leurs grands-parents pendant leurs études secondaires. Avoir 65 ans aujourd'hui, c'est être entouré, en moyenne, par une vingtaine de collatéraux (cousins, neveux, nièces), dont beaucoup sont sexagénaires mais qui se répartissent dans toutes les classes d'âge. Dans la France de l'Ancien Régime, à 60 ans la situation était différente : aucun parent, oncle ou tante, quelques rares collatéraux de leur âge, mais généralement plus jeunes, de moins de 40 ans. La richesse familiale actuelle, malgré les tiraillements inévitables, est un atout dont il faut tirer parti. Elle reste, aujourd'hui encore, la meilleure garantie contre la solitude. L'enfant a toujours été la consolation du vieillard. Mais il faut non seulement considérer ce que l'on peut attendre de la famille, mais aussi ce qu'on peut lui apporter, qui est plus enrichissant encore.

Les « vieux » étaient jusqu'au XIXe siècle très peu nombreux, la question de leur place dans la société ne se posait guère. C'était un problème familial et non social. Enfant, j'avais été frappé par une conversation avec un vieux paysan kabyle (sans doute la cinquantaine). Il était là, assis dans la cour de la ferme avec cinq ou six jeunes enfants autour de lui :

– Ce sont les tiens ? lui demanda mon père.

– Oui, répondit-il,

– Pourquoi en veux-tu tant ?

– Comme ça je suis sûr qu'il y en aura un qui s'occupera de moi quand je ne pourrai plus travailler, comme moi je me suis occupé de mon père.

En lisant des livres consacrés à la vieillesse sous l'Ancien Régime, je me suis aperçu que cette conversation aurait pu avoir lieu en France sous Louis XV ou Louis XVI [1]. L'assurance-vieillesse y était alors la famille nombreuse, comme aujourd'hui dans les pays en développement, où la mortalité infantile est élevée. Mais il ne faut pas idéaliser ces sociétés ni les temps anciens. Les fabliaux du Moyen Âge témoignent de la cruauté avec laquelle certains enfants traitaient leur père. Il en a été de même tout au long de l'histoire.

---

1. D'Holbach écrit : « L'attention apportée aux enfants a occupé votre maturité, mais ceux-ci vous rendront, pendant vos vieux jours, les soins que vous leur avez prodigués pendant leur jeunesse fragile. »

L'image de la vieillesse et le progrès médical

Des deux images de la vieillesse, tous les sociologues sont d'accord pour considérer que l'image négative prévaut aujourd'hui ; nous y reviendrons. C'est pourquoi la chirurgie esthétique, qui réduit l'âge apparent, a des effets positifs, à condition de ne point en abuser et de ne pas s'abuser soi-même. Non seulement vouloir rester jeune, paraître jeune n'est pas critiquable en soi, mais c'est une réaction saine, l'expression d'une volonté de ne pas se laisser accabler par l'âge [1]. Pouvoir réparer une partie des outrages des ans est une des conquêtes inappréciables du monde moderne, car c'était impensable il y a un siècle. Au contraire, ce que les psychiatres appellent le gribouillisme était alors répandu : se jeter dans la vieillesse à cause de l'horreur qu'elle inspire, vouloir paraître plus vieux, plus impotent qu'on ne l'est pour punir les autres ou pour se faire plaindre. Cette attitude est fréquente dans les maisons de retraite et on l'observe même chez des personnages éminents qui se vengent ainsi d'être passés de mode. Ce fut le cas pour Chateaubriand. Le sentiment d'être délaissé, la déréliction, accélère ainsi le vieillissement physique et moral.

Les progrès de la médecine ont profondément modifié l'image du vieillard dans la société contemporaine. L'âge dégradait autrefois de façon irrémédiable. On était désarmé contre lui ; seule la personne âgée qui avait conservé toutes ses capacités restait intégrée dans la société et était admise comme un adulte d'un âge avancé, généralement d'ailleurs riche et puissant. À Rome, les sénateurs étaient âgés. Aucune mise à l'écart à cause de l'âge n'était prévue, comme aujourd'hui pour le pape ou les membres de la Chambre des Lords en Angleterre. Si, au contraire, le vieillard avait perdu

1. Vauvenargues écrit : « Quand on devient vieux, il faut se parer. »

ses capacités, il devenait un objet, une charge, n'étant ni reproducteur, ni producteur. Aucune revendication n'était concevable de la part des vieux. Il fallait d'ailleurs être un privilégié, ou avoir un organisme exceptionnellement résistant pour ne pas mourir dès qu'on prenait de l'âge. Aujourd'hui il existe, certes, des inégalités importantes devant le vieillissement en fonction du niveau social, mais c'est plus une question d'éducation que de revenus (voir chapitre 2). Elles sont le résultat, chez les adultes, du mode de vie (le tabac, l'alcool, les déséquilibres alimentaires et l'obésité, l'insuffisance d'exercice physique) qui est moins conforme aux règles d'hygiène dans les classes défavorisées et chez les oisifs. Il faut, pour mieux se porter, faire un effort, avoir envie de vivre, lutter contre l'ennui, la marginalisation. Les constatations faites dans tous les pays confirment une idée ancienne : les retraités et les vieillards qui gardent une activité vivent en meilleur état et plus longtemps que les désœuvrés. Ce n'est pas avec des médicaments qu'on réduira les écarts de longévité mais par l'éducation et une ambiance d'optimisme actif. Notons qu'au XVIIe siècle, l'écart d'espérance de vie à 60 ans entre un notable et un homme appartenant à une classe défavorisée était d'environ trois ans. Or, bien que l'espérance de vie à cet âge ait doublé depuis lors (passant de 10 à 20 ans), l'écart est resté voisin (environ quatre ans aujourd'hui). Toutes les classes sociales ont donc tiré un bénéfice du progrès et l'écart relatif a diminué de moitié.

Aspect social de la vieillesse

Depuis l'Antiquité, on a tenté de définir la vieillesse et de la délimiter. Hippocrate la faisait débuter à 56 ans et saint Augustin à 60 ans. Cette limite a généralement été retenue depuis, malgré les grandes variations de l'âge physiologique. Le dictionnaire (Richelet) au XVIIe siècle distingue la vieillesse « verde et crue » de 55 à 65 ou 70 ans, pendant laquelle les hommes peuvent « vaquer à leurs ordinaires exercices », et la vieillesse « décrépite », au-delà de 70 ans, où les hommes radotent et dorment « rentrant, comme l'on dit, en enfance ». À cette époque, les préoccupations militaires prédominent, les hommes en âge de se battre (les « *fighting men* ») sont généralement ceux de 16 à 60 ans, quelquefois de 14 à 50 ans.

Au XVIIIe siècle, 60 ans est adopté comme seuil de la vieillesse, c'est l'âge à partir duquel des secours sont versés aux indigents ; néanmoins, on reconnaît divers stades dans le vieillissement. La Convention, pendant la Révolution, décide qu'entre 60 et 65 ans, on verse la moitié de la somme maximale, les deux tiers entre 65 et 70 et la totalité ensuite. De même, l'entrée dans les hospices n'est acceptée qu'à partir de 70 ans, « moment où les forces abandonnent l'homme ». Un siècle et demi plus tard, en 1940 sous l'Occupation, les mesures de rationnement s'appliquant aux vieillards débutent à 70 ans. Il y a donc reconnaissance, à côté du seuil social de 60 ans, d'un seuil médical à 70 ans.

Au XIXe siècle, et à vrai dire jusqu'en 1914, il y a trois catégories de personnes âgées. Celles qui ont une famille ayant des moyens, même modestes. Celles-là sont prises en charge par leur famille, d'autant que les vacances n'existent pas et qu'il est facile et peu coûteux de se faire aider. Parmi les pauvres, on distingue les « bons » vieux, ceux qui sont honorablement connus, ont un logement, et qui sont secourus à domicile par les bureaux de bienfaisance et les dames d'œuvre. Des autres qui n'ont rien, ni aucune famille, on considère qu'ils ont été imprévoyants, paresseux ou ivrognes, donc qu'il est souhaitable, tout en leur donnant gîte et nourriture, de les écarter de la société en les enfermant dans les hospices avec les aliénés, les infirmes et les incurables. Dans les hospices, la discipline est sévère, on porte un uniforme et on ne peut sortir, même pour quelques heures, qu'avec une permission écrite du directeur. En 1912, il y avait encore 85 000 vieillards indigents enfermés dans les hospices, mais les conditions s'y amélioraient. Elles ne changeront vraiment qu'à partir de 1920, quand les membres des classes moyennes qui ont été ruinés par la guerre sont obligés de s'y faire héberger à titre d'hôtes payants. Les hospices sont conduits alors à reconsidérer les conditions d'hébergement. Mais dans mon enfance encore, l'hospice fait peur avec ses dortoirs où se trouvent une vingtaine de lits séparés par seulement 1 mètre et un lavabo pour cinq personnes, où aucune intimité n'est concevable.

Avant 1789, Dupont de Nemours, le physiocrate ami et collaborateur de Turgot, avait écrit (avant d'émigrer en Amérique) : « Toutes les fois qu'en secourant les pauvres malades, on peut leur épargner la fatigue du transport, le déchirement des séparations, l'effroi qu'inspire l'entrée dans une grande maison publique où ils ne connaissent personne et qu'ils ne sauraient s'empêcher de regarder comme l'antichambre de la mort, on a déjà commencé un grand acte de charité. » En 1920, la situation n'avait guerre progressé à cet égard.

La gestion socialisée de la vieillesse – et l'invention d'un statut de la personne âgée – remonte, en France, à la loi de 1905 sur l'assistance obligatoire aux personnes âgées sans ressources. Mais depuis le XVIIIe siècle, plusieurs mesures avaient été prises. Les premières pensions ont été versées aux vieux soldats en 1737 ; à partir de 1768, la Ferme générale (les impôts) institue un fonds alimenté par la Ferme et un prélèvement sur les appointements. En 1810, les ouvriers de l'Imprimerie nationale bénéficient de la même mesure, puis, sous le Second Empire, les mineurs, les marins, les cheminots, bref les professions dangereuses et pénibles. Après la création par Bismarck des assurances sociales, certains pays s'inspirèrent de ce système fondé sur des cotisations, tandis que d'autres finançaient le régime de protection des salaires par l'impôt. La France s'oriente au début du XXe siècle vers un système de type bismarckien, qui fut progressivement mis en place par une série de lois mais qui ne fut définitivement structuré que par l'ordonnance d'octobre 1945. Mais en réalité, ce n'est qu'après le rapport Laroque en 1962 que s'ouvre une période nouvelle avec un nouveau statut de la personne âgée. Il dissocie l'assistance aux infirmes et aux incurables de l'aide sociale aux personnes âgées. Celles-ci ne reçoivent plus une aumône à titre individuel parce qu'elles sont devenues incapables d'exercer une activité (ce qui est humiliant), mais elles ont droit à une aide parce qu'elles ont atteint un âge où il est légitime de ne plus travailler. Le but de cette conception est de maintenir les personnes âgées dans la société. Depuis 1962, le développement de la protection sociale a fait de l'accession à la retraite un acquis fondamental avec la généralisation de l'assurance vieillesse.

Sans remettre ce système en question, et tout en reconnaissant le progrès qu'il constitue, on ne doit pas ignorer ses inconvénients potentiels si l'on veut en faire un outil de transformation sociale. Comme l'a écrit le Comité national d'éthique (CNE) : « En revanche, indépendamment de ses conséquences économiques, la généralisation et l'uniformisation de l'abaissement de l'âge de la retraite (tel qu'il a été concédé dans les années 1980) a sur la composition de la société des conséquences qui ne peuvent être méconnues. En effet, l'institutionnalisation d'un âge pour le droit à la retraite à taux plein détermine le *seuil symbolique* d'entrée dans la "retraite", terme que l'on identifie à tort à vieillesse. En signifiant l'impossibilité d'exercer sa profession, la retraite correspond dans la mentalité collective à l'entrée dans la vieillesse et induit une définition sociale négative de cet âge de la vie. La vieillesse devient le temps du repos et non du travail, et "un vieux", celui qui ne peut plus travailler : un retraité. Le fait que l'attribution du droit à pension est subordonné à la cessation d'une activité professionnelle en accroît encore la signification, que ne suffit pas à atténuer la tolérance d'une activité salariée limitée à 25 heures par mois. Qui plus est, désormais, les "préretraites" qui abaissent l'âge de la cessation définitive d'activité professionnelle pour des personnes qui ont encore la capacité physique et intellectuelle au travail accélèrent le processus d'exclusion de la sphère de production et accentuent la modification de la définition sociale de la vieillesse. » Ce long passage du rapport d'un organisme respecté montre les difficultés sociales et psychiques suscitées par un âge rigide de départ à la retraite.

L'abaissement de l'âge du départ à la retraite et sa rigueur sont le résultat d'une pression conjuguée des différents partenaires sociaux. Patrons et syndicats l'ont prôné pour des raisons différentes mais complémentaires. Comme la plupart des conventions collectives prévoient une augmentation régulière du salaire en fonction de l'ancienneté, pour l'employeur le départ d'un « vieux » de 55 ans et son remplacement par un jeune de 25 ans réduit de presque moitié la dépense salariale. L'économie est plus importante encore si les charges sociales sont réduites chez les jeunes. Quant aux syndicats, ils vivent sur la notion théorique qu'en favorisant le départ des vieux (comme en réduisant la durée du temps de travail avec les 35 heures), on lutte contre le chômage, hypothèse en faveur de laquelle il n'y a pas de données probantes [1]. Comme l'a écrit le CNE : « Il n'y a pas de lien direct et confirmé actuellement entre l'abaissement de l'âge de la retraite et la création d'emplois. Il convient donc

1. Par exemple, exclure du travail des ingénieurs expérimentés parce qu'ils ont dépassé 60 ans peut avoir des conséquences néfastes pour l'emploi à un moment où il y a pénurie d'ingénieurs.

d'éviter des conflits inutiles entre classes d'âges. » Le CNE « ne méconnaît pas que le choix de l'abaissement de l'âge de la cessation d'activité salariée s'inscrit dans la recherche de solutions aux difficultés d'accès des jeunes à un emploi. Il s'interroge néanmoins sur le risque qu'il y a pour la société à créer ainsi artificiellement des tranches d'âges et à les opposer. L'équilibre d'une société repose sur les rapports sociaux de l'ensemble de ses membres. Déjà l'on observe au sein de notre société, de la famille, la dégradation des rapports sociaux fondamentaux. En privant une partie de ses membres actifs des rapports sociaux valorisants que procure le travail, notre société prend le risque d'induire un processus d'exclusion, une discrimination qui pourrait ne plus être en conformité avec les Droits de l'Homme ». On pourrait ajouter : avec la dignité de la personne humaine.

Or ce racisme anti-vieux, sous prétexte du chômage des jeunes, s'est développé dans un consensus social car on n'avait pas mesuré la gravité de ses conséquences. Il touche même l'administration ; ainsi le CNRS a, il y a quelques années, refusé la promotion au grade de directeur de recherche des chercheurs de 60 ans. Cette attitude et la perspective du départ à la retraite, ont entraîné le départ de chercheurs approchant la soixantaine aux États-Unis, où ils trouvent d'excellentes conditions de travail. Paradoxalement, cette mise au rancart des sexagénaires, et parfois même des quinquagénaires, qui entraîne des pertes d'efficacité et de compétence, est survenue au moment où le vieillissement était retardé ou ralenti. Alors que les études montrent que le désœuvrement accélère la sénescence, il ne faut pas favoriser un cercle vicieux : retraite → exclusion sociale → angoisse et repli sur soi → vieillissement accéléré.

L'argument en faveur d'une limite d'âge est que les travailleurs et cadres âgés ont moins de dynamisme que les jeunes et s'adaptent moins bien à de nouvelles conditions de travail. Ces conclusions sont fondées sur les travaux qui indiquent une diminution de la force musculaire et de la rapidité d'exécution avec l'âge. Ceci est exact mais varie considérablement selon les individus et les professions. De plus, les variations globales sont faibles [1] et en Suède, on estimait que jusqu'à 67 ans, ouvriers et employés fournissaient un travail satisfaisant. Il n'y a donc pas de nécessité médicale chez 80 % de la population d'arrêter le travail à 60 ou 65 ans, à condition de mettre en place une surveillance médicale et d'offrir le passage à temps partiel, d'autant que comme l'ont montré divers travaux (Nuffield Foundation), les déficiences de la vieillesse peuvent être surmontées et compensées par l'expérience, la prudence et la patience, le goût du travail bien fait. L'allégation selon laquelle les travailleurs de plus de 60 ans sont inaptes à la formation et aux nouvelles techniques a été montrée inexacte par de multiples études. Si l'on fait des efforts suffisants et si l'on sait les motiver, les travailleurs vieillissants sont capables d'apprendre et de s'adapter. La soi-disant incapacité d'apprendre des personnes âgées est le résultat de l'angoisse, qui est elle-même le fruit de l'attitude de la société et de l'autodépréciation.

Les handicaps liés à l'âge peuvent être, pour plus des quatre cinquièmes des travailleurs et l'immense majorité des employés, vaincus par un effort de concentration et d'application, mais il faut pour cela qu'ils s'intéressent à leur travail et aient confiance en eux. La peur de ne plus faire aussi bien et aussi vite que les jeunes peut être paralysante. Il faut les aider

1. Par exemple, une étude norvégienne sur 5 000 salariés (citée par Simone de Beauvoir) estime qu'entre 60 et 64 ans 82,6 % étaient capables de travail complet, 7,3 % de travaux légers, 2,3 % de travail partiel et que 7,7 % auraient dû être à la retraite. Entre 65 et 69 ans, ces taux étaient 81,5 %, 7,7 %, 2,5 %, 8,7 % et après 70 ans 80,7 %, 4,1 %, 2,8 %, 12,4 %.

et les rassurer, ce qui nécessite un effort des employeurs. Ces travaux et l'exemple des pays scandinaves montrent que l'inactivité imposée aux gens âgés n'est pas nécessitée par le vieillissement mais plutôt la conséquence d'une option sociale.

L'importance des facteurs psychologiques, de l'attitude de la société vis-à-vis du travail (axe de l'existence, ou gêne qu'il faut accepter pendant une période aussi courte que possible avant d'organiser sa vie autour des loisirs), explique les variations de la proportion de personnes travaillant dans les différentes tranches d'âge d'un pays à l'autre à la fin du XXe siècle.

On ne vieillit pas plus tôt ou plus vite en France que dans les autres pays industrialisés, or on y part plus tôt à la retraite. En 1971, dans tous les pays industrialisés, environ 70 % des personnes entre 60 et 64 ans avaient une activité professionnelle. En France, en 1985, il n'y en avait plus que 29 % et, aujourd'hui, que 16 %. C'est le pourcentage le plus faible des pays industrialisés. La situation de la France, par rapport aux autres pays industrialisés, est particulièrement critique car on y entre dans la vie active tard (vers 25 ans) et on en sort le plus tôt (57,5 ans). Il n'y a qu'un tiers d'actifs entre 55 et 64 ans, contre plus de la moitié en Suède (68 %) et en Grande-Bretagne (53 %), par exemple. Dans d'autres pays, comme la Suède, la Grande-Bretagne, les États-Unis, la moitié des hommes sont en activité entre 60 et 64 ans (tableau ci-contre). La chute de l'activité professionnelle atteint maintenant les personnes de plus de 55 ans et la proportion d'inactifs atteint en France des chiffres records. De plus, « la montée du chômage des plus de 50 ans, comme les réticences à promouvoir ou à former les salariés âgés de plus de 40 ans, montre que la chute massive de l'activité après 55 ans a engendré, pour les groupes d'âges immédiatement inférieurs, les 45-55 ans, une foule de demi-vieux « en partance qui font l'expérience de la discrimination par l'âge dans l'emploi et de certaines formes de relégation ».

	1971	1985	1995
États-Unis	68,2	52,7	51,3
France	65,7	29,4	16,3
Allemagne	68,6	31,7	26,9
Grande-Bretagne	75,5	50,5	46,15
Suède	76	61,7	51

Évolution de l'emploi masculin entre 60 et 64 ans.

Cette exclusion du marché du travail des salariés vieillissants, « de ces hommes rendus vieux trop tôt », est inspirée par un concept périmé, celui des « trois âges de la vie » : la jeunesse pendant laquelle on se forme et apprend, l'âge adulte pendant lequel on exploite les connaissances acquises et la formation obtenue, et la retraite – le troisième âge – pendant laquelle on se repose des fatigues de l'âge actif. Cette distinction, apparue au XVIIe siècle pour des raisons militaires (avant d'être enrôlable, pendant, et après), s'est cristallisée au XIXe siècle. Elle a eu des conséquences bénéfiques : en particulier, permettre d'interdire le travail des enfants afin que ceux-ci réservent tout leur temps à l'instruction, c'est ce qui a permis la lutte contre l'illettrisme et l'instruction obligatoire. Remarquons qu'initialement, les longues vacances d'été étaient conçues pour permettre aux enfants d'aider leurs parents au travail des champs, notamment les moissons et les vendanges (la rentrée des classes était le 1er octobre), périodes pendant lesquelles les paysans avaient besoin de leurs enfants. Je me rappelle de camarades de lycée qui fermaient leurs livres en juin pour aller travailler aux champs et garder les troupeaux. De même, la retraite a été un immense acquis. Elle permit à des travailleurs dont l'organisme était épuisé de vivre en paix leurs dernières années. Dans les deux cas, la volonté sociale n'était pas de diaboliser le travail et de protéger la population contre lui, mais de mieux préparer les enfants à leurs futures tâches et de soulager ceux dont l'organisme avait été usé par le travail. La place centrale du travail dans l'existence était confortée. Elle n'a été remise en question que pendant ces deux dernières décennies.

La distribution du travail sur le cycle de vie a connu depuis vingt ans des bouleversements majeurs. Les jeunes font une entrée plus tardive sur le marché du travail en raison de l'allongement de la scolarité, des études supérieures plus fréquentes, des difficultés qu'ils ont à trouver un emploi et du confort matériel et moral qu'apporte une vie en famille où l'on jouit d'une totale liberté. À l'autre extrémité de la vie, la frontière est encore plus floue. Une fragmentation de l'existence en trois périodes (ou quatre, si l'on y ajoute l'adolescence) a l'inconvénient d'associer à chacune de celles-ci un statut social, des qualités et des défauts, qui ne sont pas le fruit d'une observation mais de préjugés. Non seulement on tronçonne une vie individuelle mais on la soumet à des normes collectives, sociales et culturelles ; on prend donc le risque de la brider alors qu'au contraire, avec les progrès médicaux, le concept même de vieillissement a profondément évolué. Tandis que la jeunesse et l'âge adulte sont, sur le plan physiologique, comparables à ce qu'ils étaient au XVIIIe ou au XIXe siècle, la vieillesse actuelle est différente de ce qu'elle était à ces époques par sa longue durée (20 ou 30 ans) et son confort. Elle mériterait donc un effort de réflexion originale. Nombreux sont ceux, d'ailleurs, qui ont préconisé de la subdiviser en deux phases : entre 60 et 75 ans, la vigueur physique diminue relativement peu et la santé reste globalement satisfaisante ; au-delà de 75 ans, quand se manifestent la baisse de la force musculaire et la défaillance de nombreux tissus.

L'amélioration de la situation financière et sanitaire des gens âgés a un impact négatif sur leur image car on les accuse de peser financièrement sur la société et d'obérer le niveau de vie des plus jeunes. Les journaux parlent constamment du coût des soins aux personnes âgées, du coût des retraites. Il est vrai qu'avec le système de retraite par répartition, dans lequel les pensions pèsent sur le salaire des travailleurs en activité, le retraité a l'impression d'être à la charge des autres, de les gêner, puisque sa mort va les enrichir. Alors que dans le système de retraite par capitalisation, il vit sur le capital qu'il a constitué, donc sur le fruit de son travail, il n'est plus un parasite.

Mais le problème des gens âgés dépasse la simple préservation de leur confort intellectuel. Comme nous l'avons vu dans l'Introduction, le vieillissement de la population, la baisse du nombre de Français âgés de 20 à 59 ans rendent obligatoire, sous peine d'effondrement du pays, une prolongation de la vie active. La société française doit s'adapter à cette situation, ce qui nécessite un changement des mentalités. Il faut d'abord lutter contre la mauvaise image des travailleurs de plus de 50 ans, fréquente dans les entreprises, et qui inspire le souhait de s'en débarrasser. Ils ne sont pas des hommes du passé mais peuvent, au contraire, faire bénéficier les entreprises de leur expérience, du recul qu'ils ont pris, par exemple pour la transmission du savoir aux plus jeunes. Chacun devrait, dès le milieu de sa carrière, réfléchir à la façon dont ses compétences seront utilisées plus tard, ce qui peut demander une formation complémentaire qui sera utile après 55 ou 60 ans. La flexibilité en fin de carrière peut être un avantage pour les deux parties, puisque chacune ne s'engage que pour une durée limitée. Dans tous ces domaines, les Français gagneraient à étudier ce qui est fait dans les pays où l'insertion des « vieux » dans la société est la plus réussie (Suède, Japon, États-Unis).

Les étapes de la vie et le jeunisme

Selon les individus, le rythme du vieillissement, les itinéraires individuels varient largement et la biographie des scientifiques ou artistes montre qu'une vie peut se renouveler, avec des phases successives d'élan et de stagnation. C'est cette diversité, ce dynamisme qu'il faut favoriser au lieu d'introduire des cloisons artificielles entre les différents âges. Une vie est un continuum et chacune de ses années prépare les suivantes : la qualité de la vieillesse, sur les plans physique et psychique, est conditionnée par tous les événements survenus au cours de la petite enfance, de l'adolescence et de l'âge mûr, et il est artificiel de découper la vie en tranches, même si cela est commode sur le plan administratif. D'autant, et c'est ce qui donne à la vie sa richesse, qu'à tout âge l'évolution peut s'infléchir, changer de rythme, se réinventer. Ceci ne signifie pas qu'il faille travailler indéfiniment. Il faut refuser que l'existence soit jugée uniquement sur son rendement. Il vient un moment où le travail n'est plus un but pour s'affirmer mais un moyen pour lutter contre le désœuvrement, puis un autre où il faut savoir dételer afin de ne pas être un boulet pour ses compagnons. Mais évitons le carcan de règles rigides.

Un homme ou une femme de 60 ans sont, dans plus de 90 % des cas, en pleine forme physique et intellectuelle, même si leur résistance physique a légèrement diminué (d'environ 5 %). Placer la fin de l'aptitude au travail à 60 ans est dénué de bases physiologiques ; cet âge correspond en première approximation à la cinquantaine au XIXᵉ siècle, ou même moins pour certaines professions (voir chapitre 2). Pour l'individu, l'opposition entre l'âge biologique et l'état d'inactivité crée une catégorie de jeunes-vieux désorientés. La retraite est ressentie, selon les individus et les périodes, comme une récompense (des vacances illimitées) ou une punition (l'exclusion). Alors que le travail est la meilleure protection contre l'angoisse, la précocité de la retraite accentue le sentiment que le travail est une contrainte temporaire, une entrave à la liberté, et que c'est un progrès social que d'en libérer les individus le plus tôt possible.

Depuis quelques décennies, l'activité professionnelle est mal tolérée et l'on veut s'en débarrasser précocement. La France est devenue un des pays industrialisés dans lequel le nombre d'heures de travail par semaine, de semaines de travail par an et d'années de travail dans une vie sont parmi les plus faibles. Un slogan qui a fleuri sur les pavés parisiens il y a quelques mois explicite cette vision : « Perdre sa vie à la gagner » ; ainsi pour certains, la seule vraie vie, ce sont les loisirs. Les enquêtes auprès des jeunes montrent en effet que certains d'entre eux considèrent que la « vraie vie » commence le soir et se poursuit pendant les week-ends, quand on se retrouve entre copains pour bavarder, draguer, et souvent fumer, boire, consommer du cannabis, afin de meubler tout ce temps vide. Les règles en faveur de l'abaissement de l'âge de la retraite obligatoire ainsi que les lois menaçant de sanctions sévères ceux qui auraient le mauvais esprit de vouloir travailler plus de 35 heures par semaine ont fortifié ce sentiment[1] et il est intéres-

---

1. Dans les hôpitaux, de nombreux médecins, qui aimaient leur travail et l'accomplissaient avec plaisir, travaillaient souvent 60 heures par semaine, ou plus, puisqu'ils passaient voir leurs malades toujours le samedi matin et souvent le dimanche matin (il en était de même pour de nombreux chercheurs dans des laboratoires) ; voir fondre sur eux la menace de sanctions pour cette raison a été un traumatisme dévastateur. Ils ont dû chercher ailleurs des raisons de vivre. Le dogmatisme des 35 heures a remis en question l'équilibre fragile des hôpitaux, où les médecins acceptaient de travailler beaucoup pour un salaire limité parce qu'ils avaient la joie de faire un métier qu'ils aimaient.

sant, sur le plan sociologique, que ce soit la génération qui a proclamé (en 1968) qu'il est « interdit d'interdire » qui a, un quart de siècle plus tard, introduit la retraite obligatoire et la limite autoritaire du temps de travail (les 35 heures). Pour ceux-là, ce n'est que pour cette malédiction qu'est le travail qu'il est autorisé d'interdire. Or, la réduction obligatoire de la durée d'activité s'oppose aux vœux de beaucoup d'autres, pour qui la retraite est un traumatisme psychologique [1]. Le travail reste, pour beaucoup, l'axe de l'existence, ce qui lui donne un sens social et moral et sa dignité (« Tu gagneras ton pain à la sueur de ton front », dit la Bible), facilite les contacts sociaux et évite l'isolement. Recevoir un salaire est la marque tangible de l'utilité de son activité. Quand on rémunère quelqu'un, on l'honore ; quand on lui fait la charité, qu'on le veuille ou non, on l'humilie car on le tient pour incapable de subvenir à ses besoins, donc de rendre service aux autres. Certes, l'assistance est indispensable aux périodes de la vie où l'individu n'est pas en mesure de travailler (la jeunesse, la vieillesse), mais en dehors de ces périodes, l'assistance est marginalisante. Il ne me paraît pas impensable de demander aux assistés, comme on le fait dans plusieurs pays, une contribution à des tâches d'intérêt général (par exemple aider les vieillards) où ils ne prendraient pas la place d'un chômeur. Rendre service aux autres n'est pas déshonorant et peut même être valorisant.

Il existe en France des habitudes d'inactivité dans les classes privilégiées. Les nobles dans l'Ancien Régime risquaient de déchoir en exerçant certains métiers ; au XIXe siècle, les rentiers acceptaient leur situation sans état d'âme ; cependant, dans les deux cas, ce n'était pas une oisiveté totale : le noble s'occu-

---

1. Des enquêtes ont montré qu'en 1996, 38 % des travailleurs souhaitaient avoir un emploi après la retraite et qu'en 2003, cette proportion avait atteint 65 %.

pait de ses terres, il pouvait être soldat, prêtre, fonctionnaire au service de l'État ; le rentier gérait ses biens, ce qui n'était pas toujours une sinécure. De plus, les deux groupes ne dépendaient pas des autres, ils n'avaient pas le sentiment de vivre aux crochets des autres, d'être des assistés, à la différence des chômeurs ou des jeunes retraités. Or, il est difficile pour le retraité de trouver d'autres activités capables de lui donner une raison d'être alors que la société l'a évincé et ne l'a pas préparé à un bon usage du temps libre.

La retraite, a-t-on dit, « a fait sortir les vieux de l'âge de l'indigence pour les faire entrer dans celui de l'inutilité ». C'est une humiliation. « L'inaction décourage curiosité et passion et notre indifférence dépeuple le monde où nous n'apercevons plus aucune raison d'agir. La mort s'installe en nous et dans les choses » (Simone de Beauvoir, *Le Vieillissement*). Cette inactivité forcée est dommageable aussi pour la collectivité. L'exclusion du marché de travail de plus du tiers de la population adulte pose des problèmes non seulement économiques mais humains. Sans remettre en question le principe de la retraite, il faut rechercher comment l'assouplir (le travail à mi-temps, la retraite à la carte, le bénévolat). Il faut surtout éviter les utopies, les dogmatismes et favoriser les expérimentations.

Nous vivons dans une civilisation où la mort correspond au néant et où, pour beaucoup, la vie semble avoir perdu tout grand dessein puisqu'une proportion élevée de personnes n'ont pas d'enfants ; il est donc normal que l'on valorise l'instant présent et cultive le narcissisme et l'hédonisme. Il en était de même sous l'Empire romain et le bel Antinoüs, le favori de l'empereur Hadrien, veut mourir jeune pour ne pas vieillir et enlaidir. La beauté est pour lui la valeur suprême et il la préfère à la vie. Quand apparaissent les premiers stigmates de l'âge, en se baignant, il nage vers le large et disparaît. Hadrien en fait un dieu et élève des temples à sa mémoire. Moins d'un siècle plus tard, l'Empire romain est submergé par le christianisme qui apporte de nouvelles valeurs, d'autres raisons de vivre. La divinisation de la jeunesse disparaît jusqu'à la Renaissance.

On peut rapprocher l'état d'esprit du Bas-Empire du « jeunisme » contemporain. L'analyse du concept d'âgisme confirme que celui-ci est relativement récent et lié à la dépréciation de la vieillesse et la discrimination des personnes âgées. Le rapport Laroque (le père de la Sécurité sociale) de 1962 avait prôné le refus de la différence et l'assimilation, il défendait la continuité du mode de vie et le maintien en activité. Aux États-Unis, dans la plupart des États, des lois interdisent toute discrimination par l'âge. Une voie différente a été suivie, en France, à cause de la crainte du chômage des jeunes. Pour justifier cette attitude, certains ont affirmé que les travailleurs vieillissants sont des obstacles à la modernité, ce qui, comme nous l'avons vu, n'a jamais été prouvé. Cette attitude a renforcé une tendance lourde de la société française depuis le début du XXe siècle, et en particulier depuis les années 1960 : la dévalorisation par l'âge. Chacun veut avoir l'air d'être jeune, se comporter comme les jeunes, les « comprendre ». Cette mode, dont l'origine est la peur de vieillir, a été exploitée par la publicité, or elle accroît les réticences devant les gens âgés. Il y a de nombreux pédiatres en France et peu d'enfants, mais peu de gériatres pour beaucoup de vieillards. S'occuper des vieillards n'est pas valorisant. Ce jeunisme a pour effet une sur-représentation des jeunes dans les médias. Les programmes de la radio et de la télévision, les publicités, sont conçus en fonction de leurs goûts alors que ceux des personnes âgées, leurs besoins, ne sont guère pris en considération, bien que celles-ci représentent un nombre d'heures d'écoute et des moyens financiers bien supérieurs. La « jeunesse », réelle ou apparente, est devenue l'argument suprême de la publicité, associée à la spontanéité, à la quête du plaisir immédiat, au détriment de la réflexion, de la prudence, de la sagesse, de la projection dans le futur qui ont, au contraire, des connotations négatives. C'est la victoire de la cigale sur la fourmi ainsi qu'une dévalorisation des valeurs attachées à l'âge. Ce jeunisme peut déboucher sur un véritable « racisme anti-vieux » pour reprendre les termes du Comité national d'éthique[1]. Dans la société actuelle, la place du vieillard est remise en cause puisque la modernité se définit comme une rupture dans le mode de vie et une critique des valeurs traditionnelles. L'accélération du changement des mœurs fait vivre le vieillard dans un monde où il a perdu ses repères. Il est porteur de valeurs (la famille, le travail, le progrès) qui sont perçues comme réactionnaires ou passées de mode. À la période où, grâce à la médecine, il reste physiquement jeune, il est socialement rejeté par la retraite obligatoire et parce que ce qu'il représente est perçu comme périmé.

Cette double exclusion est ressentie dans les actes les plus banals de la vie. Par exemple jeune, on m'avait appris à maîtriser mes émotions, à ne jamais laisser transparaître mes sentiments. À la fin d'une partie de tennis que l'on avait gagnée, il était inconvenant de laisser éclater sa joie, d'humilier l'adversaire, on restait impassible en se serrant les mains. Les gesticulations des sportifs d'aujourd'hui me gênent. Ce désaccord n'a aucune importance mais ce qui le rend démoralisateur est que je n'ose pas le manifester car ce serait souligner combien moi, un retraité, je suis devenu étranger à ce monde. Or je tiens au contraire à lui appartenir, car j'en ai besoin. Par lâcheté on se tait,

1. Il est, hélas, évident que les descriptions des vieux dans certains textes rappellent les pires libelles nazis excitant aux pogroms. On y retrouve les mêmes a priori, les mêmes généralisations hâtives.

pour ne pas apparaître hors-jeu, pour continuer à être membre d'une société, même si on la critique. Je me sentirais beaucoup plus libre de m'exprimer si je n'avais pas peur que mes idées soient dévaluées du seul fait de mon âge.

L'image défavorable des gens âgés transparaît à travers certaines publicités qui les ridiculisent, les présentant comme des gâteux importuns, telle cette réclame d'une société informatique à la télévision où un enfant d'une douzaine d'années était ravi de ridiculiser son grand-père dont il mettait au jour les innocentes hâbleries. Une autre exhibait une grand-mère méchante refusant d'aider financièrement ses petits-enfants. Dans une autre, un fils excédé par sa mère radotant au téléphone lui faisait répondre par un perroquet. Dans une publicité pour une voiture de luxe, on refuse à quelqu'un qui semble avoir la soixantaine de l'essayer en lui disant qu'il est trop vieux pour conduire cette voiture. Une société qui tolère de telles publicités se porte mal. Ces dérives, qui exploitent sans scrupules la mauvaise image des « vieux », montrent à quel point il est nécessaire de changer le regard des jeunes, et plus généralement de la population, sur la personne âgée.

Les vieux constituent un marché commercial important, ce qui aurait dû inciter les publicités à leur témoigner plus de considération ; mais ce n'est pas le cas car, comme certains « seniors » veulent paraître « jeunes » pour rester dans le vent, les réclames destinées aux 30-40 ans les atteignent efficacement. C'est donc aux « vieux » qu'il appartient de réagir, pour préserver leur dignité, mais aussi pour ne pas se sentir dévalorisés par les valeurs dont ils sont porteurs, pour maintenir une certaine cohérence entre le passé et le présent.

En pratique, depuis le début du siècle et surtout depuis 1970, l'augmentation du nombre des personnes âgées provoque un rejet. Il existe un seuil de tolérance vis-à-vis des vieillards, comme vis-à-vis des étrangers, et de véritables comportements discriminatoires. La solitude, le sentiment d'exclusion qui résultent de la mythification de la jeunesse et de cette mauvaise image de la vieillesse ont des conséquences néfastes, notamment pour les personnes isolées. La fréquence, particulièrement élevée en France, des suicides chez les personnes de plus de 65 ans (voir chapitre 3) souligne l'existence d'un sentiment d'abandon. Il faudrait réfléchir à ce qu'on pourrait faire pour le diminuer.

La vision que la personne âgée a d'elle-même, son comportement et ses relations avec son entourage dépendent de la façon dont la société la regarde. On se sent dévalorisé par son âge, inutile, quand les autres vous considèrent comme tel et vous rejettent. La Conférence nationale de santé, en 1999, a jugé la situation suffisamment grave pour préconiser le lancement de campagnes d'information afin de montrer que les vieux ne sont pas des parasites et qu'il faut leur donner une place dans la société française, bref qu'il faut améliorer leur image afin « de rendre ainsi possible une prise en compte plus digne de leurs problèmes » (CNS, rapport 1999). Ceci est d'autant plus nécessaire que dans des textes aussi honorables que « l'Univers philosophique », on décrit les vieillards comme caractérisés « par leur incapacité à travailler, à apprendre, à subvenir à leurs besoins, à poursuivre une vie autonome qui soit utile et agréable aux autres ». C'est un jugement sommaire, sauf peut-être pendant la partie terminale de la vie, période heureusement fort courte (voir chapitre 2), mais il est hélas répandu et favorise l'exclusion du quart de la population, alors que plus de la moitié de ces exclus pourrait contribuer au dynamisme de la société.

L'allongement de la durée de vie et celui, plus grand encore, de la retraite ont profondément modifié les relations entre les gens âgés et la société. Celle-ci continue à raisonner comme si l'exclusion des plus de 60 ans facilitait l'intégration des jeunes et comme si, pour rendre les gens heureux, il suffisait d'augmenter la durée des loisirs sans se préoccuper de leur contenu. Ces deux postulats sont contestables ; ils ne doivent plus être acceptés sans discussion. Ils font des vieux des assistés, des parasites inutiles, ce qui a de graves répercussions psychiques et sociales et prive la société de personnes qui pourraient être utiles. D'autant que la dépréciation de la vieillesse et la peur de la mort, qui sont des caractéristiques des sociétés modernes, conduisent à une mythification de la jeunesse qui culpabilise les vieux et contribue à les rejeter hors de la société, au moment même où les progrès médicaux ont considérablement ralenti le processus de sénescence.

Il est temps de s'interroger sur la place, dans la société, des jeunes-vieux (60-75 ans) qui acceptent de moins en moins d'être réduits à choisir entre le golf et la pétanque, le bridge et la belote. Beaucoup d'entre eux seraient plus heureux s'ils se sentaient utiles, membres à part entière de la société au lieu d'être des personnes à charge, au mieux tolérées, au pis exclues.

Le processus de vieillissement est très variable selon les individus, le niveau d'éducation et le mode de vie. Il est temps de décloisonner et d'assouplir les règles qui stigmatisent les vieux car elles ne sont plus adaptées à la réalité du vieillissement physique et intellectuel.

Donner un sens à la vie après la retraite

Que faire pour réagir contre ces tendances et redonner de la dignité aux personnes âgées ? D'abord leur faire prendre conscience de leur utilité, mais aussi lutter contre leur absence de curiosité, leur tendance au repli sur eux-mêmes, leur donner des raisons de se mobiliser. André Gide à 80 ans écrit : « Je ne sens encore aucun affaiblissement de mes facultés intellectuelles, mais les mettre au profit de quoi ? » L'indiquer devrait être le rôle de la famille, de l'entourage, des municipalités. Il faut mettre en exergue les services que les seniors peuvent rendre à la société ; les aider à trouver leur place. Toute activité valorise la personne âgée à ses propres yeux et à celui des autres, c'est l'indice d'une capacité à exister, un moyen de vieillir dans de meilleures conditions, de se prouver à soi-même ce dont on est encore capable. Il faut donc trouver un équilibre entre la fatigue provoquée par cet effort et l'épanouissement que procure le sentiment de son utilité et du travail, fût-il bénévole.

Si cette analyse est exacte, il faut offrir aux retraités des activités appropriées à leur âge, stimuler leur intérêt et en particulier leur donner la possibilité de se cultiver.

La discussion de ces problèmes souligne notre ignorance sur les aspects sociologiques du vieillissement. Le passage de la vie active à la retraite pose des questions auxquelles nous avons du mal à répondre. Pourquoi certaines personnes, de tous niveaux socio-professionnels, réussissent très bien ce passage et d'autres échouent ? Quel est le rôle de la façon dont la retraite a été préparée, vécue, de la réorganisation de la vie conjugale, de la famille, de l'entourage, des technologies domestiques (micro-ordinateur), des médias (radio, télévision) ? À toutes ces questions, nous avons peu de réponses fondées sur des enquêtes solides car ces thèmes, bien qu'ils concernent le cinquième de la population, n'intéressent guère les sociologues. Néanmoins, beaucoup d'indications permettent déjà de donner quelques conseils.

Il y a des retraités initialement heureux, puis qui, après quelques années, sombrent dans la dépression. D'autres au contraire, initialement inquiets, sont de plus en plus satisfaits. Les retraités ne constituent pas un groupe homogène et la retraite est perçue de façon différente selon les cas. De plus, les capacités physiques et mentales du retraité, son environnement, évoluent et ils doivent constamment s'adapter à ces conditions changeantes. La capacité d'anticiper semble la clé du succès.

En ce qui me concerne, je me souviens être passé par plusieurs phases. J'ai terminé mes fonctions de directeur de l'Institut Gustave Roussy le 30 septembre 1988. J'accomplissais un métier très lourd mais qui me donnait beaucoup de satisfactions tout en me posant d'innombrables difficultés. À ma retraite, mon premier sentiment a été d'incompréhension. Je savais qu'en aucun cas, je ne pourrais être prolongé au-delà de cette date (j'avais 68 ans et demi) et néanmoins, je n'avais rien prévu pour après. Les dernières semaines se passèrent dans un tourbillon de suractivité, tant j'avais de tâches à terminer avant mon départ. Le président de la République lui-même offrit de venir présider la cérémonie d'adieu, honneur insigne mais qui posait tant de problèmes de protocole et de sécurité que cela acheva de submerger mes dernières minutes disponibles.

Le 30 septembre arriva ; je restai jusqu'à 23 h dans mon bureau à relire et signer les derniers documents. Puis je rentrai chez moi avec le sentiment d'être libre. En fait, quand je me réveillai le lendemain matin, j'étais hébété par le vide de la journée qui commençait. La veille au soir, j'avais un agenda si rempli de 9 h du matin à 20 h que j'avais du mal à passer un coup de téléphone si celui-ci n'avait pas été programmé. Et voici brusquement que, pour la première fois depuis quarante ans, rien n'était prévu pour cette longue journée, alors que je me sentais en pleine forme, aussi dispos et alerte que les jours précédents. J'eus l'impression d'avoir été évincé, éjecté. J'avais cru naïvement que je pourrais continuer à aller à Villejuif dans un petit bureau isolé et y continuer mes recherches en étant débarrassé de mes fonctions administratives. Illusion ; quand on a dirigé pendant une quinzaine d'années un institut, il est absurde d'imaginer qu'on pourra y travailler paisiblement. Mon bureau devint rapidement un mur des lamentations où tous ceux qui étaient mécontents, pour une raison quelconque, venaient se plaindre et où d'autres venaient solliciter une aide que je n'étais plus en mesure de leur apporter. Je ne pouvais pas m'en tirer aussi simplement, il fallait que je repense l'organisation de ma vie.

Je cherchai un autre bureau hors de Villejuif et centrai d'abord mon activité sur mes fonctions de président du Comité des experts sur le cancer de la Commission européenne, ce qui me poussa à agir dans le domaine de la prévention (contre le tabac, l'alcool, etc.). Je fus, ainsi, comblé pendant six ans. À la fin 1994, je démissionnai de ce poste qui m'obligeait à aller, une fois par semaine, à Bruxelles et fréquemment dans les capitales européennes, ce qui devenait fatigant. En octobre 1988, après ma retraite, j'étais allé dans le même mois à Tokyo, Buenos Aires et Beyrouth sans en être fatigué. Six ans plus tard, aller dans le même laps de temps à Londres, Athènes et Stockholm, était devenu épuisant. Il était temps de se retirer à un moment où je serais encore regretté, et tous les ans à Noël, je suis ému par le nombre de cartes de vœux que je continue à recevoir.

Parallèlement, j'avais participé, en France, à une réflexion sur la prévention et avec quatre collègues nous avions aidé Claude Évin à préparer sa loi sur le tabac et l'alcool. En 1994, en abandonnant la quasi-totalité de mes activités internationales et en voyageant moins, je pus conserver, accroître même, mes activités en France et continuer des missions d'expertise, notamment en radioprotection et dans la recherche de médicaments anticancéreux. Je participai surtout au Haut-Comité de santé publique et j'acceptai aussi (toujours à titre bénévole) la présidence de plusieurs commissions ministérielles et de diverses associations. Cinq ans plus tard, fin 1998, je sentis à certains regards et certaines réflexions qu'il y avait beaucoup de candidats prêts à assurer une éventuelle succession et je démissionnai de toutes mes fonctions officielles, préférant prendre les devants plutôt que de donner l'impression que je m'accrochais malgré mon âge. Pour être honnête, je dois ajouter qu'était apparue aussi une certaine vulnérabilité psychique. Plus jeune, quelle qu'ait été la lourdeur de mes responsabilités, je m'endormais le soir quelques minutes après m'être couché. Il n'en était plus de même. Des décisions moins graves me torturaient et me tenaient éveillé la nuit. Il était temps de changer une fois de plus l'organisation de ma vie. Tout naturellement donc, à partir de 1999, ma vie eut comme centre de gravité l'Académie des sciences, où je devins le président du Comité sur l'environnement, et l'Académie de médecine, dont je fus élu président. Je fus exalté par ces tâches qui me donnèrent, avec la volonté de réformer, une jeunesse nouvelle qui me fit oublier les fatigues et les déceptions. Pendant cette période, je constatai, à ma surprise, que travailler davantage, commencer mes journées plus tôt, non seulement ne me fatiguait pas, mais accroissait mes forces et stimulait ma mémoire. Dans une certaine mesure, on est vieux parce qu'on croit être vieux, mais on conserve au fond de soi d'immenses réserves que l'on peut mobiliser, comme pendant la guerre, quand après un combat on gît épuisé sur le sol, on découvre si le combat reprend qu'on est capable de récupérer instantanément (au moins temporairement) des forces nouvelles (sans doute sous la stimulation d'une décharge hormonale).

En quarante ans de carrière, de 1950 à 1989, toute mon existence professionnelle s'était déroulée à Villejuif. En quatorze ans de retraite, j'aurais assumé cinq fonctions différentes et autant de bureaux et de secrétariats. Et ce n'est sans doute pas terminé puisqu'en 2003, la fin de mon mandat de président de l'Académie de médecine m'a obligé, à nouveau, à repenser mon emploi du temps. On dira qu'étant médecin, j'ai eu la chance de pouvoir continuer à exercer une profession passionnante, alors que pour d'autres, leur métier n'est qu'une corvée ennuyeuse. Peut-être, mais pour ceux-ci, la retraite offre l'occasion de trouver une activité plus conforme à leurs aspirations.

Si je me suis étendu sur mon itinéraire depuis ma retraite, c'est pour montrer que, contrairement à ce qu'on pourrait croire, plus on avance en âge, plus il faut s'efforcer d'échapper au poids du passé, être prêt à repartir dans des nouvelles activités, à réorganiser son existence en fonction des modifications de ses capacités physiques et mentales, mais aussi du regard des autres, du désir d'éviter les conflits inutiles et les rivalités, et aussi des aspects économiques de son emploi du temps car toute fonction, même bénévole, implique des obligations. Or, au moment où, en raison du changement rapide de son organisme, des altérations brutales de son environnement familial et professionnel causées par les deuils et les infirmités qui frappent ses proches, le besoin d'une capacité d'adaptation est maximal, psychiquement au contraire, toute modification de sa façon de vivre suscite l'appréhension. Bien vieillir, c'est apprendre à surmonter celle-ci, donc développer, ou maintenir, une confiance en soi.

Comment aider les gens âgés à y parvenir ? Il faut lutter contre ce vide qui a envahi leur existence avec cette obsession du corps qui fonctionne moins bien, la peur de la maladie ; il faut les aider à trouver un sens à leur vie et stimuler leur curiosité.

A 67 ans, Gide écrit dans son *Journal* : « La vie, pour moi, perd tout sens, tout attrait si je n'y puis progresser. » Deux ans plus tard, il ajoute, au bord du renoncement : « Je n'ai plus cette intrépide curiosité qui me lançait dans l'aventure, ni ce désir d'escalader ou de doubler monts et caps pour voir ce qui se cache de l'autre côté. J'ai vu l'envers sinistre des choses. » Il faut combattre cette attitude de résignation en se donnant des centres d'intérêts.

Autrefois, tout naturellement, cultiver son jardin en était un, avec de plus, à cause de l'alternance des saisons, l'introduction du temps dans cette projection vers l'avenir car quand on plante, c'est pour voir pousser demain. Le jardinage est d'ailleurs resté la principale occupation des retraités ; mais avec les moyens de communication actuels et Internet, on peut en trouver beaucoup d'autres. Cependant, les moyens les plus efficaces de conserver un sens à la vie restent le maintien d'une activité professionnelle et l'éducation des enfants. Marc Aurèle, empereur et philosophe, a écrit : « Le matin, quand il t'en coûte de te réveiller, que cette pensée te soit présente : c'est pour faire œuvre d'homme que je m'éveille. » À tout âge, cette perspective donne le courage d'affronter les difficultés de la vie ; il faut donner aux retraités la possibilité de faire œuvre d'homme.

La vie du retraité

Quelques travaux sociologiques ont tenté de schématiser les itinéraires individuels entre 65 et 90 ans. Ceux-ci sont très variables en fonction du sexe, du niveau socioprofessionnel et culturel, des moyens financiers. Néanmoins, on peut distinguer deux périodes. La première, pendant laquelle on vit sur sa lancée, est la prolongation de sa vie antérieure ; on réalise certains projets auxquels on avait rêvé pendant sa vie active, ce qui compense la frustration d'être sorti de celle-ci.

Pendant la seconde, à partir de 75-80 ans, la diminution de ses capacités physiques, la plus grande fragilité psychique, conduisent à changer d'attitude. L'inquiétude pour l'avenir se cristallise alors, selon le tempérament et les circonstances, sur des points très divers : crainte de manquer de moyens matériels (l'avarice, l'« harpagonisme » des vieillards est un de leurs traits caractéristiques), peur d'être malade (toute personne âgée est aussi non seulement moins vigoureuse mais aussi un « malade imaginaire » [1]), peur de la nouveauté, du changement, nostalgie qui s'accompagne d'une idéalisation d'un passé plus ou moins ancien et d'un pessimisme, souvent irrationnel, qui n'est que l'expression de sa détérioration, de sa crainte de ne pas pouvoir faire face aux défis de l'âge. À ce stade, la honte de ce que l'on est devenu peut conduire au repli sur soi, à la désocialisation. C'est le moment où l'on aurait besoin d'être rassuré, entouré, mais hélas aussi celui où disparaissent les anciens amis, les compagnons de jeunesse, où l'on a l'impression d'être l'un des seuls arbres restés debout après la tempête et où l'on s'interroge sur les conséquences du prochain coup de vent. Examinons ces phases.

Après la fin de l'activité professionnelle se font jour deux souhaits qui expriment les frustrations de sa vie

1. Edmond de Goncourt (1822-1896) écrit dans son *Journal*, en 1892 : « Des années épeurées, des journées anxieuses où un petit bobo ou un malaise font tout de suite penser à la mort. »

active : voyager[1], voir le monde, élargir ses frontières géographiques, mais aussi se cultiver, connaître des gens différents, développer les relations sociales, visiter des musées, écouter des conférences, de la musique. Ces activités étaient impossibles quand les obligations professionnelles, l'éducation des enfants, emplissaient toutes les journées, même pendant les vacances. Brusquement, elles entrent dans la vie quotidienne, elles sont à portée de main et il suffit d'une occasion pour qu'elles se concrétisent. Certes, elles n'occupent qu'une petite partie de tout ce temps devenu disponible, mais elles peuvent donner une ossature à l'existence du jeune retraité, durant la période pendant laquelle il a besoin de se dépenser et peut le faire. Ces occupations sont la source d'un enrichissement dont les bienfaits se font sentir longtemps après la fin des voyages et des visites. Une personne âgée vit sur ses souvenirs.

Bientôt, l'attitude du retraité évolue et il a besoin d'un cadre plus structuré pour son existence. Pour les uns, ce sera le bridge et le golf, pour d'autres, la belote et la pétanque. Cependant, ces distractions ne suffisent pas toujours à remplir une existence, à donner un sens à la vie. C'est pourquoi d'autres orientations sont généralement nécessaires qui permettent à ses ressources, à son énergie, de s'exprimer, d'autant que c'est souvent le moment où les activités sexuelles diminuent et où la sublimation, c'est-à-dire la dérivation des pulsions, peut jouer un rôle important. Comme le dit Freud dans *Malaise dans la civilisation* : « Une autre technique de défense [...] se sert des déplacements de libido. La tâche qu'il faut résoudre

1. « Je voyage pour retrouver un monde intact sur lequel le temps n'aurait pas de prise. En effet, deux jours de voyages, la connaissance d'une ville nouvelle ralentissent la précipitation des événements. Deux jours dans un pays nouveau en valent trente de ceux que l'on vit dans un endroit habituel, raccourcis par l'usure, détériorés par l'habitude » (Ionesco).

est de situer ailleurs les buts pulsionnels de telle sorte qu'ils ne puissent plus être atteints par le refusement du monde extérieur »[1].

LES VIOLONS D'INGRES

Ou pour parler franglais, les hobbies. Nombreuses sont les personnes qui ont, à côté de leur métier, une passion qu'ils n'avaient pas eu le temps de développer : la musique (piano, violon, accordéon), la peinture, le bricolage, le jardinage, la reliure des livres, la photographie, etc. J'ai connu des retraités heureux qui avaient enfin le temps de se perfectionner, de s'adonner à leur hobby et quelquefois d'y réussir spectaculairement. Il faut les encourager, les aider, car ceci peut non seulement leur apporter du bonheur mais en apporter à d'autres. Les universités du temps libre peuvent leur donner l'aide intellectuelle nécessaire.

Les activités ludiques des clubs de troisième âge, quoique utiles pour certains, ont un niveau qui est parfois insuffisant pour quiconque ayant eu une vie intellectuelle. Pour ces derniers, on peut imaginer des clubs de lecture où des retraités viendraient, bénévolement, présenter les livres qu'ils ont lus, ce qui pourrait ouvrir des discussions adaptées au niveau des participants. D'autres viendraient parler de leurs voyages, montrer des photos, discuter les livres, les guides, sur les pays qu'ils ont visités. De la même façon, il pourrait y avoir des clubs de cinéphiles où des retraités discuteraient des films anciens, des clubs de téléphiles reprenant dans les archives de la télévision des émissions anciennes et les discutant, des clubs d'histoire,

---

1. Henri Danon-Boileau cite Freud à travers Laplanche et Pontalis « pour rendre compte d'activités humaines apparemment sans rapport avec la sexualité, mais qui trouveraient leur ressort dans la force de la pulsion sexuelle, dérivée vers un autre but et visant des objets socialement valorisés ».

etc. La généalogie est devenue un hobby, elle peut emplir aussi une vie.

Il est faux de croire que passé 75 ou 80 ans, on est devenu incapable de créer. Clemenceau, qui était devenu président du Conseil à 77 ans, à l'un des moments les plus critiques de l'histoire de France, croyait à 82 ans (en 1923) sa vie finie et écrit : « Je ne demande plus rien... je vais mourir... » ; mais deux ans plus tard, il publie son livre *Au soir de la pensée* et dit, dans une lettre à propos de son livre : « Grâce à cela j'ai passé admirablement quatre années que j'aurais passées à pleurer... C'est à mon travail que je le dois. Il m'a distrait, élevé... » Malgré des crises de dépression, il avait gardé toute sa redoutable lucidité. « Vous vivrez, écrit-il, la paix faisandée des décadences. » Peu avant sa mort (à 88 ans), il constate : « Je vieillis, je m'accroche à la vie avec des ongles mous. » Certes, Clemenceau avait une vigueur exceptionnelle mais on pourrait citer bien d'autres octogénaires. Churchill resta Premier ministre jusqu'à 80 ans et son 80e anniversaire fut une apothéose. À 80 ans, Voltaire et Victor Hugo étaient au faîte de leur gloire et entretenaient avec leurs contemporains des échanges constants.

Les universités du temps libre

Appelées quelquefois « universités du troisième âge », elles connaissent un grand développement et méritent une réflexion attentive. Comme toutes les universités, elles sont utiles à la fois aux enseignants, qui sont souvent eux-mêmes des retraités, et aux enseignés. Pour l'instant, les universités dites du temps libre ne sont souvent qu'un passe-temps pour désœuvrés qui acceptent mal la vacuité de leur existence. Nous devrions être plus ambitieux, au moins sur deux plans : la santé et l'acquisition de connaissances utiles. Faire face à la vieillesse peut s'apprendre, qu'il s'agisse d'occuper ses loisirs, de surveiller son hygiène de vie, de maintenir une activité physique adéquate, de savoir comment d'autres ont vieilli, d'aider ses proches, de participer à la garde et à l'éducation des petits-enfants. Les retraités sont capables de travailler et d'apprendre ; on doit développer leur goût pour l'étude et leur donner les moyens de le satisfaire car c'est une façon efficace de lutter contre le vieillissement intellectuel.

Par exemple, nombreux sont ceux qui désirent connaître l'histoire de leur métier, de leur famille, étudier leur groupe social, leur religion. Il faut les aider, non seulement pour eux, mais parce que, l'expérience le montre, leur contribution peut être très intéressante. Il est naturel que les jeunes se tournent vers l'avenir, mais pour les anciens, réfléchir sur ses racines, analyser les souvenirs, comprendre l'origine des structures sociales, des utopies, des préjugés, peut les aider à voir clair en eux-mêmes. À une époque où l'on se plaint, par exemple, de ne pas avoir assez d'études sur l'histoire de la médecine et des spécialités médicales, il est dommage qu'on n'aide pas davantage les médecins retraités qui voudraient s'y consacrer, or il y en a beaucoup. Connaître le passé aide à comprendre le présent et parfois même à préparer l'avenir. « Il faut inscrire le passé dans l'avenir », disait André Malraux.

Apprendre à se servir des technologies modernes est pour les retraités capital, car celles-ci peuvent leur permettre de rester en contact avec la société et leur entourage, ainsi que les aider à protéger leur santé. Quatre technologies ont grandement amélioré le confort des personnes âgées : la télévision, qui leur fournit des distractions dans leur chambre et leur permet, grâce aux visages familiers des présentateurs, d'avoir l'impression de vivre en milieu de connaissances ; le téléphone, avec lequel ils gardent le contact avec leurs proches et qui, grâce au portable, reste constamment à portée de leur main ; le réfrigérateur, qui améliore la qualité de l'alimentation et facilite la vie en évitant les courses quotidiennes, et enfin l'automobile, moyen irremplaçable de déplacement confortable. Dans l'avenir, la technologie sera encore plus utile, et la plupart des retraités seront capables d'apprendre à l'utiliser. Internet permettra de voir ses parents, de converser avec eux et, surtout, de lutter contre la solitude, de maintenir un lien avec la société, de travailler à domicile quand les déplacements seront devenus pénibles. C'est comme une télévision avec l'interactivité en plus. Internet peut être une gigantesque mine d'informations, apporter des moyens de s'instruire, de converser. Beaucoup de retraités deviennent des virtuoses de l'Internet. Ceux-là sont sauvés, ils ne peuvent plus s'ennuyer et ils auront l'impression d'être utiles, bénéficiant du télé-enseignement, participant à des forums, donnant leur opinion, discutant celle des autres. Les télécommunications et la télématique permettront aussi de consulter son médecin, puisque le pouls, la tension artérielle, l'électrocardiogramme peuvent être mesurés à distance (voir chapitre 6). La téléalarme peut réduire les dangers de la solitude, protéger contre les risques de vol et d'agression ; la télésurveillance augmentera la sécurité. Or l'expérience montre que la plupart des retraités apprennent aisément ces nouvelles technologies si on fait l'effort de bien les leur enseigner.

Le retraité ne veut pas être à la charge des autres, être enfermé dans un ghetto, il veut rester dans le monde, s'y sentir actif, y jouer un rôle. Il ne peut y parvenir que s'il est aidé dans cet effort. Apprendre à accomplir des actes capables de contribuer au confort ou à la santé des autres est un objectif valorisant. Il faut rechercher comment lui permettre de le réaliser.

L'ASSISTANCE AU CONJOINT

Elle peut également donner un sens à la vie. Quand on vieillit en couple, on vieillit mieux. Beaucoup de personnes âgées sont capables d'apprendre les petits soins qui augmentent le confort et parfois sauvent une vie : prendre le pouls, faire un pansement, une piqûre sous-cutanée ou intramusculaire, prendre la tension artérielle et, plus encore, apporter une aide morale, rassurer, réconforter, comprendre les angoisses de son conjoint, rechercher avec lui comment les apaiser.

L'ÉDUCATION ET LA SURVEILLANCE DES ENFANTS

C'est le plus éminent des rôles, à tout âge, et quelle que soit la condition sociale, mais elle pose des problèmes difficiles en France. Dans les familles disloquées, monoparentales ou reconstruites, comme dans celles où les parents sont submergés par leur travail, les grands-parents devraient jouer un rôle essentiel. Ils représentent un lien avec le passé, sans lequel il n'y a ni présent, ni futur. Ils sont l'histoire et la mémoire dont manquent les familles réduites aux seuls parents et enfants. Souvent, les grands-parents n'osent pas intervenir car, sachant que les règles pédagogiques ont évolué, ils craignent de faire des erreurs en s'immisçant dans l'éducation de leurs petits-enfants. L'éducation des enfants, la pédagogie, le développement cérébral des jeunes enfants devraient être des disciplines majeures des universités du temps libre. Des associations comme l'École des grands-parents montrent ce qui pourrait être fait en ce domaine, non pas contre ou indépendamment des parents, mais en liaison étroite avec eux. En effet, le métier de grands-parents est difficile et ils peuvent être envahissants, trop désireux d'obtenir l'amour de l'enfant, ou autoritaires, favorisant l'apparition de troubles psychiques dans leur descendance, surtout s'il y a conflit entre eux et les parents ; rares sont les brus qui n'ont pas de conflits avec leur belle-mère ou, ce qui est moins grave, les gendres sans démêlés avec leur belle-mère. Il peut en résulter un écartèlement de l'enfant qui se sent coupable. Il faut informer les grands-parents, les aider à assumer leur rôle souvent aisé mais qui peut, aussi, être délicat. Il faut illustrer, à travers des cas concrets, le rôle de compréhensive indulgence, de soutien inconditionnel, qui leur revient.

Les associations

Une personne âgée sur deux est membre de l'une des 800 000 associations enregistrées en France, notamment les groupements d'anciens. J'ai fréquenté quelques-uns d'entre eux : anciens combattants, anciens résistants, anciens évadés... J'ai longtemps boudé ces réunions que je trouvais auto-apologétiques et tournées vers la revendication. J'avais vécu mon enfance au milieu d'anciens combattants de la guerre de 14-18 et je m'étais juré de ne jamais tomber dans ce travers. Mais l'âge venant, je dois reconnaître que je prends plaisir à ces réunions, à y retrouver de vieux camarades que l'on ne voit qu'à cette occasion. Au-delà d'un certain âge, la nostalgie, les récits du passé ne sont plus ridicules et toute occasion de chaleur est bonne à prendre.

Les associations d'anciens malades sont très différentes. Elles ont un but précis : aider les malades, leur éviter certains des tourments que leurs prédécesseurs ont connus. Nulle revendication, mais simplement le souci d'affirmer la dignité du malade face à la maladie, de l'aider. J'ai eu l'occasion de travailler avec trois de ces associations. « Vivre comme avant » réunissait des femmes ayant subi l'amputation d'un sein pour cancer. Celles-ci offrent leur aide bénévole à des malades après l'opération. Elles leur expliquent qu'avec un sein en moins on peut, on doit, avoir une vie normale, ne renoncer à aucune des joies de l'existence, mais au contraire en jouir davantage. Un médecin, homme ou même femme, qui dirait cela n'aurait aucune crédibilité, mais une ancienne malade qui, comme elle, a connu cette angoisse, cette tentation du repli, de fuite, et l'a surmontée puis repris une vie normale, rassure efficacement. Ces anciennes malades peuvent houspiller, stimuler, comprendre. À l'époque où le traitement des cancers du sein exigeait de graves mutilations, beaucoup de femmes doivent leur équilibre psychique à ces associations.

Le but des anciens malades colectomisés est d'aider les malades vivant avec un anus artificiel. Cette infirmité constitue une astreinte angoissante ; nul mieux qu'un malade se trouvant, ou s'étant trouvé, dans la même situation peut aider, conseiller.

Les laryngectomisés ont perdu l'usage de la parole, ils peuvent réapprendre à parler sans larynx mais cette rééducation est longue et difficile. Les découragements, les abandons étaient fréquents jusqu'à l'apparition des associations d'anciens malades. Ces derniers prennent en main ces malheureux, les entourent, les secouent, et ont obtenu des résultats que nul n'espérait, non pas en rééduquant les malades mais en convainquant ceux-ci d'aller jusqu'au bout de leur rééducation, malgré les difficultés.

Chaque personne âgée a eu, au cours de sa vie, l'occasion de traverser des épreuves semblables. Chacun pourrait aider un autre qui a, aujourd'hui, des difficultés à faire face. De plus, ces associations non seulement aident beaucoup de malades mais aussi illuminent la vie des anciens malades bénévoles qui trouvent, dans leurs efforts et les résultats obtenus, la fierté, un épanouissement total. Rien n'enrichit autant que de donner, d'avoir l'impression de sauver un autre.

Les domaines sont innombrables auxquels chacun pourrait consacrer un peu de son temps, choisis en fonction de ses goûts, de ses inclinations, en sachant que tout vaut mieux que l'oisiveté. Entre 65 et 70 ans, un tiers des personnes âgées participe ainsi à une action collective ; au-delà de 80 ans, il y en a encore un quart.

LE BÉNÉVOLAT

J'ai beaucoup œuvré dans les associations caritatives pendant ma carrière professionnelle (en particulier dans l'Association pour la recherche sur le cancer et à la Ligue nationale contre le cancer). Depuis la retraite, le temps que je leur ai consacré a grandement augmenté, représentant, en moyenne, environ un jour et demi par semaine. J'en ai tiré beaucoup de satisfactions et quelques frustrations.

Les associations jouent un grand rôle dans le maillage de la société française. Elles réunissent, quand elles sont bien dirigées – ce qui n'est pas toujours le cas – toutes les conditions pour offrir aux retraités un épanouissement en leur donnant le sentiment d'être utiles et bien insérés dans la société. Elles permettent d'agir pour le bien public, d'apporter des aides considérables à des causes respectables, ou prioritaires, telles que le secours aux déshérités ou aux malades, la lutte contre le tabac et l'alcool, l'aide à la recherche médicale, etc. Le bénévolat permet à l'expérience, à la compétence, de se manifester, il donne un sentiment d'efficacité, donc est valorisant car il répond au besoin d'être reconnu, apprécié d'autant qu'il est désintéressé, au moins apparemment.

Malheureusement, dans beaucoup d'associations, l'objectif primordial passe insensiblement de leur raison d'être (par exemple la lutte contre l'alcool) à la recherche de la notoriété (d'abord pour recueillir le plus d'argent possible puis par goût de la médiatisation). Certains, alors, ne travaillent plus pour la cause mais pour faire connaître l'association, confondant les moyens avec la fin. Parfois même, elles sont dominées par des mégalomanes qu'animent une volonté de puissance, voire l'appât du lucre. Le bénévole peut se trouver en conflit avec les professionnels rémunérés qui l'acceptent plus ou moins bien, car ils tiennent à conserver leur pouvoir. Il peut se trouver mêlé à des intrigues. Or, hélas, la reconnaissance d'utilité publique, une fois qu'elle a été accordée, n'est plus l'objet d'un suivi régulier, d'où des scandales découverts d'autant plus tardivement que le système des commissaires aux comptes, en qui les administrateurs bénévoles peu compétents ont une confiance aveugle, fonctionne souvent de façon discutable. Cette situation est d'autant plus regrettable qu'elle freine les dons. C'est un beau sujet de réflexion pour des juristes ou des économistes à la retraite : comment mettre au point, sans contraintes excessives, des mécanismes susceptibles d'éviter de telles dérives, faire en sorte que la reconnaissance d'utilité publique soit périodiquement réexaminée et, grâce à cela, redonner confiance aux donateurs et aux bénévoles, c'est-à-dire à tous les Français [1].

---

1. J'ai vécu personnellement comme un drame l'affaire de l'Association pour la recherche sur le cancer. J'avais consacré beaucoup de temps à sa promotion, car je voyais de façon tangible l'aide efficace que cette association apportait à la recherche. À plusieurs reprises j'avais eu des doutes, mais les rapports du commissaire aux comptes, la présence dans le conseil d'administration de représentants des ministères de la Recherche, de la Santé, et de l'Intérieur me rassuraient. Je me disais naïvement que s'il y avait fraude, ils s'en apercevraient. J'ai mis longtemps à comprendre que ces contrôles étaient de faux-semblants. C'est l'enquête de la Cour des comptes – quand une décision courageuse de Claude Évin, ministre de la Santé, l'a rendue possible – qui a découvert après plusieurs mois le pot aux roses. J'étais en voyage aux États-Unis. À mon retour en France, un représentant du ministère de la Recherche m'attendait à l'aéroport, me disant que son ministre (François d'Aubert) voulait me voir d'urgence. J'avais d'excellentes relations avec lui et le même après-midi, je lui racontais tout ce que je savais. « Mais c'est l'histoire du Crédit lyonnais que vous me dites, s'exclama-t-il. Dans ce cas aussi, nous avons tous été floués. » Nous décidâmes alors d'une stratégie qui permit de faire une lumière complète et de placer à la tête de l'association des gens dont l'intégrité était incontestable.

Le bénévolat pourrait ainsi jouer un rôle plus important qu'aujourd'hui dans la vie des retraités car il permet l'utilisation des savoirs et de l'expérience des retraités. Mais son statut nécessite une réflexion. Il faut le valoriser, l'assainir, et aussi donner une reconnaissance aux bénévoles les plus actifs et au moins les défrayer des frais qu'entraîne le bénévolat [1] et leur permettre de cotiser pour une retraite complémentaire. En effet, celui-ci peut procurer d'intenses et légitimes satisfactions car il représente l'une des voies des plus nobles pour couronner l'épanouissement d'une vie professionnelle réussie.

L'ACTION POLITIQUE ET SOCIALE

L'esprit de la personne âgée, comme celui de tout être, est dominé par le besoin d'être considéré, de se sentir utile, digne de vivre, sentiment qui aide à faire face aux angoisses existentielles. Mais depuis quelques décennies, ce besoin de dignité s'accompagne de sentiments plus revendicatifs car la société, après avoir condamné le quart de ses membres à l'oisiveté, n'a pas réfléchi sur leur sort. Je voudrais rappeler la célèbre phrase de Mauriac citée en épigraphe de ce chapitre : « Ce n'est pas parce qu'on a un pied dans la tombe qu'il faut se laisser marcher sur l'autre. » Le vieillard a des devoirs envers la société, mais la société a des devoirs envers lui. Une discrimination conduisant à son exclusion n'est pas acceptable sur le plan social ou éthique. L'allongement de la durée de la

1. Hier j'ai vu, au cinéma, un film consacré à la dernière année de fonction d'un instituteur. Il vivait pour son métier, était actif, dévoué, et mortellement navré d'interrompre. À un moment où l'on manque si gravement d'instituteurs, surtout de cette qualité, n'est-il pas absurde de l'exclure alors qu'on pourrait, moyennant un modeste complément à sa retraite, l'employer en surnombre pour aider les élèves en difficulté ou handicapés ? Notre société est-elle tellement riche en compétences qu'elle puisse se priver de personnes en pleine force de l'âge ayant cette qualité ?

retraite, sous la double influence de l'abaissement de l'âge de la retraite et de la prolongation de la vie, a ouvert un domaine de revendication qu'il faudrait orienter vers des actions constructives. Le retraité peut légitimement demander à la société de l'aider à vieillir dans la dignité, de lutter contre ce sentiment d'abandon qui l'envahit fréquemment, même quand il est un privilégié, donc de lui indiquer comment il peut encore être utile, quand il le souhaite, ce qui est fréquent.

Le risque d'un activisme politique des gens âgés est évident ; il pourrait être exploité par une démagogie populiste. Les plus de 60 ans représentent près du tiers du corps électoral ; cette proportion devrait atteindre 40 % dans une trentaine d'années, c'est-à-dire demain. Les seniors pourraient, s'ils s'organisaient en groupe de pression fédérant les mécontentements, avoir une influence décisive, et pas nécessairement favorable, sur l'avenir du pays. Cette éventualité ne doit pas être ignorée. Pour y échapper, il faut aider les personnes âgées conscientes de leurs responsabilités à se donner des buts qui, tout en améliorant le confort matériel et intellectuel des personnes âgées, ne remettent pas en cause l'équilibre social et économique du pays. Or, hélas, aujourd'hui les besoins des gens âgés sont souvent ignorés et l'on ne tient guère compte d'eux dans des domaines aussi divers que l'urbanisme, les transports en commun, l'organisation des soins et les études médicales, les programmes de télévision, etc. Si l'on ne remédiait pas à ces dysfonctionnements, on préparerait des lendemains qui déchantent. Les chaînes de télévision, bien que la majorité des téléspectateurs à certaines heures de la journée soient des personnes âgées, semblent oublier leur existence. Elles consacrent de nombreuses émissions aux jeunes (il y aurait beaucoup à dire sur leur pertinence, mais ceci est une autre affaire), mais ne semblent guère intéressées par les besoins, les problèmes, des vieux. Dans les commissions des programmes, les plus de 60 ans, et *a fortiori* les plus de 75 ans, brillent par leur absence.

Avec la multiplication des chaînes rendue possible par le numérique, cette ignorance, ce mépris, ne sont plus acceptables, d'autant que la télévision, qu'on le veuille ou non, constitue la principale distraction des personnes âgées. Or, elle pourrait leur apporter beaucoup en leur parlant de leur jeunesse, de ce qui peut les aider à bien vieillir en mettant en perspective les progrès qui ont été accomplis. Au lieu de les rassurer, on les désespère, en ne parlant que de catastrophes généralement imaginaires ou insignifiantes, mais qui déterminent une atmosphère de désolation. Il y a peu de débats sereins, objectifs, sur les grands problèmes qui intéressent les gens du troisième âge. Ces discussions sont délibérément conçues comme des séances de guignol, des empoignades entre personnes d'avis opposés, avec peu d'efforts pour dégager quelques conclusions, des idées-forces. On n'analyse jamais les raisons d'espérer, qui existent dans le monde contemporain, on ne les informe pas sur les vrais problèmes, sur les avancées médicales et sociales. Cette désespérance fait monter l'audimat mais encourage le nihilisme au lieu de pousser à l'effort. En 1950, les programmes sur la médecine montraient les progrès effectués et escomptés. En 2000, ils s'attardent sur les échecs, les sources d'inquiétude, les erreurs des médecins et l'on pourrait croire que dans le monde jamais la santé n'a été aussi mauvaise, alors que jamais elle n'a été meilleure et qu'elle continue à progresser à un rythme ahurissant. Si beaucoup reste à faire, dans de nombreux domaines cela va mieux. Mais, répondent les rédacteurs en chef, l'optimisme, la culture, la science, font baisser l'audimat alors qu'une bonne marée noire, bien photographiée avec beaucoup d'oiseaux englués dans le pétrole, le fait monter, surtout si l'on ne mentionne pas qu'elle aura disparu dans quelques mois et que le nombre d'oiseaux pêcheurs dans le monde non seulement ne baisse pas, mais augmente de façon inquiétante pour les poissons. Les téléspectateurs, disent-ils, ont envie d'émotion. Je crois qu'ils ont surtout besoin de comprendre et d'espérer. L'appel à la réflexion est, sur le long terme, meilleure que l'exploitation de l'émotion.

Prenons d'autres exemples. Voyager en train pose des problèmes parfois insurmontables à une personne âgée. Ceux-ci commencent dès l'arrivée à la gare : salles d'attente sans places réservées aux personnes âgées. Toutes les places assises sont généralement occupées, bien rarement par les vieux dont les réflexes et les mouvements sont plus lents et qui ne profitent guère des places qui se libèrent. Si l'on part de Paris, théoriquement le quai de départ est annoncé vingt minutes avant le départ, mais souvent ce délai se réduit à quinze, voire dix minutes. Ce n'est pas grave pour les gens alertes qui ont amplement le temps de trouver leur wagon ; mais l'existence de gens âgés, fatigués, pour qui la marche est pénible, semble avoir échappé aux responsables de la SNCF. Or, aller rejoindre un wagon en tête de train peut leur prendre plus de dix minutes, surtout si le quai est parcouru de cohues se hâtant dans les deux sens, leurs bagages à la main et qu'on doit se protéger contre les chocs et les bousculades. Ces courts délais sont d'autant plus choquants que, quand le quai est enfin annoncé, on s'aperçoit généralement que le train était là, formé depuis longtemps. Si l'on se plaint au chef de gare, il vous répond : « C'est vrai, mais le personnel était en train de nettoyer les wagons. » La stupidité de cette excuse révèle la méconnaissance des aspirations des personnes âgées. Elles ne souhaitent pas monter dans le train mais voudraient pouvoir se trouver devant la porte de leur wagon afin de ne pas avoir à se ruer à la dernière minute. D'autant, d'ailleurs, que le numéro des wagons est inscrit en chiffres si petits que les gens âgés doivent coller leur nez sur le wagon pour pouvoir le lire.

Monté dans le wagon, on s'aperçoit que la place retenue se trouve à l'étage supérieur. Personne ne vous en avait prévenu, comme, hélas, personne ne semble avoir eu l'idée, pourtant simple, de réserver les places de l'étage inférieur aux titulaires des cartes seniors au moment de la réservation. Il faut donc hisser les bagages dans l'étroit escalier pour les redescendre à l'arrivée, car il ne serait pas prudent, on vous le dit, de laisser les bagages sans surveillance à l'étage inférieur.

Mais les difficultés les plus graves apparaissent en cas de changement ou à l'arrivée : signalisation déplorable et surtout escaliers à monter et à descendre valises à la main. J'ai voyagé en train dans presque tous les pays d'Europe. C'est certainement la SNCF qui a installé le moins d'ascenseurs, d'escaliers mécaniques et surtout, ce qui est le plus fâcheux, de plans inclinés. À notre époque, toutes les valises des personnes âgées sont munies de roulettes. Mais celles-ci ne servent à rien s'il y a des escaliers. Dans la plupart des pays civilisés, on installe donc, sur un côté de l'escalier, un plan incliné sur lequel on peut faire rouler sa valise ou son sac. Cette idée n'a jamais germé dans le crâne de nos chefs de gare ; sans doute parce qu'ils partent à la retraite très jeunes et n'ont donc jamais éprouvé l'angoisse d'un vieillard devant toutes ces marches à descendre puis à monter. Quand un escalator existe et qu'on est parvenu à le localiser, ce qui relève parfois de l'exploit, en général il ne fonctionne pas. La France doit être le pays du monde détenant le record du nombre de jours d'entretien par an ; c'est d'ailleurs un sujet de plaisanterie pour les étrangers visitant la France. Les ingénieurs de la SNCF doivent disposer de statistiques, il serait intéressant de les connaître et de savoir ce qu'ils ont fait pour remédier à ce temps exorbitant consacré à l'entretien des escalators. Il serait plus intéressant encore qu'ils demandent à un de leurs parents âgés le récit d'un voyage en train. Il y a quelques années, on avait eu l'idée de mettre dans les gares des jeunes gens censés aider les voyageurs ; ceux-ci ne s'intéressaient qu'aux enfants et aux femmes enceintes, on avait dû omettre de leur révéler que les personnes de plus de 75 ans, soit presque 10 % de la population, ont souvent du mal à se mouvoir et à monter dans les wagons leurs valises à la main. Peut-être, d'ailleurs, ceux qui les avaient instruits l'ignoraient eux-mêmes.

Les déplacements dans les villes posent aux personnes âgées des problèmes similaires : il suffit de prendre l'autobus ou le métro pour constater que les personnes valides, plus rapides, s'emparent des places assises, tandis que celles se déplaçant difficilement restent souvent debout, car même quand elles disposent de places réservées, d'ailleurs souvent mal signalisées, elles n'osent pas les réclamer. Heureusement, il existe des adultes courtois et conscients des affres du vieillissement qui leur offrent leur place, mais on voit rarement un jeune se lever [1]. L'insécurité dans certaines stations de métro et les trains de banlieue entretient une inquiétude telle que beaucoup de personnes âgées n'osent plus les utiliser. Dans le métro, les interminables escaliers constituent un obstacle infranchissable pour les vieillards ; Paris est l'une des villes où le métro est le plus ancien et, de ce fait, l'une de celles où il y a, proportionnellement, le moins d'escaliers mécaniques. Prenons l'exemple de la gare de Lyon. C'est l'une des stations de métro les plus fréquentées en France, et nombreux sont ceux qui ont une valise à la main. L'escalier est suffisamment large pour qu'on puisse y mettre un escalator. J'avais écrit au directeur de la RATP à ce sujet il y a une dizaine d'années ; il m'avait répondu que cela serait rapidement fait, dès que les moyens financiers nécessaires auraient été réunis. Rien n'existe encore alors qu'on a trouvé, sans difficulté, les fonds nécessaires pour construire des murets isolant les

1. La RATP d'ailleurs leur déconseille de le faire, indiquant que les personnes âgées n'ont qu'à se déplacer aux heures creuses (M. Goyet, *Collèges de France*, Fayard, 2003).

voies d'autobus ou pour aménager des plages sur les voies sur berge quand on ferme celles-ci l'été [1]. La facilité avec laquelle on trouve des fonds dans certains cas et on ne les trouve pas pour améliorer la vie des gens âgés est déconcertante.

En réalité, les transports en commun se soucient peu des difficultés des vieillards, car ceux-ci n'osent pas revendiquer, étant honteux de leurs déficiences. Dans ce contexte, la voiture est une sauvegarde : la sienne, tant que l'on peut conduire, et celle de ses proches ensuite, qui est généralement le dernier lien avec l'extérieur. Or les « bobos » parisiens qui ne rêvent que de leur qualité de vie et oublient qu'ils seront un jour âgés, n'ont qu'une idée : transformer la ville en lieu de récréation pour oisifs et supprimer les voitures des banlieusards, dont le caractère utilitaire les choque et à qui ils reprochent d'envahir « leur » Paris, alors que ces malheureux n'ont que ce moyen pour se rendre à leur travail, qu'ils soient salariés ou bénévoles. On veut débarrasser Paris des voitures des banlieues alors qu'avec l'aval des pouvoirs publics, certaines banlieues ont été conçues de façon telle qu'on ne peut y vivre qu'avec une voiture.

De même, quelle municipalité se soucie, quand elle instaure un sens unique, du fait que les deux-roues vont utiliser les trottoirs pour rouler à contre-courant et rendre la vie plus difficile aux piétons âgés ? On pourrait multiplier de tels exemples.

Les musées nationaux sont une autre illustration de la désinvolture avec laquelle sont traités les gens âgés. Dans la partie du Grand Palais, à Paris, où des escalators sont installés, il est, hélas, fréquent que l'itinéraire des expositions ne permette pas leur emploi et l'on se trouve dans

---

1. Il serait intéressant de demander à la municipalité parisienne pourquoi on installe des pseudo-plages sur les voies sur berge, jamais sur les quais pourtant plus longs sans voie automobile. Serait-ce parce que leur objectif est de gêner les automobilistes et de dissuader les banlieusards de venir à Paris plutôt que de faciliter les loisirs des Parisiens et la drague ?

la situation aberrante d'obliger les visiteurs à utiliser des escaliers étroits et dangereux, alors qu'une légère modification de l'itinéraire permettrait l'utilisation des escalators ; hélas, les conservateurs n'y pensent pas. Dans la plupart des musées, des ascenseurs ont été installés mais ils sont généralement réservés au personnel ; ainsi les visiteurs âgés, ayant du mal à escalader les escaliers, contemplent de jeunes employés utilisant l'ascenseur alors qu'eux n'y ont pas droit. Visitant un musée en province avec des amis octogénaires, j'étais allé protester chez le conservateur qui, fort courtoisement, avait immédiatement délégué un employé pour ouvrir l'ascenseur. Mais la plupart des gens âgés ont honte de leurs infirmités, ils ne se plaignent pas et renoncent à prendre le train ou le métro et à visiter des musées. C'est ainsi qu'on rejette hors de la société ceux dont l'âge a amoindri la force musculaire et qui sont justement ceux à qui les voyages, la culture, pourraient le plus apporter. Cette exclusion est d'autant plus choquante qu'on ne l'observe pas dans les établissements privés. Dans les grands magasins, par exemple, on n'a jamais la moindre difficulté : escalators et ascenseurs sont nombreux et bien signalisés. Il en est de même dans les expositions privées. L'absence de considération pour les personnes âgées semble être une caractéristique du service public. Le non-respect des interdictions de fumer dans les lieux publics en est une autre illustration. Il y a très peu de fumeurs parmi les gens âgés et beaucoup d'asthmatiques, de bronchitiques, pour qui la fumée du tabac des autres est infiniment plus dangereuse que la pollution. L'un des objectifs de la loi Évin était de protéger les non-fumeurs. Mais, hélas, les jeunes fument et on a peur de leur déplaire.

Si je me suis étendu sur ces problèmes, ce n'est pas pour critiquer les administrations, c'est pour souligner à quel point elles ignorent les infirmités liées à l'âge. Les fonctionnaires partent à la retraite très tôt, ils ne connaissent donc pas ces problèmes quand ils sont en fonction. Les élus devraient les leur rappeler mais ils ne sont préoccupés que par ce que disent les médias et les partis politiques. La situation ne s'améliorera que quand les personnes âgées oseront faire valoir leurs droits. Il est alors à craindre que le balancier n'aille trop loin et que, forts de leur puissance électorale, des retraités n'imposent leurs vues aux personnes actives. Pour limiter ce risque, il faut donc s'occuper des problèmes liés à l'âge avant que ceux-ci ne deviennent un terrain de manœuvres démagogiques.

Pour bien vieillir, pour ne pas être rongé par l'ennui puis l'angoisse, il faut donner un sens à sa vie. La personne vieillissante ne doit pas se laisser aller, mais la société a le devoir de l'aider. Beaucoup souhaitent rester actifs et utiles, soit en poursuivant, à un rythme convenable, des activités professionnelles, soit en s'adonnant à un bénévolat qui permet des formules plus souples, soit en se cultivant, en participant à l'éducation des enfants et des jeunes, en leur transmettant leur expérience et leur foi en la vie.

Il y a, chez les gens âgés, des trésors de bonne volonté et d'optimisme raisonné. Une société qui ne saurait pas les exploiter serait coupable et s'appauvrirait en excluant le quart, bientôt le tiers de la population adulte. Mais elle doit, pour y parvenir, non seulement faire preuve d'imagination mais surtout redonner aux vieux une dignité et une qualité de vie qui sont trop souvent oubliées ou négligées quand ce sont des quadragénaires qui régentent le sort des septuagénaires et octogénaires. Notre société se préoccupe des exclus mais a tendance à oublier les plus nombreux de ceux-ci, les retraités, qu'elle ne considère que sous l'angle financier sans réfléchir à leur place dans la société.

Conclusion

Ce livre ne peut que poser les problèmes psychosociaux que suscitent le départ à la retraite et l'absence d'occupation régulière. Il n'a pas la prétention de proposer une stratégie. Pour rester sur le plan médical, qui est le mien, il suffit de rappeler qu'un âge uniforme de départ à la retraite applicable quels que soient le métier, l'état physique et mental du sujet, ses aspirations, est contraire à ce que nous savons du vieillissement. Sur le plan physiologique, une phase de transition entre l'hyperactivité des dernières années de fonction et la retraite totale paraîtrait souhaitable. Flexibilité dans l'âge du départ à la retraite, flexibilité dans la durée du travail hebdomadaire (temps partiel) pendant une période intermédiaire (par exemple de 60 à 70 ou de 65 à 75 ans) s'intercalant entre le temps plein et la retraite totale, paraîtraient logiques et devraient pouvoir être instituées grâce aux modes de gestion moderne des ressources humaines, comme devrait l'être d'ailleurs le mi-temps des femmes enceintes et des mères de jeunes enfants quand celles-ci le souhaitent. Les avancées de la médecine permettent de suivre le vieillissement physique et mental, elles pourraient donc aider à orienter chacun en fonction de son âge réel. Le bénévolat doit être favorisé mais aussi codifié, en l'assortissant parfois d'indemnités compensant les frais qu'il entraîne. La plupart des Français peuvent et voudraient être utiles jusqu'à 70 ou 75 ans. Il faut leur donner les moyens d'y parvenir. Rien ne donne à penser qu'on accroîtrait ainsi le chômage des jeunes. Bien au contraire, une meilleure exploitation des potentialités des personnes âgées devrait permettre un accroissement de la richesse globale, donc une meilleure formation des jeunes à laquelle, d'ailleurs, beaucoup de retraités seraient heureux de contribuer.

On distingue, dans le processus de désocialisation des exclus (marginaux, sans papiers, etc.), quatre phases. La première est agressive : refus de la situation, combat. Dans la seconde, celle de la dévalorisation, le sujet se culpabilise, il retourne son agressivité contre lui-même. La troisième est celle de la dépression : on perd tout espoir, on ne fait plus de projet, on ne se projette plus dans l'avenir ; on ne demande même plus le respect de ses droits. Vient alors la quatrième, celle de l'abandon : plus de désir, plus d'envie ; peu à peu, on n'existe plus. Ce parcours est très analogue avec ce qui se passe pendant la vieillesse.

Les exclus, pour se défendre, tentent de réinventer la fraternité, la solidarité, de recréer des liens sociaux. Dans le cas de la vieillesse, il faudrait maintenir ces derniers aussi longtemps que possible en se rappelant que les sentiments d'exclusion, de vie sans signification suscités par la retraite prennent toute leur dimension parce qu'ils sont vécus comme les préludes à une altération plus profonde de l'organisme. C'est parce que la crainte de la dépendance, de la perte d'autonomie, de la mort, est lovée au plus profond du subconscient, que l'oisiveté, la vacuité de la vie inquiètent et déstabilisent. Dans le chapitre suivant, nous examinerons la phase ultérieure, celle où l'autonomie est menacée, puis perdue. Si la première partie de la vieillesse, celle que nous venons d'examiner, est dominée par la crainte de la ségrégation, la seconde, celle des troisième et quatrième phases du processus ci-dessus, qui seront examinées dans le chapitre suivant, se vit sous le signe de la médicalisation. Dans les deux cas, il faut refaire de la personne âgée un citoyen, c'est-à-dire quelqu'un qui participe activement à la vie de la cité. Sans même s'en rendre compte, les décideurs continuent à raisonner comme quand quelques années à peine séparaient l'âge de la retraite de celui de la déchéance finale. Il faut qu'ils intègrent dans leur raisonnement le fait que cette durée est maintenant de 20 à 30 ans, soit près du tiers de l'existence. Et s'ils continuent à l'oublier c'est à nous, les gens âgés, qu'il appartient de le leur rappeler, sans ménagement.

Chapitre 6

Le cap des 80 ans

« Autrefois, je ne me souciais pas des vieillards : je les prenais pour des morts dont les jambes marchent encore ; maintenant je les vois : des hommes, des femmes juste un peu plus âgés que moi. »

SIMONE DE BEAUVOIR,
La Femme rompue

Quatre-vingts ans symbolisait, autrefois, l'entrée dans la grande vieillesse, le moment où toute autonomie achevait de se perdre. Cet âge n'a plus cette signification car nombreux sont ceux qui, à 85 ou 90 ans, restent alertes physiquement et intellectuellement, et plus de la moitié des octogénaires conservent une indépendance physique (capacité d'effectuer tous les actes domestiques de la vie courante et aptitude à vivre seul sans aide). Or, si l'on est en bonne santé à 80 ans, on peut escompter encore une dizaine d'années de vie. La vieillesse apparaît comme un processus dont le rythme est plus lent qu'autrefois mais reste très variable selon les sujets. Mais surtout, les progrès de la médecine font que la vieillesse n'est plus un monde à part où l'on pénétrerait à un certain moment de la vie, mais plutôt le prolongement d'une existence pendant laquelle l'organisme évolue sans cesse. Il est difficile de tracer des frontières, même si ceci serait commode pour des raisons administratives.

Cependant, 75-80 ans représente une limite au-delà de laquelle l'équilibre est fragile, tant sur le plan psychique que physique ; il peut être rompu par une chute, un accident, une maladie ou un choc psychologique, notamment un deuil. Ces événements peuvent entraîner une période de dépendance physique ou domestique, des déficiences physiques ou mentales autrefois irréversibles mais qui, aujourd'hui, peuvent souvent être surmontées. De nombreux sujets retrouvent leur autonomie si on les rééduque et leur redonne confiance en eux. Après une intervention chirurgicale, par exemple la réduction d'une fracture consécutive à une chute, il est frappant de voir que, de deux malades ayant le même âge et qui étaient, avant la chute, dans le même état, l'un se remet très vite parce qu'il fait des efforts, veut guérir et pense qu'il peut y parvenir, alors que l'autre se laisse aller, trouve fatigants et ennuyeux les exercices de rééducation prescrits ; l'absence de progrès le rend triste, ce qui accroît son manque de combativité, il perd son autonomie et devient un infirme.

Cet exemple souligne l'impact des facteurs psychologiques sur l'état physique. La capacité de réagir après une agression physique ou psychique (ce qu'on appelle la résilience), la résistance et l'endurance psychiques, ont une influence positive sur la santé et la longévité. Le soutien social et familial a une grande importance ; ainsi les veufs, les isolés sont particulièrement vulnérables : blessés ou malades, ils décompensent facilement et sont tentés de se laisser aller. En entourant, en rassurant, en distrayant ceux qui perdent pied, en leur redonnant le courage et le désir de guérir, on les aide à sortir du mauvais pas. Ils pourront alors redevenir, pour de longues années, capables de vaincre leurs problèmes. La réacquisition de la marche, d'une continence sphinctérienne, de l'orientation dans l'espace, du repérage dans le temps, sont possibles mais exigent du temps, des efforts et une grande compétence de la part de ceux qui les rééduquent.

Très souvent, l'évolution vers la dépendance est le résultat d'événements ou de maladies qui, au début, ne paraissaient pas graves, mais qui se compliquent, s'associent à d'autres troubles dans un phénomène d'avalanche car tous les tissus fonctionnent déjà à la limite de leurs possibilités et n'ont pas de réserve. C'est en général entre 80 et 85 ans que l'on entre dans cette période de vulnérabilité, où l'organisme est dans un équilibre instable. Cette fragilité est favorisée par ce que les médecins appellent une polypathologie, c'est-à-dire l'atteinte de plusieurs tissus ou fonctions, par exemple de petits troubles du fonctionnement rénal ou hépatique, une dénutrition, une atrophie de la muqueuse gastrique ou la baisse de l'activité musculaire de l'intestin ou encore une petite dépression, une difficulté à marcher. Ces petits troubles entraînent une polymédication (plus de quatre médicaments par jour) qui cause une intoxication chronique de l'organisme. Dans cette situation de crise médico-psycho-sociale, un événement banal (déménagement, chute, grippe) peut rompre l'équilibre et déterminer une décompensation d'un, puis de plusieurs tissus. Traité à temps, bien entouré et soutenu, rassuré, le sujet peut récupérer et retrouver une vie normale. Mais cet épisode a augmenté sa fragilité et il faut le plus tôt possible lui faire reprendre une activité autonome physique et intellectuelle et le mettre à l'abri d'un nouvel épisode.

Il faut surveiller un vieillard, car les symptômes de maladies graves peuvent être très frustres. Une grippe peut se surinfecter, devenir sans qu'on s'en aperçoive une broncho-pneumonie, laquelle peut se compliquer de troubles du rythme cardiaque, etc. En quelques jours, insensiblement, on est passé de ce qui commençait comme un rhume à l'atteinte de plusieurs organes vitaux. Quels sont les facteurs de vulnérabilité ?

Insistons sur l'impact majeur :

- Des inégalités socioculturelles. Nous ne sommes pas égaux devant la vieillesse. Il existe une corrélation entre le vieillissement psychique ou physique et le niveau et la durée des études, ce qui souligne le rôle préventif de l'éducation et du maintien d'une activité intellectuelle. Les statistiques montrent que, sur dix personnes qui sont à 75 ans en bonne santé, deux parviendront à 90 ans parmi les anciens cadres supérieurs et une seule parmi les anciens manœuvres.
- De la solitude, l'isolement, la désinsertion sociale et l'impression d'inutilité qui accélèrent les manifestations du vieillissement. « Le maintien d'une réelle insertion sociale est l'une des conditions du maintien d'expression de la personnalité et de la qualité de vie de la personne âgée » (rapport du Comité national d'éthique).
- De l'attitude de la société et de l'image du grand âge. Une représentation négative de celui-ci a deux conséquences majeures. Les personnes âgées ne s'y préparent pas quand elles sont encore vaillantes car elles refusent d'y penser. Or, c'est le moment où il faudrait, au contraire, prendre les décisions nécessaires : aller habiter près de ses enfants ou amis pour éviter l'isolement, aménager son logement pour anticiper les risques de chute, de malvoyance, etc. Du côté de la société, l'idée que la vieillesse est une maladie inéluctable et incurable a entraîné une sorte d'apathie depuis la fin de la Première Guerre et jusqu'à une époque récente, contrastant avec le développement de l'aide sociale. Inconsciemment, on a admis que tous les moyens sanitaires devaient être prioritairement consacrés à améliorer la santé et la vie des jeunes et qu'il était logique d'abandonner à leur sort les gens

âgés. Par exemple, on a développé la pédiatrie dans la formation médicale et dans les hôpitaux, pendant que rien, ou très peu, n'était fait pour développer la gériatrie ou les conditions d'hospitalisations des gens âgés lors de maladies aiguës ou chroniques. La canicule de l'été 2003 a illustré les conséquences de cet état d'esprit.

Les bilans

La vieillesse n'est pas une maladie mais elle prédispose à la maladie (voir chapitre 3). Toute personne de plus de 80 ans doit donc être régulièrement suivie, surtout s'il y a déjà eu une première alerte, afin de ne pas laisser se développer une maladie invalidante. Aux examens cliniques de routine doivent s'ajouter des bilans périodiques qui procèdent à la fois du suivi, du dépistage et de l'évaluation de la qualité des soins ; ils doivent être réalisés sans hospitalisation, dans des structures spécialisées (comme l'a recommandé la Conférence nationale de santé en 1999). On peut éviter, ou retarder, la dépendance à condition d'avoir repéré et soigné les facteurs de risque à l'occasion de ces bilans, analysant non seulement l'état de santé, mais aussi les conditions de vie. Ceux-ci doivent rechercher les diverses pathologies et examiner l'aptitude à se déplacer, à se laver, à assurer son hygiène, la capacité à communiquer, à téléphoner, à gérer son argent et ses médicaments, la lucidité et, bien entendu, les souhaits de la personne âgée ainsi, éventuellement, que ceux de son entourage. Ils peuvent être effectués dans un hôpital de jour gériatrique quand il en existe un à proximité, ce qui n'est pas toujours le cas. Ils nécessitent la collaboration de médecins, infirmières, psychologues, travailleurs sociaux, ergothérapeutes, kinésithérapeutes. Le but est de faire le point sur les soins, les rééducations nécessaires à la conservation d'une autonomie, en améliorant les fonctions et le milieu de vie et en fournissant les aides matérielles et psychologiques adéquates. Il faut étudier aussi la vie sociale, comprendre par exemple pourquoi le sujet reste confiné dans sa chambre, s'isole ; analyser les problèmes cognitifs, psychologiques, relationnels, les déficiences que la personne âgée tente de masquer même aux médecins. C'est, en effet, un aspect particulier et déroutant de la pathologie des gens âgés : non seulement ils ne se plaignent pas de leurs petites misères, par exemple leur mauvaise ouïe, mais ils les dissimulent car ils en ont honte. Le médecin doit donc être un confesseur et un détective ; il doit informer le vieillard, l'inciter à se confier, car le sentiment d'être diminué le conduit à cacher ses infirmités alors qu'on pourrait le soulager. Prenons l'exemple de l'incontinence : chez les femmes surtout, mais aussi chez les hommes, la perte d'un bon contrôle des sphincters et les petites fuites qui en résultent est un phénomène fréquent (un tiers des vieillards) mais extrêmement handicapant et humiliant. De fait, c'est la principale raison pour laquelle beaucoup de personnes âgées ne sortent plus de chez elles, fût-ce quelques instants. Or, il existe des dispositifs simples qui permettent aux incontinents, hommes ou femmes, de mener une vie normale. De plus, on peut traiter l'incontinence de différentes façons ; encore faut-il que le sujet en parle à son médecin et que celui-ci ait reçu la formation nécessaire.

Le vieillard ne doit pas se résigner à ses déficiences. Il faut l'inciter à lutter contre elles. Il faut l'interroger systématiquement. On retrouve là une situation que les psychiatres connaissent bien : souvent les faits les plus graves sont ceux dont le sujet parle le moins car il veut les oublier, les nier.

Aussi il faut éduquer la personne âgée, lui enseigner ce qu'elle doit faire pour rester en bonne santé en tenant compte de ses caractéristiques, lui donner confiance en elle et lui insuffler le désir de faire des efforts. Sans médicaliser la vieillesse, il faut faire percevoir ce que la médecine peut apporter.

Le vieillissement n'est pas un processus régulier, graduel. Il y a des périodes où tout va bien, où l'on se sent, même longtemps après 80 ans, en pleine forme, rajeuni. Et puis, il y a des crises : tout effort, même minime, paraît difficile, toute décision, même simple, impossible à prendre. On n'a même plus la force, le courage, de dire à ses proches que rien ne va plus ; on est tenté de renoncer, de ne plus lutter : sur cette pente savonneuse, il semble si facile de se laisser aller, d'en finir. Mais il suffit parfois de quelques mots, que quelqu'un vous dise qu'il tient à vous, qu'il a besoin de vous, que vous n'êtes pas ce fardeau que vous croyez être pour les vôtres mais au contraire un secours, un exemple, pour que l'on ait à nouveau envie d'exister, de lutter. La personne âgée perçoit sa santé en fonction de son utilité sociale, de ses relations avec ses proches et de ses échanges avec la société. Il faut lui permettre de rester dans la société, lui donner envie de participer, lui apprendre à vieillir en étant utile, considérée. La fréquence des dépressions et des suicides chez les vieillards montre la gravité de ce problème. La conjonction de la perte de la maîtrise des fonctions du corps et de l'esprit (mémoire) ainsi que des rôles sociaux valorisants, de l'influence que l'on pouvait avoir, entraîne une crise profonde puisque tout ce qui faisait la trame de la vie s'enfuit comme du sable entre des doigts mal joints.

L'entourage a, dans cette situation, une importance capitale. Une personne âgée se sent digne de vivre quand ceux qui l'entourent, la soignent, lui témoignent par leurs gestes, leurs regards, qu'elle mérite de vivre. Le médecin aussi peut lui redonner de la dignité, donc le désir de faire face. Un médecin de famille compétent, connaissant bien la personne, l'ayant suivie pendant de longues années et en lequel celle-ci a confiance, est capable, en l'écoutant, de discerner ce qui revient à des tendances dépressives ou à la fatigue physique, d'ailleurs souvent liées. Malheureusement, souvent il n'y a pas de médecin de famille, ou celui-ci n'a pas le temps de converser, ou n'a pas acquis une compétence en gérontologie.

Les objectifs

Les objectifs que l'on se fixe sont simples :

Maintenir la personne âgée à son domicile, dans le cadre auquel elle est habituée

C'est relativement facile pour les sujets vivant en couple, ce qui est le cas, chez les sujets de plus de 80 ans, pour environ 60 % des hommes mais seulement 16 % des femmes car, en raison de la plus grande longévité féminine, 72 % d'entre elles sont veuves alors que le pourcentage de veufs est moitié moindre. L'entraide à l'intérieur des couples joue un rôle fondamental, sur le plan physique et moral, pour le réconfort de celui qui est aidé et la valorisation de l'aidant. Parmi les personnes de plus de 80 ans, 13 % seulement sont placées dans des institutions et 87 % d'entre elles vivent à domicile, seules dans la moitié des cas, hébergées chez leurs enfants dans 15 % des cas ; 85 % d'entre elles conservent une relative autonomie sans le secours d'une aide institutionnelle dans leur vie quotidienne, mais elles ont besoin (physiquement et moralement) de leur famille et de leurs voisins, qui jouent un rôle considérable. Le taux de handicap physique passe de 11 % à 60 ans à 28 % à 80 ans et celui de dépendance (physique et intellectuelle) est de 2 % à 65 ans, 25 % à 80 ans (mais 5 % seulement ont besoin d'une aide quotidienne), 50 % à 93 ans. La dépendance physique dépend de facteurs sociaux : niveau socioculturel, moyens financiers, relations familiales (voir plus loin). En 1990, 60 % des personnes de plus de 95 ans vivaient encore à leur domicile.

Les personnes âgées peuvent rester dans leur cadre de vie à trois conditions.

• D'abord, adapter leur logement avec un mobilier fonctionnel, réduisant les risques de chute, notamment dans la salle de bains. Quand une chute est survenue, il faut analyser ses circonstances pour éviter son renouvellement, ce qui est peu fait, bien que les chutes causent, chaque année en France chez les sujets de plus de 75 ans, 92 000 hospitalisations et 8 000 décès (voir chapitre 1).

• Ensuite, leur donner des aides ménagères et, si besoin, des soins à domicile, ce qui a constitué un grand progrès. Il faut donc informer les familles, former les intervenants, évaluer les dispositifs d'aide et vérifier leur qualité. 5 % des plus de 75 ans bénéficient de soins à domicile, mais 50 % à plus de 85 ans, parmi lesquels la moitié cumule une dépendance physique et une détérioration intellectuelle. Les aides à domicile ont un rôle fondamental, mais ceux qui les effectuent n'ont pas toujours reçu une formation adéquate. Souvent, ils sont tentés de faire les actes à la place du vieillard, de se substituer à lui, par exemple de faire son pansement au lieu de lui apprendre à le faire malgré ses handicaps. Il faut se rappeler la phrase de Confucius, reprise par Mao : « Il ne sert à rien de donner à un pauvre du poisson, il faut lui apprendre à pêcher. » Il ne faut pas laver le vieillard, il faut lui apprendre à se laver avec ses muscles défaillants.

• La troisième condition est une surveillance régulière. Une personne âgée est très vulnérable : en quelques heures ou jours, elle peut passer d'une excellente santé à un état de détresse (à la suite d'une chute, d'une intoxication digestive, d'une affection virale, de l'apparition de troubles psychiatriques, etc.). Celles qui vivent seules à domicile doivent pouvoir rapidement appeler au secours (téléphone portable, sonnette d'appel) et être régulièrement surveillées. Lorsqu'elles bénéficient de soins à domicile où d'aide à domicile, les personnes aidantes devraient, quand elles constatent un changement dans l'état de la personne âgée, alerter immédiatement la famille et les services médicaux. Ceci exige qu'elles aient reçu une formation minimale et surtout l'existence d'une bonne liaison entre le médical et le social, ce qui n'est malheureusement pas le cas en France car ces deux activités dépendent d'administrations distinctes. La crise de la canicule pendant l'été 2003 a bien mis en évidence la nécessité de ces liaisons et de cette surveillance. C'est parce que rien n'était prévu pour l'assurer que le nombre de décès a été aussi élevé.

L'environnement familial joue un rôle déterminant en veillant au bon fonctionnement et à l'efficacité de ce dispositif. Celui-ci a été démontré par la canicule. En août 2003, les familles étaient en vacances, et n'ont pas pu le faire. Les familles étant amenées à s'absenter, il faut donc que, comme en Suède, elles puissent alerter, avant leur départ, un dispositif de surveillance (au niveau des mairies par exemple) ou obtenir une hospitalisation de la personne âgée pendant la durée de leur absence ; ces hospitalisations ne peuvent pas être improvisées dans la hâte, il faut les prévoir.

Aider les familles

Quand celles-ci soutiennent activement les parents âgés, notamment en les hébergeant. 4 % des ménages ayant des parents de plus de 75 ans les hébergent, mais dans la moitié de ces cas, il y avait eu toujours une corésidence. Même sans habiter avec eux, la plupart des familles les aident moralement et souvent matériellement, malgré le poids social des vieillards et les difficultés de la vie quotidienne [1]. L'équilibre sociologique de la France dépend ainsi de la solidarité entre les générations, donc de ces familles de bénévoles ; il faut les former, reconnaître leurs services, les conforter.

Contrairement à ce qu'on dit parfois, les familles ne sont pas moins solidaires aujourd'hui qu'autrefois, mais leur cohésion dépend de nombreux facteurs. Les personnes âgées fournissent 35 % du volume d'aide informelle et 50 % en cas de cohabitation. Les aidants sont essentiellement les épouses âgées et les filles. Ces dernières procurent la majorité des différents types d'aides et de soins à leurs parents et beaux-parents. Or, l'activité professionnelle des femmes d'âge mûr ne cesse d'augmenter ; celles-ci seront donc de moins en moins disponibles, ce qui créera des problèmes, d'autant qu'avec les difficultés de logement, elles peuvent habiter loin de leurs parents ; même quand les domiciles sont proches, il ne faut pas sous-estimer les difficultés. Entre 50 et 60 ans, les filles (ou belles-filles) sont fragilisées par la ménopause, les premiers symp-

1. Donnons quelques précisions. Les transferts monétaires allant des enfants vers les parents sont égaux à environ 0,15 % du revenu national, alors que les transferts des parents vers les enfants sont égaux à 1,5 %. Il s'y ajoute héritages et donations qui représentent 4 % du revenu national. Comme il est normal, dans les milieux favorisés les parents aident leurs enfants, beaucoup plus d'ailleurs que ce qu'indiquent ces chiffres, car beaucoup de ces aides ne sont pas comptabilisées ni même comptabilisables. Les aides données par les enfants concernent principalement les parents d'un niveau modeste, souvent des veuves. Par comparaison, on peut rappeler que les pensions publiques représentent 12 % du revenu national, le remboursement des dépenses de santé au profit des personnes âgées de plus de 60 ans 4 % du revenu national et la moitié des dépenses de santé. Le « soutien » aux personnes âgées en 1997 représente ainsi l'équivalent de 18 % du revenu national en tenant compte d'autres transferts (voir A. Masson, *Gérontologie et société*, 1997, n° 81).

tômes de leur propre vieillissement, le départ de leurs enfants hors du foyer familial. Avoir à s'occuper de parents âgés qui jusque-là avaient été source d'aide et de réconfort, non seulement bouleverse leur emploi du temps mais les trouble et les culpabilise (« Je n'en fais pas assez pour ma mère qui a tant fait pour moi » ou « J'abandonne mon mari, mes enfants et petits-enfants qui ont besoin de moi »). Si la maladie se prolonge, l'état s'aggrave, la dégradation de la personne âgée devient l'annonce de son propre destin (« Je vais devenir comme elle »). L'apparition des troubles psychiques, d'absences dans la mémoire, le fait de ne plus être reconnu fait franchir la limite de tolérance et la mise en institution devient alors souvent la seule solution mais accroît le sentiment de culpabilité.

On conçoit qu'au cours de cette crise, l'aidant ait besoin d'être soutenu matériellement et moralement. Prendre chez soi le parent qui perd son autonomie peut être une solution mais on devient prisonnier de celui que l'on aide.

Des ménages ne peuvent pas partir en vacances s'ils hébergent chez eux une grand-mère qu'ils ne peuvent ni laisser seule ni emmener avec eux et il n'est pas rare d'entendre : « Depuis quinze ans, je n'ai pas pu partir en vacances parce que ma grand-mère habite chez moi ; je suis donc condamné à être tout le temps là. » Il n'est pas étonnant que dans ce cas, les vieillards se sentent des gêneurs. Il existe un congé parental ; de même, il faudrait des congés permettant aux enfants de s'occuper de leurs vieux parents. D'autres mesures pourraient aider les aidants, leur offrir des moments de répit. Héberger le vieillard en institution pendant de courtes durées, trois semaines ou un mois, leur donnerait la possibilité de partir en voyage, en vacances. De même, des hébergements temporaires de proximité pourraient être utiles quand les personnes âgées deviennent malades et ont besoin de soins constants ou que, pour toute autre raison, les choses sont temporairement difficiles pour les familles. Il faut, dans ces cas, mieux utiliser les hôpitaux pour les maladies subaiguës ou chroniques.

Pendant ces périodes de crise, un accroissement des soins à domicile peut également soulager les familles. Les solutions sont plus faciles à trouver quand les personnes âgées sont suivies dans un réseau de soins qui connaît leurs problèmes.

REPENSER LES STRUCTURES DE SOINS ET AMÉLIORER LA FORMATION DE CEUX QUI Y PARTICIPENT

Les besoins en actes médicaux s'accroissent rapidement avec l'âge à partir de 70 ans (voir figure ci-après). Les médecins généralistes devraient constituer la cheville ouvrière des soins aux personnes âgées. Ils doivent donc acquérir une formation en gérontologie, la discipline qui étudie le vieillissement sous tous ses aspects (biologique, psychologique, démographique, sociologique, etc.) afin de comprendre la place de la personne âgée dans la société, pourquoi on ne vieillit pas aujourd'hui comme hier, ni à la ville comme à la campagne, les besoins de relations de la personne âgée, les processus d'exclusion sociale dont ils sont victimes. Ils doivent aussi avoir une formation sur les maladies des vieillards, la façon dont on les prévient et on les soigne (la gériatrie). Celle-ci a une forte composante psychiatrique car les maladies les plus graves des personnes âgées sont celles qui touchent le cerveau. On ne peut pas demander aux généralistes d'être des gériatres, pas plus qu'on ne peut leur demander d'être des pédiatres ; mais ils doivent savoir assez de gériatrie pour faire appel à bon escient aux spécialistes.

Une meilleure formation du personnel de santé permettrait à la fois de maîtriser l'inflation des dépenses médicales non justifiées, d'éviter le rationnement des soins utiles et d'allonger la durée de vie sans incapa-

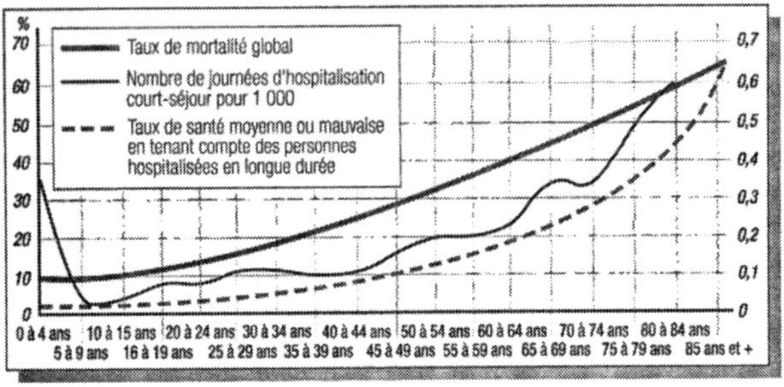

Variation avec l'âge de plusieurs indicateurs de besoins de soins :
taux de mortalité (échelle de droite),
taux de santé, moyenne ou mauvaise (échelle de gauche),
nombre de journées d'hospitalisation.
(document préparatoire à la conférence nationale de santé, 1999)
(50 % des dépenses de santé se font pour des sujets de plus de 60 ans. Celles-ci varient peu en fonction de l'âge au décès car les dernières années sont les plus dispendieuses.)

cité grâce à une prévention des conséquences d'incapacités mineures associées à des maladies transitoires. Les personnes âgées doivent avoir accès aux soins sans trop attendre et être régulièrement suivies.

Il faut aussi créer des structures propices aux soins à domicile : les réseaux ont l'avantage de réunir des médecins de famille généralistes avec des médecins spécialisés (gériatres, cardiologues, neurologues et psychiatres, services hospitaliers et maison de retraite, infirmières, psychologues, etc.) qui doivent travailler en étroite liaison avec le médecin de famille. La présence, dans ces réseaux, de pharmaciens (pour veiller à l'absence de contre-indications entre les nombreux médicaments prescrits par les différents médecins), infirmières, ergothérapeutes, kinésithérapeutes, assistantes sociales, etc., leur donne cohérence et efficacité et permet des liens relationnels malgré le grand nombre d'intervenants et le caractère multidisciplinaire des soins. Tant de corps de métier sont impliqués dans l'aide médicale et sociale qu'on ne peut coordonner les soins qu'avec des réseaux.

Ces réseaux devraient, aussi, permettre de mieux observer et écouter les personnes âgées et d'accorder plus d'attention à leurs problèmes psychologiques et relationnels avec l'entourage, souvent annonciateurs de déficiences plus graves. Malheureusement, leur mise en place est lente et se heurte à des problèmes divers, notamment corporatifs.

La surconsommation de médicaments par les personnes âgées pose, en France, un grave problème. Trop de médecins se contentent d'abrutir leur patient sous le poids de tranquillisants et autres médicaments symptomatiques dont le nombre est tel que l'organisme fragile du vieillard n'y résiste pas. C'est le résultat d'une formation insuffisante des médecins et d'un état d'esprit : croire que l'on peut avec des médicaments prévenir et guérir, alors que cela nécessite, en général, une modification du mode de vie. Il est, par exemple, affligeant que médecins et malades agissent souvent comme si l'on pouvait lutter contre l'athérosclérose et l'obésité avec des médicaments sans avoir besoin de surveiller l'alimentation et d'effectuer des exercices physiques réguliers. Les médicaments peuvent être utiles, mais à condition de venir en complément d'un changement du mode de vie et non pas de s'y substituer. Les réseaux pourraient introduire une attitude plus rationnelle en ce domaine.

Les réseaux sont généralement financés par les conseils généraux ou les municipalités. Malheureusement, les départements les plus pauvres sont ceux qui ont le plus de charges, car ce sont ceux où la proportion de personnes dépendantes est la plus forte (les jeunes sont partis). De plus, le département est une structure trop petite pour mettre sur pied des actions indispensables : la préparation d'un cahier des charges codifiant la coordination des soins, le contrôle de qualité des soins, l'évaluation, etc. La région serait une entité géographique de taille plus propice, mais la loi sur la décentralisation ne lui confère aucune responsabilité. Il faut donc revoir celle-ci et combiner les actions locales avec des règles nationales structurant la gestion des réseaux, leur financement, leur suivi et l'analyse du rapport coût/efficacité. Il faut aussi, en France, rapprocher le « sanitaire » qui est la responsabilité des structures s'occupant de la santé (qui relèvent de l'État) et le « social » qui relève de structures locales. La prévention de la dépendance nécessiterait une étroite coordination ; celle-ci n'est pas toujours présente. Ce sont de vastes tâches et nous n'avons que quelques années pour les accomplir avant l'augmentation rapide du nombre de vieillards.

Il faut rester à la fois optimiste et vigilant. L'augmentation du nombre de personnes âgées est inéluctable, car nous vivrons de plus en plus longtemps. Mais il est aussi possible de retarder l'entrée en dépendance de façon à raccourcir, pour chaque individu, la durée de cette dernière phase et, pour la nation, de maintenir la constance du nombre de personnes dépendantes. On assistera dans les décennies à venir à une compression croissante de la morbidité et des incapacités pendant les deux ou trois dernières années à un âge de plus en plus avancé. Il y aura, comme le dit le CNE, à l'échelle des pays, une course entre rajeunissement biologique et vieillissement démographique. Le résultat dépendra du dynamisme de la nation, en particulier de la qualité de la formation des soignants et de l'éducation à la santé des personnes âgées et de leurs familles.

Lutter contre la solitude et l'isolement des personnes vivant seules

Nous en avons parlé tout au long de ce livre. L'homme est un animal social et sociable. Son intellect s'est développé en fonction de la vie en groupe. La parole a joué un rôle crucial dans le passage de l'animal à l'homme. Le nourrisson, dès sa naissance, tente de s'exprimer par ses mimiques ; ses cris sont des appels au secours, et il a besoin qu'on lui réponde, qu'on s'intéresse à lui. C'est grâce à cette interaction que son esprit se développe, comme l'ont montré les tragiques observations dans lesquelles le bébé est nourri, maintenu propre, mais sans que personne ne s'occupe de lui, ne le fasse jouer. Dans ces cas, il devient irrémédiablement un grand débile. Plus tard, quand le petit enfant commence à marcher, il a besoin d'être observé, encouragé et pour tout dire aimé ; comme le disent les psychiatres, il n'existe vraiment que s'il se voit dans les yeux des autres. Ce sentiment subsiste à tout âge car on ressent toujours le besoin d'être un maillon d'un tissu social.

Un des aspects tragiques du vieillissement est de voir mourir ses proches, ses compagnons, ce qui dévaste le champ affectif car il est très difficile de tisser de nouvelles relations : « Ma trop longue vie ressemble à ces voies romaines bordées de monuments funéraires », écrit Chateaubriand. On tente d'oublier toutes ces morts, d'échapper à leur obsession, mais chaque nouveau deuil fait resurgir les autres, avec qui se sont engloutis des pans entiers de notre vie, et accentue la hantise de la mort. Ninon de Lenclos parle « du triste privilège de demeurer seul dans un monde nouveau ». Et comme plus on vieillit, plus on tend à tout ramener à soi, cette solitude est accentuée par le sentiment que la société est devenue si différente de celle où l'on a grandi que l'on y est en exil, étranger[1] (voir chapitre 5). Heureusement, les mécanismes de défense bâtissent à chaque nouveau

1. *Je me sens étranger toujours parmi les gens.*
J'entends mal, je perds intérêt à tant de choses,
Le jour n'a plus pour moi ses doux reflets changeants.
(Aragon)

deuil des discours rassurants : il était fatigué, sa dernière bronchite l'avait beaucoup affaibli, d'ailleurs il n'avait arrêté de fumer que récemment et Untel, qui est beaucoup plus âgé, est, lui, en pleine forme. De plus, à la tristesse que cause la disparition se mêle, par éclairs, l'orgueil d'être encore là, l'un des derniers survivants à qui chaque année supplémentaire apporte une petite victoire contre le destin. Et l'on repart ainsi, plus vulnérable, plus seul, jusqu'au prochain deuil, tout en tentant de reconstituer le réseau d'amis, de connaissances.

On a besoin d'appartenir à un groupe. Ce réconfort est procuré par le travail, bien entendu, mais aussi par d'autres activités : jouer dans un orchestre, chanter dans un chœur, appartenir à une équipe, un groupe de réflexion. Beaucoup pensent inconsciemment qu'ils ne seront vraiment morts que quand plus personne – enfants, petits-enfants – ne se souviendra d'eux. Ils croient que grâce aux souvenirs de leurs proches, ils resteront, pour un temps, présents. Corrélativement, ils ont le sentiment qu'être abandonné, négligé, c'est déjà être presque mort.

Les études psychologiques et psychiatriques montrent que mort, néant et solitude ont bien des points communs. L'isolement moral avive l'angoisse. Je me rappelle de cette nuit, il y a longtemps, de garde à l'hôpital. Une mère hoquetait de douleur au chevet de son fils qui venait de se tuer dans un accident d'automobile où il roulait à plus de 200 km/h. Entre deux sanglots, elle nous demandait : mais pourquoi roulait-il si vite, il était divorcé, personne ne l'attendait ? Et j'hésitais à lui répondre que c'était précisément parce que personne ne l'attendait qu'il faisait du 200, pour oublier sa solitude, comme d'autres boivent ou fument du cannabis. L'isolement, la difficulté de communiquer avec les autres sont à l'origine de nombreuses psychoses et, dans les traités de psychiatrie, de longs chapitres leur sont consacrés. On n'échappe à l'anxiété qu'en sortant de soi, en pensant aux autres. On le voit bien pendant la guerre, où la camaraderie, la fraternité d'armes, jouent un rôle si important (voir chapitre 7).

Un des problèmes de la civilisation moderne est l'affaiblissement des contacts sociaux. L'État-Providence permet au vieillard, comme au chômeur ou à l'handicapé, de vivre dignement sans avoir à quémander. C'est un immense progrès, mais son prix pour l'individu et la société est lourd car c'est tout le réseau des solidarités familiales, sociales, instinctives, qui tend à disparaître ; or, il permettait de lutter contre la solitude. Tout était organisé dans la société traditionnelle pour multiplier les contacts humains : la vie familiale, la vie paroissiale, les offices religieux, les deuils, les enterrements, les mariages, les naissances, les structures de charité, multipliaient les occasions de se voir. Les petits commerçants avec qui, chaque jour, on échangeait quelques mots en faisant ses emplettes participaient à cette impression de vivre dans une société où l'on n'était pas anonyme. Cet anonymat, que les gens jeunes viennent chercher dans les grandes villes pour trouver la liberté, devient, en prenant de l'âge, difficile à supporter si l'on n'a pas, par ailleurs, une raison de vivre : son travail, sa famille.

Qu'est-ce qui est le plus important dans ces relations sociales : donner ou recevoir, être protégé ou protéger ? Cela dépend des tempéraments car les deux comptent. Dans toute relation entre deux personnes, il y a un dominant et un dominé, bien que dans certains cas les rôles puissent s'inverser. Les dominants préfèrent aider (c'est le M. Périchon de Labiche) ; le dominé a besoin d'être réconforté, rassuré. Paradoxalement, il semble que les personnes âgées, en général, désirent plutôt aider, donner ; peut-être parce qu'elles veulent être considérées, admirées, laisser d'elles un souvenir qui les magnifie. Il faut leur faciliter la tâche. Dans tous les cas, la communication (parler, être écouté) a pour elles une importance capitale. Je voudrais, à cet égard, évoquer un souvenir personnel qui illustre le besoin de s'exprimer jusqu'à la fin de sa vie.

Mon père, à 85 ans, a eu un accident cérébral. Il était là dans son lit, avec la moitié de son corps paralysé, incapable de parler (aphasique, comme disent les médecins). Dans son visage figé, seuls les yeux, le regard, restaient vivants. Le matin, quand j'entrais dans sa chambre, immédiatement son regard attentif, presque joyeux, suivait tous mes mouvements. Des grognements inarticulés s'échappaient de sa gorge ; ils étaient incompréhensibles mais témoignaient de son désir de dire quelque chose qu'il jugeait important et de son désespoir de ne pas y parvenir. J'avais été conduit à inventer une sorte de langage : s'il fermait les yeux une fois, cela voulait dire oui, deux fois non. Je le lui expliquais puis on commençait immédiatement. As-tu passé une bonne nuit ? un clignement, oui. Veux-tu que j'appelle l'infirmière ? deux clignements, non. Veux-tu boire une tasse de café ? un clignement, je la lui apportais. As-tu un message pour moi ? oui. Veux-tu que je prévienne quelqu'un de ta maladie ? non. Je commençais alors un interrogatoire. Après quelques réponses, mon père se fatiguait, il s'irritait de mon incapacité à le comprendre. Il levait les yeux au ciel, le prenant à témoin de ma bêtise, puis fermait ses paupières. La conversation était terminée et je réfléchissais toute la journée à la façon de la reprendre. Ce questionnement fut toujours, hélas, sans succès. Avait-il vraiment une demande ou un conseil à me transmettre ? Une recommandation à me faire ou simplement le désir de parler ? Malheureusement, il fut trop épuisé au bout d'une semaine pour poursuivre ces tentatives et il a emporté son secret avec lui. Mais l'image pathétique de mon père sur son lit de mort tentant d'établir un contact avec moi sans pouvoir se faire comprendre m'a longtemps poursuivi et me paraît symbolique de cet effort tragique des personnes âgées qui veulent rester présentes dans le monde, se faire entendre, maintenir les contacts.

Il est troublant qu'aux deux extrémités de la vie, la vieillesse comme l'enfance et l'adolescence, la souffrance vienne de l'incapacité de se faire reconnaître comme interlocuteur, d'établir un dialogue. Ils ne demandent pas à être admirés, ou obéis, mais voudraient seulement, malgré leur âge, exister encore et ne pas avoir le sentiment d'être déjà quantité négligeable.

Quand on est encore relativement jeune, on sous-estime ce besoin de communication, d'échange. Plusieurs de mes amis avaient choisi, à leur retraite, d'aller s'installer à la campagne, ou aux Antilles parce que la vie y est plus facile et le climat plus clément. Mais pour la plupart de ces migrants est venu le jour où ils ne se sont plus sentis assez forts pour vivre seuls ; ils ont tenté de renouer les liens, de revenir s'installer près des leurs. Mais tout était devenu plus difficile. Les enfants déménagent, divorcent, voyagent, des habitudes étaient prises dont ils étaient exclus. Il faut anticiper ce désir de se rapprocher des siens mais aussi créer des liens avec des amis du même âge, les entretenir. Hélas, ceux-ci tombent malades, disparaissent, aussi rien n'est jamais définitivement réglé.

Chaque personne vieillissante doit faire preuve d'imagination pour trouver une solution conforme à ses goûts et à ses moyens. Mais, en ce domaine, la documentation n'est pas toujours aisée et il faudrait rechercher les moyens de l'améliorer grâce à Internet, comme on l'a fait dans certains pays. Les collectivités nationales, régionales, locales devraient collecter les informations sur les solutions qui ont été proposées à l'étranger (pays nordiques et États-Unis notamment, mais aussi certains pays méditerranéens plus proches de notre culture). Face à la diversité des individus, des intérêts culturels, des façons de vieillir, des capacités physiques et intellectuelles, des moyens financiers, il n'est pas de solution unique, de remède miracle. Il existe, aux États-Unis, de véritables villages réservés aux personnes âgées qui y circulent en toute sécurité dans de petits véhicules électriques (analogues à ceux utilisés sur les golfs) avec un hôpital, des bibliothèques, une salle de concert, de conférences et des spectacles, des clubs où ils peuvent prendre ensemble leurs repas à moins qu'ils ne préfèrent les faire livrer chez eux. Ils y sont protégés des importuns, des voleurs et peuvent recevoir des visites. À l'autre extrême, dans plusieurs pays du Sud de l'Europe, on a créé des centres de soins pour personnes âgées qui sont libres d'accès et constituent à la fois un club de troisième âge, l'équivalent d'un dispensaire médico-social et une base pour des services à domicile. Ces centres permettent aux personnes âgées de choisir le moment où elles y ont recours ; ils ont inspiré des pays scandinaves. Ceux-ci en ont fait, aussi, une base de soutien aux aidants naturels, sous la forme d'un service d'aide domestique, et un centre de soins de jour. Cette voie commence à être timidement explorée en France et est susceptible d'apporter une aide considérable aux familles qui hébergent des gens âgés.

Au Danemark, une politique de logements protégés a été mise en œuvre, aboutissant à une réduction marquée du taux de vieillards en institution. En France, on semble être moins dynamique car on est obsédé par la recherche de solutions s'appliquant à toutes les régions et tous les individus. Les recherches sont, de plus, effectuées à partir d'une certaine vision de la vieillesse, ce qui témoigne d'une certaine forme d'« âgisme ». Or il faudrait, au contraire, laisser les personnes âgées s'exprimer et choisir. Quelques expériences favorisent l'insertion urbaine et l'autonomie des personnes âgées : le maintien dans le quartier ou la commune, dans de petites unités de vie de proximité, permettant de réunir des personnes âgées qui conservent ainsi leur milieu relationnel en bénéficiant de services organisés. Le système d'accueil familial consiste en l'hébergement par des particuliers à leur domicile, à titre onéreux, de personnes âgées dépendantes. On manque d'informations sur les résultats de ces expériences et la qualité de vie des personnes en bénéficiant.

Il faudrait inciter municipalités, associations, organismes publics et privés à offrir une gamme de solutions permanentes ou temporaires (les mois d'été) adaptées aux différents publics. Il est, par exemple, concevable que, pendant les périodes creuses, des clubs de vacances se transforment en clubs du troisième âge avec distractions adaptées, voire spécialisées (concerts, cycle des conférences, etc.). D'autres ont suggéré que l'on utilise quelques-uns des châteaux ou des villages abandonnés qui parsèment la campagne française comme résidences temporaires ou permanentes pour telle ou telle catégorie de personnes âgées (les anciens élèves de telle école, les anciens enseignants de telle université ou rectorat). Des expériences mériteraient d'être faites. L'isolement dû à l'avancement en âge concerne toutes les catégories sociales, tous les niveaux socioculturels. À la diversité des situations individuelles devrait correspondre une diversité des offres.

Il existe une aspiration universelle à ne pas être enfermé dans sa solitude, à trouver des compagnons tout en restant libre, sans obligation et aussi, passé un certain âge, à être déchargé de soucis matériels, tout en ayant accès à des soins médicaux de qualité quand c'est utile. Il faut stimuler les expérimentations, les évaluer, encourager le secteur privé, les associations, les caisses de retraite, à innover, rassembler les informations, les diffuser, les rendre disponibles sur Internet.

Quelques chiffres en terminant pour souligner l'ampleur du problème. En trente ans, la proportion de personnes âgées de 75 à 84 ans vivant seules à domicile est passée de 28 % à 38 % (en raison du recul de la cohabitation avec les enfants – INSEE). Environ les trois quarts des personnes de plus de 60 ans ne participent à aucune activité collective, que ce soit une association sportive ou culturelle, un club du troisième âge ou un groupement d'anciens. C'est entre 65 et 70 ans que les retraités sont les plus actifs en ce domaine. Au-delà de 80 ans, leur participation diminue (le taux de participation passe de 32 % à 65 ans à 23 % après 80 ans). De même, la proportion de ceux qui sont reçus pendant quelques jours par les parents ou des amis tombe de 40 % à 65 ans à 30 % à 80 ans. Les rencontres ou les contacts téléphoniques sont heureusement très répandus chez les retraités, toutefois une proportion croissante avec l'âge n'en ont pas : 15 % des plus de 75 ans n'ont aucune relation téléphonique avec leur famille. Plus de 11 % des personnes de 80 ans n'ont aucun contact visuel ou téléphonique avec famille ou amis, ne fréquentent pas leurs voisins, ne participent à aucune activité collective, ne séjournent jamais chez des parents ou amis. Elles sont littéralement coupées du monde, et ce pourcentage s'élève à 23 % chez les célibataires ou veufs sans enfants (M. G. David et C. Starzec, Division Études médicales, INSEE, 1996).

Il est une autre façon de juger, sinon la carence affective chez les Français, du moins leur besoin de compagnie : c'est le nombre d'animaux domestiques, en particulier chiens et chats, qui constituent souvent chez les personnes âgées un substitut à la présence humaine. Avec 20 millions d'animaux domestiques, la France est l'un des pays où ils sont, par tête d'habitant, les plus nombreux. Ceci confirme qu'en France l'isolement, ou la sensation d'isolement, constitue un véritable problème.

À partir du moment, vers 75 à 80 ans, où la santé se détériore, un bilan systématique médico-psycho-social devient nécessaire et devrait être effectué à intervalles réguliers. Le sujet âgé a souvent tendance à ne pas se plaindre, à avoir honte de ses déficiences. Il faut l'interroger sur tous les aspects de sa vie, de façon à pouvoir lui donner toute l'aide dont il a besoin, en quelque sorte malgré lui. Pour le vieillard encore plus que pour l'adulte, la santé a un triple aspect : physique, mental et social.
Tant qu'on le peut, il faut le maintenir à domicile, mais aménager celui-ci ; il faut aussi soutenir les familles, les bénévoles dont le rôle est difficile et dont dépend l'équilibre psychique du vieillard. Il faut également lutter contre la solitude qui dégrade l'individu et lui ôte le désir de vivre. Le besoin de communication est primordial ; malheureusement, une proportion non négligeable de vieillards vit dans un isolement total. Il n'y a pas de solution miracle ou universelle, il faut aider chacun à en trouver une qui soit adaptée à ses capacités physiques et intellectuelles, tout en sachant que celles-ci évolueront constamment.

La canicule de l'été 2003

Elle a été le révélateur de carences dans la politique de santé vis-à-vis des personnes âgées et dans l'attitude de la société vis-à-vis de celles-ci. Elle mérite, de ce fait, une analyse.

Les effets néfastes de la chaleur sur les jeunes enfants et les vieillards sont connus depuis l'Antiquité. Les progrès médicaux ont effacé ces effets chez les enfants mais pas chez les vieillards. Chez ces derniers, la chaleur peut causer un syndrome d'épuisement-déshydratation contre lequel on lutte par la boisson, ou un coup de chaleur qui résulte d'un trouble de la thermorégulation et qui peut tuer le sujet en 6 heures. L'expérience tragique des canicules de Marseille en 1983, d'Athènes en 1987 et de Chicago en 1995, a montré que ces dangers subsistent au XXIe siècle. Un an avant la canicule, un excellent article dans une revue médicale [1] les avait analysés. On savait donc que l'organisme des vieillards lutte mal contre la chaleur, se déshydrate et devient incapable de lutter. Les effets sont plus graves chez les plus âgés et chez ceux habitant des locaux mal ventilés. On savait aussi que les effets sont accentués par plusieurs types de médicaments (diurétiques, psychotropes, etc). Si des risques équivalents avaient été soupçonnés pour une pollution chimique, des précautions énormes auraient été prises, mais la chaleur en été est un phénomène naturel (et l'on considère que ce qui est naturel est bon) et les vieux n'attirent guère les autorités sanitaires. Mais il serait injuste d'accuser uniquement celles-ci, c'est toute la société française qui a été défaillante. D'abord, les facultés de médecine, où la formation en gériatrie est insuffisante. Beaucoup de médecins ne savaient pas, ou en tout cas n'avaient pas dit à leurs patients, que certains médicaments doivent impérativement être interrompus quand il fait chaud et que dans ce cas, il faut boire au moins 2 litres d'eau par jour, même si l'on n'a pas soif. Mais le manque de formation est plus général : infirmières, personnels d'encadrement des maisons de retraite étaient très insuffisamment informés sur les risques de la chaleur et les moyens, souvent très simples qui permettent de lutter contre eux.

Nous n'insisterons pas sur les défaillances du système d'alerte sanitaire en France (manque de coordi-

---

1. J.-P. Besancenot, « Vagues de chaleur et mortalité dans les grandes agglomérations urbaines », *Environnement, risques et santé*, 1, 229-240, 2002.

nation entre les services, par exemple les pompiers rapportant leur activité au ministère de l'Intérieur, le SAMU au ministère de la Santé sans aucune liaison, manque de centralisation et d'analyse des données), sur l'aggravation due à la période : en août, les administrateurs, les médecins et les familles sont en vacances et la France est en léthargie.

La canicule a occasionné, entre le 6 et le 14 août, 14 000 décès en France ; 70 % d'entre eux ont frappé des sujets de plus de 75 ans. Par rapport à 75 ans, le risque a été multiplié par 5 à 80 ans et par 10 à 90 ans. En dehors des maisons de retraite, la plupart des décès ont touché des personnes vivant seules, à des étages supérieurs. L'existence de troubles psychiatriques, préexistants ou apparus pendant la canicule, ont nettement augmenté le risque.

On peut tirer de cette catastrophe trois conclusions :

- Demander au gouvernement, devant l'augmentation rapide du nombre de personnes âgées, de définir une stratégie globale de prévention chez elles. Trop d'emphase est peut-être actuellement mis sur le risque dû à la pollution, qui ne semble pas avoir joué un rôle en 2003, ou sur la maladie d'Alzheimer, contre laquelle nous n'avons guère de moyens d'action ayant fait la preuve de leur efficacité. Par contre, il faudrait renforcer la prévention quand celle-ci est efficace : chaleur, maladies cardio-vasculaires, dépression, cancers (il n'y a pas, en France, de recherches sur le traitement des cancers chez les vieillards). De façon générale, il faut améliorer la formation en gériatrie.
- Améliorer et rendre plus fonctionnel le système d'alerte sanitaire qui doit tenir compte de l'âge.
- Faire des efforts pour resserrer les liens familiaux et sociaux afin de réinsérer les personnes âgées dans la société. L'exemple de la canicule illustre les consé-

quences tragiques des discriminations dont elles sont victimes : voisins, connaissances et même parfois famille ne se sont pas ou peu préoccupés de leur santé pendant cette période, peut-être parce que ni eux, ni les personnes âgées elles-mêmes, n'accordaient suffisamment d'importance à leur existence. C'est sans doute la conclusion la plus dramatique de cet événement.

L'évolution vers la dépendance

« *To be or not to be* » (Être ou ne pas être), dit Hamlet qui ajoute : « Telle est la question. » Quand on est jeune, cette question semble très formelle. Avec l'âge, le problème existentiel s'impose ; mais avec le grand âge, il se relativise. Entre le blanc de l'être et le noir du non-être, on s'aperçoit qu'il existe toutes les nuances du gris. Il n'y a pas une rupture brutale mais un glissement quand les fonctions vitales se dégradent. Chez certains, on passe, à petits pas, de l'être au non-être, d'un être conscient, social à un être biologique, végétatif, dominé par les fonctions corporelles : se nourrir et éliminer. Inversement, chez d'autres, la lucidité subsiste jusqu'à la phase ultime.

La désorganisation physique et mentale qui sous-tend cette évolution a généralement pour corollaire la perte d'estime de soi et le retrait de la vie sociale. Dépendant d'autrui pour être propre, le vieillard incontinent se sent exclu, livré au pouvoir de l'autre. C'est ce lien qu'il faut rompre. La perte des fonctions sphinctériennes ou de la vue ou de l'ouïe ne signifie pas dégradation intellectuelle. L'homme est un être pensant, c'est ce qui fait sa singularité et sa grandeur et celles-ci ne sont pas compromises par des déficiences musculaires ou sensorielles. Il faut donc enseigner à la personne âgée (comme on le fait avec succès pour les malades ayant un anus artificiel) à surmonter ces problèmes.

Il faut aussi, bien entendu, tout faire pour retarder l'apparition de ces handicaps graves qui rendent le vieillard dépendant. Il y a deux faits encourageants : la moitié des personnes entre 85 et 95 ans ne sont pas dépendantes et sont capables de vivre en autonomie ; on peut être centenaire et rester autonome. Inversement on peut, à 60 ans, avoir perdu son autonomie.

Qu'est-ce que l'autonomie ? C'est une notion qui est, dans une large mesure, subjective. Elle est définie comme la liberté de diriger sa vie par ses propres moyens, elle implique une indépendance comportementale qui permet non de subir mais de mener la vie sociale choisie, ce qui nécessite, à la fois, des capacités intellectuelles et physiques suffisantes. L'autonomie dépend donc de la volonté de s'adapter à son environnement et de garder la maîtrise de sa vie. Par opposition, dans la dépendance, l'aide d'un tiers est indispensable pour l'accomplissement des actes élémentaires de la vie courante : se lever, se laver, se nourrir. Mais cette inaptitude à réaliser les tâches domestiques n'implique pas nécessairement une régression intellectuelle et l'obligation de laisser à d'autres, généralement la famille, les décisions nécessaires. D'autant que la perte d'autonomie peut être temporaire si elle concerne uniquement les capacités physiques perdues à la suite d'un accident ou d'une maladie et que l'on peut restaurer ou compenser par la rééducation. Par contre, elle est généralement irréversible s'il existe une détérioration mentale qui est le facteur décisif.

La dépendance résulte, en pratique, de déficiences à la fois physiques et mentales, car plusieurs tissus ou organes ne fonctionnent plus normalement. Le sujet est alors ou confiné à son domicile, ou hébergé de façon temporaire ou permanente dans une institution.

À partir de 75 ans, le risque de dépendance s'accroît, surtout chez les personnes atteintes de plusieurs pathologies. Une enquête effectuée en 1989 montrait que, parmi les personnes non hébergées en institution, la proportion de personnes confinées au domicile passait de 2 % entre 65 et 69 ans à 7 % chez les hommes et 9 % chez les femmes entre 75 et 79 ans, 8 % et 16 % entre 80 et 84 ans, 13 % et 29 % à plus de 85 ans (la mortalité masculine plus précoce explique l'influence du sexe). Avec les progrès médicaux et l'élévation du niveau de vie, la proportion de personnes dépendantes dans chaque tranche d'âge devrait diminuer.

La perte d'autonomie est le tournant capital, douloureusement vécu par l'individu et sa famille, au cours du vieillissement. Il est, comme nous l'avons vu, de plus en plus tardif mais aussi de plus en plus brutal, car si l'on retarde l'apparition des diverses déficiences, celles-ci apparaissent presque simultanément en fin de vie. Actuellement, sur les 12 millions de Français âgés de plus de 60 ans, on a dénombré environ 800 000 personnes dépendantes dont 524 000 vivent à domicile et 272 000 en établissement. Plus de la moitié des dépendances sont dues à une démence sénile, mais celles-ci peuvent comporter des périodes de conscience, de lucidité. Dépendance ne signifie donc nullement perte de la dignité ou déchéance intellectuelle.

Depuis le milieu des années 1980, on sait que, même dépendantes, les personnes âgées conscientes préfèrent demeurer chez elles, ne pas quitter leur logement, leurs habitudes. On a donc beaucoup ralenti l'hébergement en institution et favorisé, quand les familles sont prêtes à cet effort, ce qui est fréquent, le maintien au domicile. On a ainsi fait reculer l'âge moyen d'entrée en institution de plus d'une décennie, mais inversement accru les besoins de soins médicaux dans les maisons de retraite, ce qui en a modifié le profil.

Quand une personne dépendante reste chez elle, il faut élaborer un véritable projet d'aides, de soins et de mode de vie (incluant des aides ménagères) en définissant le rôle de chacun des intervenants en accord avec les attentes de la personne concernée et sa famille. Il faut aussi préciser les mesures thérapeutiques qui peuvent inclure des rééducations afin d'améliorer les fonctions, mettre en place les aides nécessaires à l'organisation de la vie, le soutien psychologique du sujet et de la famille, informer l'entourage pour lui permettre des interventions efficaces, réorganiser le milieu de vie (voir plus haut), donner à la personne dépendante tous les moyens de communication, de télémédecine, d'appel au secours en cas d'urgence de sorte qu'elle ne se sente jamais abandonnée. On doit l'impliquer dans ses actes afin qu'elle soit active et non passive. Faute de quoi, elle s'enfoncerait dans la dépendance. Toute assistance abusive (souvent faite par les aidants pour gagner du temps) aggrave la dépendance. L'entourage doit s'habituer au rythme du patient, l'encourager à pallier ses déficiences et non se substituer à lui.

Une formation poussée des intervenants est nécessaire, ainsi qu'une coordination étroite entre la famille, généralement le conjoint et la fille ou la belle-fille, et les professionnels, d'autant que les personnes dépendantes ont fréquemment des problèmes psychologiques et qu'il faut être prêt à y faire face. C'est pourquoi les réseaux auxquels participent psychiatres et psychologues peuvent grandement améliorer la situation. Malheureusement, leur mise en place est lente et se heurte à de nombreux problèmes. Dans ces conditions, plusieurs voies méritent d'être explorées. D'abord, chaque fois que cela est possible, l'aide d'une machine. Avec les techniques modernes de télécommunication, les personnes seules devraient constamment pouvoir rester en liaison avec leurs proches et les soignants, les voir, les entendre, leur demander un renseignement, un conseil. Certes, rien ne remplace la présence physique, le contact humain, mais qu'on pense au progrès qu'a représenté le téléphone au cours de ces dernières décennies, à quel point il a transformé la vie des personnes seules. Le réseau Internet pourrait faire beaucoup plus : voir ses enfants, se montrer à eux, bavarder avec eux, même s'ils se trouvent à plusieurs centaines de kilomètres, pourrait transformer la vie des personnes seules, les rassurer, réduire ce sentiment d'abandon, de relégation qui les perturbe si profondément. Sur le plan médical, le progrès potentiel est plus grand encore. À la première alerte, on pourrait consulter son médecin, prendre l'avis d'un spécialiste. On pourrait effectuer sa rééducation sous l'œil de son kinésithérapeute, faire prendre à distance le pouls, mesurer la tension artérielle, enregistrer un électrocardiogramme, compter la fréquence respiratoire. Ceci n'est pas une vision futuriste pour la fin du siècle, c'est réalisable dans dix ans ou moins, c'est-à-dire demain ; il suffirait de construire des systèmes simples, faciles à commander et apprendre aux personnes âgées à les utiliser, ce qui devrait ne pas être plus difficile que le téléphone. Le prix ne devrait pas être excessif puisque le système peut être branché sur la télévision.

La seconde voie passe par des ententes avec les pays en développement. La quasi-totalité des frais qu'occasionnent les dépendances sont de main-d'œuvre. Or celle-ci est beaucoup moins coûteuse dans les pays en développement. Il est concevable que des personnes âgées, fatiguées mais capables de marcher, puissent passer plusieurs mois par an dans des pays où le climat est plus agréable et les services moins coûteux. L'économie de main-d'œuvre ainsi réalisée couvrirait largement les frais de transport. De plus, ces quelques mois, chaque année, dans un établissement d'hébergement situé dans ces pays soulagerait la famille pendant ces périodes tandis que la personne âgée pourrait, grâce à Internet, rester en contact avec la famille et l'équipe soignante.

La troisième suggestion que je voudrais faire pourra surprendre, voire choquer, mais il me semble difficilement acceptable que tant de personnes âgées infirmes restent des semaines entières cloîtrées chez elles sans recevoir une visite, sans parler à quiconque en dehors d'une infirmière, inévitablement pressée, tandis que, parallèlement, plusieurs millions de personnes (Rmistes, chômeurs) reçoivent une assistance de la nation sans qu'on leur demande, en échange, un geste de solidarité. Les travailleurs, par la cotisation sociale prélevée sur leur salaire, les imposables par leurs impôts aident les personnes âgées. Il me semble que ce serait redonner de la dignité à ceux qui sont assistés par la nation que de leur ouvrir la possibilité de participer à cet effort national. Quand je dirigeais, à Villejuif, l'Institut du cancer (l'Institut Gustave Roussy), les syndicats protestaient contre la présence de bénévoles à l'hôpital, craignant que ceux-ci ne concurrencent les travailleurs rémunérés. Cette crainte était chimérique car, étant donné la maigreur de nos budgets, je n'imagine pas comment nous aurions pu recruter du personnel pour distraire les malades. Dans ce cas, la situation est encore moins ambiguë. Il y a, en France, un à deux millions de personnes âgées fatiguées, ayant la plus grande difficulté à se déplacer même pour aller acheter leur pain quotidien. Aucun pays, si riche fût-il, ne peut imaginer recruter du personnel pour leur apporter de la chaleur humaine, les aider à se promener, les accompagner dans leurs courses. Je crois, d'autre part, que les personnes défavorisées mais vaillantes qui doivent, pour subsister, accepter l'aide de la collectivité, se sentiraient mieux si elles passaient quelques heures par semaine à aider de plus défavorisés qu'eux, d'autant que cette marque de solidarité romprait leur désœuvrement. Il faut, dans nos sociétés, retisser des liens sociaux et ces actes contribueraient à le faire. Certes, il faudrait dispenser de cet effort ceux ayant d'autres obligations ou qui ne seraient pas, psychiquement ou physiquement, en mesure de l'effectuer. Mais le face-à-face actuel entre un ou deux millions de personnes âgées enfermées dans une solitude inhumaine et un nombre équivalent de personnes assistées, subissant une autre forme d'isolement et qui, pour la plupart, souffrent de vivre sans utilité, sans rôle dans la collectivité, me paraît préjudiciable aux deux groupes. Il serait, d'ailleurs, concevable que l'aide aux chômeurs soit modulée en fonction des services qu'ils accepteraient de rendre. Dans plusieurs pays, notamment nordiques, les chômeurs participent à des tâches collectives telles que garder des enfants. Promener des personnes âgées, les aider à faire leurs courses, à aller consulter à l'hôpital non seulement ne serait pas dégradant pour eux mais les réinsérerait dans la collectivité. Il est temps que modernité rime avec solidarité.

Le soutien aux familles qui prennent en charge une personne âgée est indispensable et mériterait aussi un effort de réflexion. Celles-ci ne bénéficient généralement d'aucune aide psychologique ou dédommagement financier, même si certains de ses membres ont dû cesser leur activité professionnelle et doivent faire face à la nécessité d'aménager leur habitat. Il faudrait les informer, les aider, les former.

Les structures locales d'information et de coordination gérontologique créées en 1999, les centres communaux d'action sociale, les associations d'aide à domicile devraient, en principe, faciliter la mise en place des dispositifs permettant le maintien au domicile. Mais les lois, les règlements évoluent rapidement et la multiplicité des structures médicales et sociales et des situations individuelles complique cette tâche. Les Comités de liaison, d'information et de coordination (CLIC) sont destinés à piloter les personnes âgées au milieu de cette jungle. Ils n'y parviennent pas toujours.

Ce n'est pas le lieu, dans ce livre, de parler de l'assistance personnalisée d'autonomie destinée aux personnes âgées de plus de 60 ans éprouvant des difficultés dans la vie courante (loi du 20 juillet 2001), soit environ 800 000 personnes. Ce dispositif est destiné à faciliter le maintien à domicile, et son montant est fonction du niveau de dépendance et des revenus de la personne concernée. Il se met lentement en place et un bilan sera fait en 2004.

Tôt ou tard, notamment quand il existe un déficit intellectuel grave, malgré le dévouement et la disponibilité de la famille et la qualité des aides professionnelles, l'hébergement en structure collective s'impose et il est inévitable que, l'âge avançant, on ait de plus en plus recours à ces institutions puisque la fréquence des désordres intellectuels augmente avec l'âge. Environ 600 000 personnes et 15 % des personnes de plus de 80 ans sont hébergées dans des structures collectives ; la moitié ont plus de 85 ans et l'âge moyen d'entrée dans ces établissements est aujourd'hui de 85 ans.

Le statut de ces établissements est très divers, ainsi que leur niveau de médicalisation. Certains sont spécialisés pour l'hébergement des démences séniles (environ 700 000 cas en France actuellement, dont 400 000 maladies d'Alzheimer, dont plus de la moitié sont en institution). Ce sont souvent des petites structures de vie communautaires non médicalisées, privilégiant le maintien d'un lien familial fort. D'autres sont orientés vers des malades paralysés ou incontinents. Leurs coûts sont très variables. Alors que le coût d'un maintien à domicile est de l'ordre de 15 000 euros par an, celui d'un hébergement en institution varie de 20 000 à 25 000 euros par an pour une démence sénile ou une dépendance légère ; il atteint 40 000 euros par an pour une dépendance profonde.

Le choix de l'institution doit tenir compte non seulement des caractéristiques de la personne âgée et de ses souhaits mais aussi de la proximité des familles. La vérification des qualités humaines et médicales des établissements d'hébergement est une exigence médicale, mais aussi éthique. Davantage devrait être fait en ce domaine. Certains établissement sont remarquables par la qualité de vie des personnes hébergées, d'autres laissent à désirer du point de vue soit nutritionnel, soit des conditions d'hygiène, soit pour le respect accordé à la dignité individuelle. Il y a dans ce domaine beaucoup à faire, surtout quand il s'agit de personnes handicapées mais ayant conservé leur conscience.

Quel que soit le type d'établissement, nous avons déjà souligné l'intérêt de placements temporaires permettant d'une part aux familles de souffler pendant une période difficile, ainsi que de voir comment les sujets acceptent le placement.

Nous ne développerons pas davantage ce thème qui sort du cadre de ce livre.

L'accompagnement terminal sort aussi du cadre de ce livre ; on doit néanmoins le mentionner pour deux raisons. D'une part, pour rassurer. Avec le développement des soins palliatifs, des méthodes de lutte contre la douleur, les souffrances de cette phase terminale ont, aujourd'hui, beaucoup diminué. La peur de souffrir interminablement, qui obsédait les malades il y a encore vingt ans, est aujourd'hui moins justifiée. On sait maintenant lutter contre la douleur et, dans presque tous les cas, la vaincre. Je parle ici des souffrances physiques et non de l'angoisse sur laquelle nous reviendrons dans le chapitre 7.

Le second sujet d'inquiétude de la population est

l'acharnement thérapeutique, car beaucoup craignent d'être longtemps prolongés dans un état pitoyable, incompatible avec la dignité humaine et non conforme à l'image qu'ils voudraient laisser d'eux. Nous n'aborderons pas ici le problème difficile de l'euthanasie. Sa perspective peut rassurer des personnes qu'angoisse la perspective d'une fin de vie douloureuse, misérable, rendue insupportable par une maladie qui s'aggrave régulièrement et qui entraîne une déchéance irréversible. Le droit de mettre fin volontairement à un tel calvaire devrait donc être une liberté fondamentale. Nous, médecins, connaissons tous des malades qui ont eu le courage et la lucidité d'agir ainsi et les avons admirés. Mais nous connaissons, hélas aussi, des malades qui se sont suicidés dans un moment de désespoir parce qu'ils avaient mal interprété ou qu'ils avaient mal entendu. Faut-il encourager l'euthanasie, ouvrir la porte à des excès, demander à des médecins de donner la mort ? Nous, médecins, savons par expérience que tel malade qui réclamait la mort dans une crise de dépression est, quelques jours plus tard, heureux de vivre. L'euthanasie risquerait de devenir une méthode pour se débarrasser des vieillards encombrants. Mais le refus de cette évolution doit s'accompagner d'une condamnation sans appel de ces combats médicaux perdus d'avance, pour prolonger de quelques heures ou jours une vie devenue indésirable, inutile et douloureuse. Les descriptions grand-guignolesques de cet acharnement thérapeutique auxquelles on se complaisait, il y a une décennie, sont aujourd'hui périmées. Les médecins ont appris à accepter la mort et à respecter la volonté des malades qui ne veulent pas être transformés en objets inconscients que l'on fait respirer à tout prix. Si, heureusement, on ne peut pas légiférer en ce domaine, on ne peut pas non plus l'occulter. Il faut en parler si le malade le souhaite, répondre à ses questions, le rassurer, sans jouer au donneur de leçons ou au Ponce-

Pilate. Nul n'a le droit d'interdire à un malade qui veut abréger ses souffrances de le faire, mais il serait encore plus coupable de l'encourager à le faire. À ce stade ultime, le malade a droit à la vérité, pas à un discours moralisateur ou défaitiste.

Chapitre 7

Faire face

> *« Cicéron dit que philosopher ce n'est autre chose que s'apprêter à la mort... c'est que toute la sagesse et discours du monde résout, enfin à ce point, de nous apprendre à ne craindre point à mourir. »*
>
> MONTAIGNE, *Essais* (I, XX)

« Faire face » était la devise de Guynemer. Elle convenait à un pilote de chasse pendant la guerre qui tous les jours, en s'envolant pour rechercher l'ennemi, savait qu'il aurait à affronter non seulement les avions ennemis mais aussi l'image de la mort. Et à des niveaux différents, nous sommes tous, tous les jours, dans la même situation depuis ce moment, vers cinq ans, où nous avons peu à peu compris que nous n'échapperions pas au destin de l'homme : grandir, vieillir, mourir, donc que chaque jour nous rapprocherait de ces échéances et que chaque jour un accident peut arriver. La maxime de La Rochefoucauld affirme : « Le soleil ni la mort ne se peuvent regarder fixement » ; avec humour, Jean Cocteau répond trois siècles plus tard : « Lunettes noires ou mélancolie éteignent les couleurs du monde, mais au travers le soleil et la mort se peuvent regarder fixement. » Dans un livre précédent, *Le Refus du réel*, j'avais développé ce thème. Si nous parvenons à vivre, et même à être heureux, malgré l'inexorabilité de notre destin, c'est parce que chacun de nous a bâti des défenses qui exploitent la myopie de l'esprit humain, laquelle donne plus d'importance à l'avenir proche qu'aux futurs lointains. Et c'est cette priorité donnée au présent, ce choix de ne pas se projeter dans les temps à venir, qui aident à vivre en se sachant mortel, même s'ils ont par ailleurs de funestes conséquences [1]. Le refus du réel est parfois nécessaire. L'objet de ce chapitre est d'examiner ces mécanismes de défense et ce que l'on peut faire pour en accroître l'efficacité tout en ne refusant pas la lucidité.

La découverte de l'irréversibilité du temps

Quelle est la frontière entre l'homme et l'animal ? Vraisemblablement dans la prise de conscience du temps qui passe, de cette irréversibilité de chaque instant qui caractérise la condition humaine. Nous avons, ma femme et moi, une maison à la campagne près de Paris et une autre dans le Var, deux animaux – un chat et un chien – qui ne nous quittent jamais. Quand on change de résidence, que ce soit pour un week-end ou pour les vacances, j'ai toujours été frappé de voir, quand on arrive, les animaux jaillir de la voiture et se diriger, sans hésiter, vers leur coin « favori » comme s'ils venaient de le quitter. Au contraire, quand nous nous arrêtons dans une maison qu'ils ne connaissent pas, ils manifestent de l'inquiétude. Un de

1. Dire à des adolescents qu'en fumant, ils risquent d'avoir un cancer à 40 ans leur fait hausser les épaules. Cet âge leur paraît si lointain que cette menace est de peu de poids.

mes arrière-petits-fils, alors âgé de 2 ans, était venu, pendant l'été 2000, passer ses vacances avec nous dans le Var ; un an plus tard, il revint. En sortant de la voiture, il se dirigea immédiatement vers sa chambre. « Tu reconnais la maison ? » lui dis-je, surpris. Il me regarda, étonné de ma question. « Mais j'y étais hier », me dit-il. À 3 ans, il n'avait pas encore conscience du temps. Cette année, il est revenu, il a 4 ans ; il a repris immédiatement ses habitudes mais m'a fait remarquer les changements dans le jardin : des arbres étaient morts, d'autres avaient été plantés. La notion du temps était apparue dans son esprit.

Comment situer le moment dans l'histoire de l'humanité où l'homme a pris conscience à la fois du temps et de son irréversibilité, donc de la finitude de la vie ? Sans doute le meilleur indicateur est l'existence de sépultures ainsi que les trous de trépan dans les crânes humains, sans que l'on sache très bien si ceux-ci étaient destinés à permettre à l'âme de se libérer de la dépouille mortelle ou constituaient un acte thérapeutique. Ce qui est certain est que la trépanation était faite avant la mort puisque les bords de l'os avaient le temps de cicatriser. Ainsi nos lointains ancêtres, il y a une centaine de milliers d'années, savaient qu'ils étaient mortels et luttaient contre leur destin ; ils avaient pris leurs distances vis-à-vis de l'animalité et de la nature, ils protestaient contre celle-ci dans leurs actes. Leurs défenses, les rites funéraires le montrent, étaient fondées sur la croyance en une vie après la mort, d'où la présence dans les tombes de réserves de grains, et de la momification pour préserver le corps. Dès l'aube de l'humanité, la puissance de la caste des prêtres révèle la force de l'angoisse dans la population. Mais celle-ci n'empêche pas les guerriers de se battre, les chasseurs d'attaquer les ours un épieu à la main. Les bardes et les prophètes rationalisent et concilient ces deux sentiments contraires, tous deux ancrés dans nos gènes : le courage et l'instinct du combat, qui s'opposent à l'instinct de survie et la crainte du néant.

Les défenses contre la mort dans l'histoire

La hantise de la mort a été à l'origine des religions et explique, dans une grande mesure, l'histoire car toutes les civilisations ne procurent pas un même niveau de protection contre ce qu'il adviendra alors. Or, une armée ne peut être victorieuse que si les soldats se sentent assez protégés contre la mort pour l'affronter.

Depuis la haute Antiquité, l'esprit humain, en même temps qu'il découvrait l'inéluctabilité de la mort, a eu recours à deux parades. D'une part, les religions qui, sous des formes diverses, apportent l'espérance d'une vie après la mort, avec des dieux (ou un dieu) immortels qui échappent à la condition humaine.

L'autre protection, qui n'est pas incompatible avec la religion, est l'acceptation lucide de son destin, la philosophie. Tous les grands systèmes philosophiques jusqu'au XVIIIe siècle ont eu pour objet, comme le dit Montaigne dans la phrase citée en épigraphe, d'aider l'homme à ne pas craindre la mort, même si celle-ci signifie le néant. Une des façons d'y parvenir est de se détacher des biens de ce monde, même si cela nécessite le renoncement aux plaisirs de l'existence. Par exemple, le stoïcisme, qui a dominé la pensée des élites grecques puis romaines jusqu'au triomphe du christianisme, est fondé sur la maîtrise des instincts et des passions par la raison. L'esprit doit rester libre et ne pas devenir l'esclave de ses pulsions. L'homme est « être de raison » et c'est grâce à cette capacité de raisonner qu'il domine les désirs et les peurs. « Il n'y a rien qui puisse effrayer dans les choses de la vie, dit Sénèque, sinon la peur elle-même. » Et comme le dit Épictète : « Car ce n'est pas la mort ou les épreuves qui sont effrayantes mais la peur de la mort ou des épreuves. » L'anxiété rend tout effrayant ; il faut, grâce à l'affirmation de soi, atteindre la joie qui domine les événements, c'est-à-dire le courage. « En n'étant ni troublé par les peurs, ni gâté par les plaisirs, nous ne serons effrayés ni par la mort, ni par les dieux » (Sénèque). Le sage recherche « la tranquillité de l'âme ». Il ne fait pas le bien dans l'espoir d'une récompense, mais pour être en paix avec lui-même. Il est, en toutes circonstances, maître de lui et la « vertu » a pour objet de maintenir cette inflexibilité de l'âme. Sénèque écrit encore : « Aucun homme n'apprécie le goût de la vie s'il n'est pas prêt à la quitter. »

Cette conception stoïcienne de la vie est revenue en force dans la pensée occidentale à la Renaissance. Paul Tillich dans *Le Courage d'être (The Courage to be)* montre qu'à la Renaissance, l'humanisme grec fondamentalement tragique, pessimiste, s'allie avec l'espoir chrétien du salut et avec l'attente du progrès, dérivé du messianisme biblique. L'homme n'est ni mauvais, ni maudit, puisqu'il est une parcelle de Dieu. Il a en lui l'espoir d'être sauvé et la vision d'un progrès individuel et collectif. Il doit s'accomplir. Dans le fameux sonnet *If*, l'homme « doit savoir accepter, triomphe après défaite, et accueillir ces deux menteurs du même front », écrit Kipling. Dans « La Mort du loup » de Vigny [1], la mort est acceptée avec hauteur et sérénité. Ce néostoïcisme a influencé les mentalités jusqu'au milieu du XXe siècle et, avec le recul, je me rends compte qu'il est l'une des racines de l'éducation que j'ai reçue. Laisser voir ses sentiments, avoir peur

---

1. *Et sans daigner savoir comment il a péri,*
Refermant ses grands yeux, meurt sans jeter un cri...
Gémir, pleurer, prier est également lâche,
Fais énergiquement ta longue et lourde tâche,
Dans la voie où le sort a voulu t'appeler.
Puis après, comme moi, souffre et meurs sans parler.

de la souffrance physique était méprisable[1]. L'homme digne de ce nom reste en toutes circonstances maître de lui, il ne se lamente pas sur son sort ; il fait face. C'était autrefois le but de l'éducation que de créer cet état d'esprit, de donner à l'homme une certaine image de sa dignité.

L'attitude face à la destinée humaine est voisine dans l'épicurisme, l'autre grand système philosophique du monde antique. Celui-ci a parfois été compris comme l'acceptation, voire la recherche, de toutes les voluptés matérielles et intellectuelles que peut apporter l'existence. En réalité dans son essence, « sa volupté était aussi sévère que la vertu des stoïciens » (J.-F. Sarasin, 1674). L'absence de douleur est la plus grande des félicités ; elle n'est obtenue qu'en se protégeant contre les souffrances toujours associées aux voluptés, ne serait-ce que quand on est contraint d'y renoncer[2].

En regard de ces morales austères, élitistes, exi-

---

1. Dans une autobiographie (A. Giovene, *Les Oliviers de Licudi*, Denoël, 1969) écrite en 1939, un vieux Sicilien décrit ainsi le chagrin que lui cause le pillage légal des richesses locales par les fascistes et leurs amis allemands : « Une douleur profonde m'étreignait, mais je m'imposais la discipline de l'endurer sans faiblir, comme j'aurais supporté l'épreuve physique d'une blessure, avec la dignité et la patience par où doit s'accomplir notre condition d'homme. Et dans cette tension qui paraissait leur obéir à tous deux, s'affrontaient âprement mon humilité et mon orgueil. » On retrouve, dans cette phrase, comme dans d'autres textes du début du XXe siècle, la marque d'une éducation fondée sur un néostoïcisme.

2. Épicure, pour se protéger contre la crainte de la mort, nie celle-ci. Il écrit dans la Lettre à Ménécé : « Familiarise-toi avec l'idée que la mort n'est rien pour nous, car tout bien et tout mal résident dans la sensation ; or la mort est la privation de cette dernière. Cette connaissance que la mort n'est rien pour nous a pour conséquence que nous apprécions mieux les joies que nous offre la vie éphémère parce qu'elle n'y ajoute pas une durée illimitée mais nous ôte, au contraire, le désir d'immortalité... Ainsi celui des maux qui fait le plus frémir n'est rien pour nous puisque tant que nous existons, la mort n'est pas et que lorsque la mort est là nous ne sommes plus. » Je ne sais pas si ce raisonnement, malgré son élégance, a protégé contre la hantise du néant.

geantes, les religions ont su mieux s'adapter aux différentes formes de l'esprit humain. Depuis le début des temps historiques, il y a plus de six mille ans, et jusqu'aux temps modernes, leur objet a été d'apprivoiser la mort. Dans l'Antiquité, rares ont été ceux qui, comme Socrate et Platon, ont osé concevoir des systèmes philosophiques où le divin n'avait pas à intervenir ; Socrate, d'ailleurs, est condamné à boire de la ciguë pour l'avoir fait. Puis en Occident, le christianisme a, pendant une dizaine de siècles, non seulement protégé contre la peur de la mort mais aussi donné un sens à la vie. La foi était, au Moyen Âge, si profonde qu'une grande partie de l'existence était consacrée à la préparation de la vie après la mort. De plus, par l'espoir d'une récompense, sur terre ou dans l'au-delà, la religion incitait les hommes à faire le bien, à respecter autrui, à accepter les inégalités du sort (les premiers seront les derniers), et elle introduisait des règles morales dans notre société.

À partir de la Renaissance, marquée par la redécouverte de l'Antiquité et la naissance d'un monde prométhéen inspiré par la volonté de comprendre et d'agir, la foi s'affaiblit progressivement, laminée par les contradictions entre le dogme et les connaissances scientifiques. La terre n'est pas un centre du monde (Copernic et Galilée), l'homme n'est pas le centre de la nature (Darwin). Les lois de la nature n'ont pas besoin d'un dieu. Au XVIIIe siècle commence « la mort de Dieu » (comme dit Nietzsche), qui laisse la civilisation occidentale orpheline. Certes, il est des hommes qui ont conservé la foi et, au début du XXe siècle, Charles Péguy l'exprime encore de façon émouvante [1],

1. *Et le vieillard n'a-t-il pas*
Autant de vie devant soi que l'enfant au berceau ?
Sinon plus. Car pour l'enfant au berceau la vie éternelle
La seule qui compte est masquée par cette misérable vie
Qu'il a devant lui, d'abord qui est devant...
Mais le vieillard, il a de la chance.

mais dans la deuxième moitié du XXe siècle en Occident, si la foi atténue chez les croyants l'angoisse de l'au-delà, cette protection est plus faible que celle que procurait la foi robuste de nos ancêtres. Pour combler ce vide, des religions laïques sont nées : on a divinisé la nation (nationalisme), la classe sociale (le marxisme), la race (le nazisme). Ces nouvelles croyances ont mobilisé, fanatisé et ont entraîné d'effroyables tueries en poussant à la haine des autres, mais elles n'ont guère réduit la peur de la mort. Tout au plus l'ont-elles fait accepter au nom d'une cause. La Seconde Guerre mondiale, avec ses 50 millions de morts, et, ensuite, les drames du communisme ont sonné le glas des idéologies depuis la chute du mur de Berlin.

Une autre religion est née, celle de la Nature. Il y a aujourd'hui deux attitudes vis-à-vis d'elle. Dans l'une, on se méfie de l'homme, considéré comme un parasite, voire un prédateur. Il serait à l'origine d'une altération de l'équilibre naturel. Il met en question, par la puissance que lui ont donnée la science et la technologie, la permanence de la nature originelle et de la biodiversité. Il faut protéger la nature contre l'homme, comme le préconisait la loi du Reich solennellement proposée par Hitler en 1935. Cette divinisation de la nature, ce retour à la déesse-mère des religions païennes, correspond à une forme extrême d'écologisme qui, en raison même de son pessimisme, de sa radicalité, exerce un grand attrait sur certains groupes mal à l'aise dans le monde actuel.

L'autre attitude s'inscrit dans la tradition humaniste : celle de la philosophie grecque (« l'homme est la mesure des choses ») et de la foi judéo-chrétienne

---

Prudent, il a mis derrière lui cette misérable vie
Qui lui masquait la vie éternelle...
Entre la vie et lui il n'y a plus rien.
Il est au bord de la lumière. Il est sur le rivage même.
Il est au bord de la vie éternelle !

qui met au centre de la morale le respect, l'amour de l'homme considéré comme parcelle de Dieu. Les optimistes, dont j'avoue être, ne peuvent s'empêcher de penser qu'il y a eu, au cours de l'histoire, un progrès qui, sans être régulier, est néanmoins perceptible. Pour mesurer le changement, il suffit de penser à l'Athènes du Ve siècle avant J.-C., à l'Empire romain où un homme sur deux était un esclave, à l'intolérance religieuse qui existait encore au moment de la Renaissance et qui a inspiré les massacres des guerres de Religion du XVIe siècle, au XVIIIe siècle où la terre était encore cultivée par des serfs qui constituaient une sous-humanité. La Déclaration des droits de l'homme, en proclamant la dignité de chaque être humain et le respect qu'on lui doit, était l'aboutissement de la Bible et des Évangiles, de la Grèce et de la Renaissance ; mais malgré elle, pendant mon enfance encore, personne, ou presque, ne discutait l'inégalité des races, l'opposition était entre ceux qui voulaient protéger et éduquer les races dites inférieures et ceux qui, au contraire, désiraient les maintenir dans un état d'infériorité ou les éliminer. Il y a eu, depuis, Hitler, les camps de concentration et l'holocauste, Staline et le Goulag. C'est la gloire du XXe siècle et des démocraties de les avoir vaincus. Malgré les soubresauts de l'histoire, le progrès n'est pas discutable, d'autant que pendant les trois derniers siècles, cette libération de l'homme s'est accompagnée, grâce à la science, d'un triplement de la durée de la vie et d'un accroissement global des richesses que personne n'aurait pu concevoir (il suffit de rappeler qu'à la fin du XVIIIe siècle encore, de grandes famines balayaient l'Europe, tuant par centaines de milliers les paysans pauvres, et que les épidémies, telle celle de variole, étaient une des causes majeures de mortalité). Aujourd'hui encore, alors que la science et la technologie sont récusées par certains, on ne voit pas comment on pourrait, sans elles, assurer aux cinq milliards, et bientôt huit milliards d'hommes des pays en développement, un niveau de vie décent, indispensable pour éviter la violence des flux migratoires, la frustration et la haine. D'autant qu'il faut concilier ce développement avec le respect de notre planète, éviter le gaspillage des matières premières et une atteinte irréversible aux équilibres naturels. On n'y parviendra que par un surcroît de science et de technologie, et non par des incantations ou un protectionnisme des pays les plus riches, en abandonnant les quatre cinquièmes de l'humanité à la misère. Il faut protéger la nature pour l'homme et non contre l'homme.

Comment expliquer les attitudes antisciences de certains ? Elles expriment une réaction contre les ignominies qui ont ensanglanté le milieu du XXe siècle. Un sentiment de culpabilité a saisi l'Occident devant la bête immonde que ces horreurs ont révélée au tréfonds de l'âme humaine. Nous avons pris conscience de la fragilité de cette mince pellicule de sagesse et de civilisation qui recouvre les instincts violents. Il n'est pas étonnant que les monstruosités causées par cette irrationalité aient bouleversé l'inconscient collectif. Mais il ne faut pas réagir par une autre irrationalité. Le XXIe siècle a besoin de raison et non de nouvelles idéologies. Il ne faut pas mythifier la nature et mépriser l'homme, il faut éduquer celui-ci et le remettre au centre de notre civilisation.

À vrai dire, sans cette prise de conscience, ce livre qui demande le respect des vieillards n'aurait pas pu être conçu. Il est normal qu'en 1945, en réaction contre les horreurs de la guerre, on ait voulu prendre le contre-pied de l'éducation classique qui avait permis ces dérives. L'éducation actuelle tourne le dos au stoïcisme. La génération du baby-boom de 1945-1950, celle des étudiants de 1968, approche maintenant la soixantaine ; elle a été élevée dans le culte du bonheur et non plus du devoir, de l'épanouissement individuel et non plus du respect des autres. On exalte l'individu, mais il est seul face à son destin. Cette éducation a prédisposé à une confusion entre volonté d'être heureux et poursuite des plaisirs. L'hédonisme[1], si on le conçoit comme la recherche de ce qui rend la vie agréable, est un objectif normal. Par contre, il est dangereux si on l'assimile à la satisfaction des instincts, à l'obtention de plaisirs immédiats (*hic et nunc* : ici et maintenant) comme nous y convie une publicité omniprésente dans notre civilisation. Une telle attitude peut être dangereuse pour l'équilibre psychique car elle ne suffit pas à remplir une vie et peut être source de déplaisir quand, chez les blasés, la répétition monotone des plaisirs des sens n'apporte plus que l'ennui. Elle devient source d'anxiété quand le vieillissement de l'organisme interfère avec l'assouvissement des désirs. L'hédonisme s'accommode mal d'un corps délabré. L'obsession du sexe, de la bonne bouffe, le culte de l'instant présent, sur lesquels sont fondées la publicité et la télévision commerciale, débouchent sur « le jeunisme » et quand le corps ne suit plus (dès 60 ans ou même avant), sur le dégoût de soi, comme le craignaient les philosophies antiques.

Le présent ne doit pas être envahissant, comme chez les animaux ; il doit rester une mince frontière entre un passé, source de souvenirs et d'expérience, et un avenir dans lequel on se projette et que l'on construit. Comme le dit Kierkegaard, « la vie ne peut être comprise qu'en regardant vers le passé, mais

---

1. On fait remonter l'hédonisme à un dialogue de Platon dans lequel sont discutés les objectifs de l'homme : la sagesse, la connaissance, etc. Certains estiment que le plaisir est le seul objectif réel ; cette position, qu'on appelle l'hédonisme, explique tous les comportements à partir de la recherche de ce qui est le plus plaisant (ou le moins déplaisant). On peut justifier ainsi l'acceptation de renoncements temporaires, s'ils préparent des plaisirs plus grands pour l'avenir.

elle ne peut être vécue qu'en regardant vers l'avenir ».

Le passage de l'homme primitif à l'homme préhistorique a vraisemblablement été lié à l'apparition d'une mémoire et d'une pensée consciente, donc à la révélation de la finitude de la vie. La hantise de la mort aurait pu entraîner un dégoût de l'existence ; l'homme préhistorique s'est défendu par l'espoir d'une autre vie, au-delà de la mort (les religions) puis, dans l'Antiquité, par la sagesse (l'acceptation lucide de la condition humaine). Mais ces défenses sont fragiles et la perspective du vieillissement et de la mort reste la cause majeure d'angoisse et de désordres psychiques. À l'affaiblissement de la protection qu'apportait la religion a correspondu la montée de religions laïques, d'idéologies qui ont été à l'origine des drames du XXe siècle.

Malgré la crainte de la mort, l'homme n'hésite pas, dans certaines circonstances, à l'affronter, à la défier ; autrefois pendant la chasse et la guerre, aujourd'hui au volant ou dans certains sports. Certaines pulsions peuvent être plus fortes que la mort. Contre la peur de la vieillesse, on ne luttera pas par l'irrationalité mais par l'étude des mécanismes de l'esprit humain, donc par la recherche et l'éducation.

L'homme adulte et la mort

Aujourd'hui, la plupart des Occidentaux ne comptent plus, pour affronter la mort, sur la religion ou la philosophie qui, depuis le XIXe siècle, ont, en pratique, renoncé à aider l'homme en ce domaine. Il existe d'autres mécanismes de défense ; chez l'homme adulte actif et bien inséré dans la société, le principal est d'oublier la mort, de la chasser de ses pensées.

En ce qui me concerne, la familiarité avec la mort a marqué toute ma vie et, avant d'examiner ces mécanismes, je voudrais narrer deux expériences qui m'ont beaucoup apporté.

Le soldat et la mort

Quand j'entends célébrer la jeunesse, je me rappelle que j'avais vingt ans en 1940, au moment où la croix gammée, qui, depuis quelques années déjà, planait sur nos têtes, s'est abattue sur nous. Pendant une guerre, la mort est partout, même si on ne la voit pas. Cette présence devient plus intime encore quand de spectateur, on devient acteur. Je me rappelle comment, malgré la peur qu'inspirait la violence de l'occupant, le sentiment est né chez quelques-uns qu'il était impossible de conserver l'estime de soi, sa dignité, si l'on restait passif. Il ne faut d'ailleurs pas sous-estimer le rôle qu'a joué, dans cette évolution, la radio de Londres que j'écoutais religieusement chaque fois que je le pouvais. Puis, pour moi comme pour d'autres, quand on a découvert l'ivresse de l'action, celle-ci devient une drogue. La guerre m'a enseigné le plaisir d'obéir, et aussi, plus tard, celui de commander, dans un monde manichéen où tout est simple puisqu'il y a d'un côté les bons, et de l'autre, les méchants. Et il faut reconnaître que rares ont été les guerres où cette schématisation a été autant justifiée que de 1940 à 1945.

La guerre vous apprend aussi le rôle du hasard, le poids du destin. Dans la Résistance, quand quelqu'un était pris dans une rafle, tous tremblaient en pensant à ce qu'il pouvait avoir dit. Je suis passé ainsi plusieurs fois entre les gouttes, mais d'avoir constamment à se cacher, à changer d'identité, devient pesant, aussi je décidai de lutter à visage découvert et, à la fin du printemps 1943, je rejoignis les Forces françaises libres. Nous étions six dans un groupe qui quitta Paris par le train pour Bayonne. L'un disparut en cours de route et les cinq autres traversèrent les Pyrénées à pied. Parvenus en Espagne, nous y fûmes mis en prison puis en camp de concentration avant de pouvoir rejoindre l'Afrique du Nord. Par la suite, deux furent tués dans les combats, je fus blessé lors du débarquement en Provence, les deux derniers s'en sortirent indemnes. Pourquoi les uns et pas les autres ? Pendant une guerre, on sent, plus fortement encore, que la vie est une loterie.

La guerre est à l'origine de sentiments très puissants. Les circonstances donnent à de petits gestes une extraordinaire intensité. Une gorgée d'eau après des heures de marche harassante en plein soleil apporte plus de plaisir que le meilleur des repas. Le simple fait de se laver près d'une fontaine, de se raser, de dormir à même le sol après des jours et des nuits de combats incessants, est la source de joies plus fortes que les vacances les plus somptueuses. Chaque instant est riche de cette émotion que donne la proximité de la mort. On ne s'ennuie pas : on attend, on se repose, on se prépare, on guette, on se détend.

Et puis, il y a la camaraderie, la fraternité. Quand on s'aplatit contre le sol au fond d'un trou, attendant que s'arrêtent les giclées successives d'obus de mortiers qui tombent autour de nous, quel réconfort que la simple pression d'une main contre son épaule, qui vous fait percevoir qu'un copain est là qui partage les mêmes pensées, ressent les mêmes émotions et est, éventuellement, prêt à vous aider. La fraternité des combats, quand on l'a éprouvée, fait paraître les autres sentiments fades. Et cette solidarité se manifeste aussi pour ne pas laisser seuls ceux qui ont un coup de cafard, sont envahis par le désarroi. Dans les petits groupes, sentir que chacun dépend des autres, qu'on est embarqué ensemble pour le succès ou l'échec, crée des tensions mais aussi des liens profonds. Et puis il y a ceux à qui l'on s'attache particulièrement, l'ancien qui vous a accueilli quand on est arrivé, n'étant au courant de rien, qui vous console, vous rassure et inversement, quand on est devenu un ancien, celui auprès de qui l'on joue le même rôle. Et l'on veut vivre le plus intensément possible les moments de détente, de repos, malgré cette angoisse latente qui se réveille chaque fois qu'on apprend ce qui est arrivé à X ou Y et qui recouvre tous les événements d'une sorte de voile poisseux. Mais tous ces sentiments brusquement disparaissent quand vient le moment de l'action. Rien ne compte alors que la tâche qu'il faut accomplir, les autres qui vous regardent, qui vous jaugent, qui jugent la façon dont on exécute les ordres ou dont on les donne. Et ensuite la satisfaction de la mission accomplie, qui est d'une force telle qu'elle fait oublier tous les autres sentiments et à laquelle se mêle la volonté de mieux s'y prendre la prochaine fois.

C'est la leçon que j'ai tirée de la guerre : l'action efface l'angoisse, on ne pense qu'au but que l'on s'est assigné. Il est vraisemblable que ce phénomène psychologique est facilité par une décharge hormonale (mécanisme de récompense) qui fait oublier même la douleur. Il y a quelques années, une de mes petites-filles m'a demandé : « Quelle a été la période la plus exaltante de ta vie ? » Sans que j'aie eu le temps de réfléchir, la réponse a fusé : « La guerre. » Elle a été surprise, moi aussi d'ailleurs. Ce n'est qu'en y repensant que j'ai mesuré la puissance de ce sentiment de plénitude qui envahit ceux qui ont affronté un danger, et l'ont surmonté. Notre espèce, d'ailleurs, aurait depuis longtemps disparu si les chasseurs préhistoriques ne l'avaient pas éprouvé quand ils se battaient contre les bêtes sauvages. Toutes les drogues, dont tant de nos jeunes sont esclaves, ne sont que des succédanés qui stimulent ce même mécanisme cérébral.

Le malade et la mort

La guerre terminée, j'avais trop goûté aux joies de l'action, des combats, pour m'en passer. Mais comment concilier ce besoin avec la vie civile ? Ma spécialisation en cancérologie a, sans doute, été due à ce souci. Chaque malade est l'enjeu d'une lutte à l'issue incertaine et quel adversaire peut symboliser davantage le mal que cette maladie ? La guerre contre le cancer, comme disent les journaux, nécessite une stratégie, des tactiques qu'il faut constamment revoir en fonction des progrès effectués. Mais, à nouveau, elle m'a mis dans un face-à-face constant avec la mort. Pour un malade, apprendre qu'il a un cancer, c'est redécouvrir qu'il est mortel. D'un seul coup, les défenses qui avaient été patiemment construites dans son subconscient depuis l'enfance pour échapper à cette hantise s'effondrent et il faut tout rebâtir. Le patient y parvient, mais lentement, difficilement. Dans cette reconstruction, nul ne peut se substituer à lui, mais on peut le conforter. Le médecin a un rôle essentiel ; sans mentir, il doit l'aider à faire face : favoriser un espoir raisonnable, apaiser les craintes, rendre la vie plus confortable et surtout parler, faire comprendre au malade qu'il n'est pas seul, que, quoi qu'il arrive, il sera à ses côtés, partageant ses peines, lui apportant le soutien d'une présence. Un regard, une main que l'on serre, comptent plus que toutes les paroles pour faire passer ce sentiment de solidarité. Dans les moments difficiles, dans ce cas comme à la guerre, les témoignages de sympathie que peuvent apporter un geste, un sourire, sont plus efficaces que les grands discours. Vanité des paroles...

La fréquentation des malades m'a appris aussi le rôle prédominant de l'image que le malade a de lui. Il ne veut pas être un objet de commisération ni se sentir dégradé par la maladie, il veut conserver sa dignité. Je serai toujours reconnaissant à François Dalle de l'avoir compris. Quand j'ai mesuré l'importance qu'a pour le moral d'une femme, qui vient de subir une grave opération, le fait d'être fardée, coiffée, je lui en avais parlé et L'Oréal nous avait aidés à ouvrir un salon de beauté à l'Institut Gustave Roussy, qui a sauvé bien des femmes du désespoir. Désirer être belle, paraître à son avantage n'est pas de la vanité ou de la coquetterie, c'est une expression du respect de soi et des autres. Se laisser aller, par exemple pour un homme ne pas se laver, se raser, est, pendant la guerre comme chez les malades, un symptôme inquiétant de résignation, de passivité. Quel que soit l'âge, l'habit fait le moine. Prendre soin de son apparence, c'est montrer sa volonté de préserver son intégrité.

Le premier essai que j'ai écrit, en 1977 (*Le Refus du réel*), était consacré à ce face-à-face du malade avec la mort et l'enrichissement qui pouvait en résulter. D'autres l'avaient fait auparavant ; Nietzsche, dans *Le Gai Savoir* écrit : « De ces abîmes sans fond d'une grave maladie, on revient nouveau-né, plus malicieux avec un goût plus délicat pour la joie, avec une langue plus prête à apprécier les bonnes choses, avec des sens plus aiguisés, avec une seconde et dangereuse innocence prête à accueillir le plaisir, plus enfantine et cependant cent fois plus subtile qu'elle ne l'avait jamais été. » L'affrontement avec la mort peut faire naître une gratitude, une aptitude à profiter des bienfaits de l'existence et à distinguer ce qui est important de ce qui est futile, à jouir de l'instant présent, à fixer son attention sur ce qui le mérite vraiment.

Mais le face-à-face avec l'épreuve n'est pas toujours aussi fécond. Certains patients sortent brisés de la maladie et conservent longtemps des séquelles psychologiques. La moitié des malades guéris d'un cancer n'ont plus de relations sexuelles ; certains ont été définitivement marqués par les angoisses de la maladie, comme d'autres l'ont été par la guerre ou les camps. Non seulement ils ne parviennent plus à mener une existence normale, mais ils peuvent se suicider, étant devenus incapables de vivre et ne craignant plus la mort.

Que m'a enseigné cette longue expérience des malades ? D'abord que les défenses psychologiques d'un malade contre la peur de la mort sont aussi complexes, délicates que celles de son organisme contre la maladie. Il faut apprendre à les connaître et à les respecter. La première défense est, bien entendu, l'oubli, la dénégation. « Je sais que je mourrai mais je ne le crois pas », dit Jacques Madaule. La maladie le rappelle brutalement, mais on peut à nouveau s'en accommoder, grâce à ce que Williams James appelle « l'étrange pouvoir de vivre dans le moment, en ignorant et en oubliant ». Henri Danon-Boileau, un psychanalyste, conte [1] l'histoire d'un cancéreux ayant déjà subi plusieurs opérations et à qui l'on annonce la nécessité d'une nouvelle, celle de la dernière chance. Le malade l'accepte impavide. Le lendemain, on lui annonce qu'il faut avant l'opération lui arracher quelques dents afin qu'elles ne puissent pas être à l'origine d'une infection postopératoire et le malade, si courageux jusque-là, s'effondre. Atteinte à son image ? Peut-être, mais j'aurais tendance à privilégier une autre hypothèse : l'incapacité de supporter une nouvelle agression (la goutte d'eau qui fait déborder le vase et rompt un équilibre de plus en plus fragile). J'ai, en effet, connu bien des cas analogues ; mais même alors, le malade peut récupérer, reconstruire ses défenses.

Suivre les malades apprend aussi l'efficacité des occupations professionnelles. Tant que dure le traite-

---

1. Dans son livre *De la vieillesse à la mort, point de vue d'un usager*, Calmann-Lévy, 2000.

ment, celui-ci occupe amplement les journées, on n'a pas le temps de penser à autre chose. Les difficultés apparaissent après ; la vacuité des semaines de convalescence, l'absence d'obligation, conduisent à s'interroger, à imaginer le pire. Jusqu'à ce qu'enfin la reprise d'une activité redonne un sens à la vie. Chez les femmes ne travaillant pas, la maladie déclenche souvent des activités ménagères inhabituelles, un activisme intense qui protège contre l'angoisse. Il correspond, d'ailleurs, à ce que Pascal appelle la nécessité du divertissement et Kierkegaard « le philistinisme », c'est-à-dire l'oubli de l'inquiétude existentielle grâce aux petites préoccupations.

Le troisième point est la nécessité et la difficulté de la communication. La solitude aggrave les sentiments dépressifs ; de plus, l'angoisse du malade engendre celle des parents et amis, et rend difficiles les contacts. On a tendance à dire au malade les mots que l'on croit être ceux qu'il souhaite entendre ; on ment, on fuit la vérité et cette ambiguïté fausse toutes les relations. En réalité, l'important est surtout de l'écouter, de comprendre ses aspirations (être regretté par les siens, mourir dignement). Le malade est un écorché que tout blesse, il hait l'apitoiement, les fausses paroles de consolation débitées à la hâte, l'optimisme de commande, mais il a désespérément besoin d'affection, de sincérité. Dans la nouvelle de Tolstoï, *La Mort d'Ivan Ilitch*, sans doute l'un des textes les plus profonds sur la maladie et la mort, Ivan Ilitch est isolé au milieu des siens. Il comprend que, s'il meurt mal, c'est parce qu'il a mal vécu. Il est coupé des autres par des mensonges réciproques : « Le principal tourment d'Ivan Ilitch était le mensonge, ce mensonge admis, on ne sait pourquoi, par tous qu'il n'était que malade et non pas mourant. Il souffrait de ce qu'on ne voulait pas admettre, ce que tous voyaient fort bien ainsi que lui-même, de ce qu'on mentait en l'obligeant lui-même à prendre part à cette tromperie. » Heureusement, il est gardé par un moujik qui, lui, ne feint pas et parle simplement, ce qui lui apporte un grand réconfort. La morale est qu'il faut être vrai, sincère mais pas obligatoirement dire toute la vérité. On se rappelle l'apostrophe de Freud atteint d'un cancer à la mâchoire qui interrompt son médecin en lui disant : « De quel droit me dites-vous la vérité ? » L'important n'est pas la vérité ou le mensonge, c'est le lien qui se crée.

Le dernier point est qu'il est impossible de dissocier ces problèmes psychologiques posés par la maladie, de la personnalité du malade, de sa vie. Je me rappelle d'un malade digne, maître de lui, mais que je sentais épouvantablement anxieux. Un jour, en bavardant au chevet de son lit, je lui demandai ce qui pourrait lui faire plaisir :

– Parler avec ma fille, répondit-il brutalement.

– Mais elle vient souvent vous voir !

– Oui, mais elle reste cinq minutes et nous parlons de la pluie et du beau temps.

Je savais qu'il y avait eu un grave problème dans la vie de ce malade. Quelques années après la naissance de cette fille, il avait décidé de divorcer, mais on découvrit alors que sa femme avait un cancer très grave, dont elle devait mourir moins d'un an plus tard. Il renonça alors temporairement au divorce, mais cette cohabitation à contrecœur avait créé, chez sa fille, des plaies qui, sans doute, n'étaient pas guéries. Sans faire allusion à ce problème, je conseillai au malade de parler à l'aumônier, ajoutant que moi-même je conseillerais à la fille de voir l'aumônier. Quelques jours plus tard, je découvris le malade rayonnant et détendu. Il avait eu deux heures d'entretien avec sa fille et s'était libéré. Il mourut paisiblement une semaine plus tard en paix avec lui-même. La qualité du lien du malade avec les autres, avec la mort, dépend souvent de ceux qu'il entretient avec lui-même.

Quand la maladie s'aggrave, l'échelle du temps se

raccourcit. On ne fait plus de projets pour dans un ou deux ans, mais à échéance de quelques mois et bientôt de quelques semaines. On lutte encore mais en se donnant des objectifs à court terme : vivre jusqu'au mariage d'un parent, d'un enfant, jusqu'à un anniversaire. Et puis vient le moment où l'espérance ayant disparu, et où chaque jour apportant plus de douleurs que de petites satisfactions, la mort apparaît comme une délivrance qu'on attend sans peur et bientôt impatiemment. Gide écrit : « Plus je m'approche de la mort et plus la peur de la mort s'atténue. » Tel malade qui se battait énergiquement et refusait d'envisager un échec du traitement, sera, quelques mois plus tard, prêt à accueillir la fin. Je me souviens d'une malade qui avait lutté vaillamment ; elle perdit conscience, mais on parvint à la tirer d'affaire. Elle parut en ressentir beaucoup de gratitude, mais un jour de sincérité, alors que nous parlions en tête à tête, elle me dit : « Je regrette qu'on m'ait récupérée. Tout était fini, j'étais débarrassée et maintenant, il va falloir tout recommencer. »

Le vieillissement et la finitude de la vie

En dehors de situations exceptionnelles, tels les accidents ou la maladie, qui imposent l'idée de la mort, nos contemporains s'efforcent de n'y point penser. Ils chassent la vieillesse et la mort de leur environnement quotidien. On ne porte plus le deuil, les longs convois funéraires qui, dans ma jeunesse encore, coupaient longuement la circulation ont disparu, la mort s'est fait discrète voire taboue, la vieillesse malséante. La publicité entretient l'idée d'une éternelle jeunesse et les retraités, eux-mêmes, dans les réclames qui leur sont destinées, sont représentés comme pleins d'allant et de dynamisme.

La réalité est, évidemment, tout autre et l'association de la baisse ou de la fin des activités professionnelles, d'un déclin des forces physiques, d'une décrépitude de plus en plus manifeste du corps vient rappeler la finitude de la vie.

L'itinéraire intellectuel au cours du vieillissement varie énormément selon les individus ; certains facteurs protègent, d'autres, au contraire, aggravent le sentiment de déchéance. Vivre pendant quarante ans au chevet des grands malades m'a aidé à mieux comprendre le psychisme des personnes âgées. Plus elles sont anxieuses, plus leur organisme se dégrade, moins elles aiment en parler. Elles se méfient instinctivement des grandes déclarations d'amour ou d'amitié. Elles sont, par contre, extraordinairement sensibles à une attention concrète, une visite, un mot d'appréciation, un compliment, une marque d'intérêt. L'apparence compte beaucoup et la perte de la coquetterie est un symptôme inquiétant. Comme les malades, elles peuvent, en quelques minutes, sombrer dans une dépression si elles ont l'impression d'être abandonnées ou ignorées par leur entourage. L'isolement est le fléau de la vieillesse (voir chapitre 6) ; il est accentué par le sentiment de perte d'autonomie. Or, hélas, plus on avance en âge, plus on dépend des autres matériellement, mais aussi affectivement. C'est pourquoi il est important de conserver son autonomie aussi longtemps que possible.

Chacun, en vieillissant, doit faire face à des agressions de plus en plus déstabilisantes. D'abord, la perte des rôles sociaux associés à l'activité professionnelle, qui peut entraîner une véritable exclusion de la société. Nous en avons déjà longuement parlé (au chapitre 5) et vu qu'il faut que chacun réagisse en trouvant de nouvelles occupations.

Ensuite, les plaintes, les dysfonctionnements du corps. Un adulte jeune oublie l'existence de ses organes, ceux-ci effectuant les efforts qui leur sont demandés sans broncher. Et voilà que peu à peu, ils protestent ; on s'essouffle en courant, on devient maladroit, les digestions ne passent plus inaperçues, des ballonnements, des flatulences apparaissent si l'on fait des excès et bientôt, même si l'on est sobre. Plus tard, la fatigue apparaît, envahissante, les sphincters remplissent moins bien leur fonction. On était maître de son corps et peu à peu, on en devient esclave. Il n'est pas étonnant que dans ce contexte, la conscience devienne obsédée par la santé et que le moindre malaise provoque l'inquiétude, voire l'angoisse, car il rappelle la finitude de la vie. Longtemps, on avait pu se comporter comme si l'on était éternel, mais le fléchissement de son organisme, de plus en plus perceptible, impose l'idée que comme les autres hommes, on vieillit.

Il faut réagir en faisant des bilans qui rassureront sur sa santé et en trouvant un bon équilibre entre ses activités physiques et ses capacités. Mais surtout, il faut accepter ce qui est, comprendre qu'en regard des pertes, il y a des aspects positifs, accéder à une certaine sérénité, à un détachement de ce qui est superficiel et vain pour se consacrer à l'essentiel. Mais on ne peut y parvenir que si, par-delà le présent, on conserve la capacité de regarder l'avenir, fût-ce un avenir très proche.

L'Environnement familial

Pour ceux qui vivent en couple, l'âge, la dégradation physique, sont moins traumatisants car on peut s'appuyer sur l'autre. À l'amour, au souvenir, s'ajoutent alors l'alliance face au temps qui passe, une dépendance de l'un vis-à-vis de l'autre facile à accepter car elle est réciproque. Malheureusement, au-delà d'un certain âge (80 ans), le veuvage devient fréquent et c'est toujours un choc profond dont on risque de ne jamais se remettre. Un pourcentage élevé de veufs, ou veuves, meurt dans l'année qui suit le décès du conjoint. En effet, c'est tout l'équilibre de la vie qui est remis en cause et la solitude brutale peut écraser le survivant jusque-là encore vaillant, car l'aide au conjoint occupait sa vie. Ceci montre le poids déterminant pour un sujet âgé de son environnement familial. Heureusement, malgré la tendance des familles à être moins structurées, moins solidaires, les enquêtes montrent que celles-ci continuent à jouer un rôle essentiel dans l'aide aux personnes âgées (voir chapitre 5).

Le dégoût de soi-même et l'exclusion

Pour agir, pour se faire entendre, il faut d'abord avoir confiance en soi. Or, la personne vieillissante doute d'elle-même et quelquefois se prend en horreur. C'est d'abord la transformation de l'aspect physique qu'on accepte mal, surtout quand on a été adulé pour sa beauté et que, jeune, on a cédé au narcissisme ; se sentir ignoré, transparent, est profondément perturbant. C'est pourquoi les acteurs, les stars vieillissantes sont, plus que les autres, exposés à la dépression et au suicide.

Mais il faut aussi insister sur l'attitude des autres, qui a une importance majeure si elle amène la personne vieillissante à douter de ses capacités. Dans une entreprise, le salarié âgé est souvent invisible, sans avenir ni perspective en raison de son départ prochain. Dans d'autres cas, il se sent (ou se croit) épié, craint que la moindre défaillance ne soit commentée. Arrivé à la retraite, on lui donne l'impression d'avoir cessé d'exister, d'avoir perdu son identité sociale.

Hier, un terrible accident d'auto a fait plusieurs morts. Cela, hélas, arrive tous les jours mais dans ce cas, le commentateur à la radio a tout expliqué d'un mot : le chauffard avait 81 ans. Inutile de chercher une autre interprétation, l'âge suffit à disqualifier, il n'est point besoin d'interroger les statistiques, qui montrent qu'à 81 ans, on cause moins d'accidents que les conducteurs plus jeunes (car on conduit plus prudemment). Certes, il serait opportun d'instaurer des bilans de santé pour les conducteurs âgés mais non de les clouer au pilori. Alors qu'il faudrait tenter de comprendre, informer, on déclasse, on exclut.

Dans un tel contexte, la personne âgée, fragilisée, s'interroge sur ses capacités, et même si sa vie a été une réussite, elle se juge inutile, voire nuisible, a honte d'être encore là. Cocteau a eu un mot charmant sur Victor Hugo vieillissant : « Il était des moments, dit-il, où il se prenait pour Victor Hugo. » De fait, Victor Hugo âgé, comme Clemenceau ou Churchill, doutait de lui et ce n'est que par instants qu'il reprenait confiance.

Pour permettre au vieillard d'accepter la vieillesse, il faut donc que la société ne ressente pas celle-ci comme une déchéance totale, physique et psychique ; il faudrait, au contraire, offrir aux gens âgés un cadre dans lequel ils puissent s'exprimer. Dans certaines Académies, à partir d'un certain âge, variable selon les Académies, l'académicien devient un « émérite », et on élit sur sa place un académicien plus jeune sans que cela le prive de la possibilité de participer aux discussions, à la rédaction des rapports. Je suis frappé de voir que certains de ces émérites restent longtemps capables de contribuer utilement aux débats parce qu'il n'y a pas de condescendance envers les anciens.

L'exclusion par l'âge accroît la tristesse, l'autodestruction par les loisirs forcés et accélère la déchéance sénile. À l'inverse, François Mauriac a raconté, dans *Bloc-Notes*, comment d'avoir reçu le prix Nobel de littérature l'a « réveillé de son assoupissement et résolu à se compromettre à nouveau ». Le cardinal Roncalli, personnage âgé et que l'on croyait inoffensif, a sans doute été élu pape pour cette raison. Devenu Jean XXIII, il s'est révélé, trois mois plus tard, l'un des papes les plus réformistes. Selon que l'on se sent apprécié ou dédaigné, le comportement est différent. Il ne faut pas acculer les personnes âgées au désespoir, il faut les stimuler.

L'ANGOISSE

La vieillesse, la décrépitude, la maladie, seraient plus aisément supportées si elles n'étaient pas ressenties comme l'antichambre de la mort, le rappel de notre finitude.

La hantise de la mort gît au plus profond de l'esprit humain. Seule une minorité de la population bénéficie des secours de la religion ; quant à la philosophie, l'éducation actuelle ne prédispose guère au stoïcisme et au détachement des biens terrestres. La maxime des épicuriens (« Où je suis la mort n'est pas », Lucrèce) est bien artificielle. La science est de peu de secours car elle ne peut pas nous instruire sur ce qui se passe dans les derniers instants de lucidité. Comme disait Ionesco, « chacun de nous est le premier à mourir ». Et, cependant, la plupart des individus parviennent à conjurer cette hantise presque jusqu'à la fin. Quels sont ces mécanismes de défense ?

Avant de les analyser, il peut être utile de survoler ce qui a été écrit sur ce thème par quelques-uns des auteurs qui l'ont abordé.

• **Montaigne et la mort.** Nous commencerons par Montaigne, référence incontournable en ce domaine car il fut l'un des premiers à en parler en se dégageant du strict point de vue religieux. Deux chapitres des *Essais* sont consacrés à la mort (I, XX et III, XII). Montaigne d'abord, comme les auteurs antiques dont il s'est inspiré, prône le mépris de la mort : « Un des principaux bienfaits de la vertu est le mépris de la mort, moyen qui fournit toute notre vie d'une molle tranquillité, nous en donne le goût pur et aimable sans qui toute autre volupté est éteinte » (I, XX). Il tente, aussi, de rassurer[1] : de deux choses l'une, ou c'est le début d'une existence nouvelle où l'on rejoint les trépassés, et pourquoi en avoir peur ? Ou la mort est comme ce sommeil profond que l'on cherche quand on est fatigué, et pourquoi la craindre ? Il dit aussi : « Pourquoi crains-tu ton dernier jour ? Il ne confère non plus à la mort que chacun des autres. Le dernier pas ne fait pas la lassitude : il la déclare. »

De plus, il fait une remarque qui m'a rappelé ce que l'on observe sur les malades : « Si c'est une mort courte et violente, nous n'avons pas loisir de la craindre ; si elle est autre, je m'aperçois qu'à mesure que je m'engage dans la maladie, j'entre naturellement en quelque dédain de la vie... Je ne tiens plus si fort aux commodités de la vie, à raison que je commence à en perdre l'usage et le plaisir, j'en vois la mort d'une vue beaucoup moins effrayée... le saut n'est pas si lourd du mal-être au non-être. » Chez les vieillards comme chez les grands malades, la mort devient une délivrance. Freud à 70 ans, alors qu'il se débat contre le cancer qui finira par le tuer treize ans plus tard, écrit : « Peut-être les dieux sont-ils cléments en nous rendant la vie plus désagréable quand nous sommes vieux. À la fin, la mort est moins intolérable que les multiples fardeaux que nous portons. »

Il est instructif de comparer les passages écrits par Montaigne jeune à ceux ajoutés dans les éditions ultérieures. Dans les premiers, il préconise, pour conjurer la mort, de toujours y penser, de se familiariser avec elle : « La préméditation de la mort est préméditation de la liberté... il faut toujours être botté, prêt à partir... Le continuel ouvrage de notre vie, c'est bâtir la mort. »

1. « Il est à croire pourtant, si c'est une transmigration d'une place à l'autre, qu'il y a de l'amendement d'aller vivre avec tant de grands personnages trépassés... Si c'est un anéantissement de notre être, c'est encore amendement d'entrer en une longue et paisible nuit. Nous ne sentons rien de plus doux en la vie qu'un repos et un sommeil tranquille et profond sans songes » (*Essais*, III, XII).

Le temps passe, le point de vue change : « Croies ce que tu aimes le mieux, que te sert-il d'aller recueillant et prévenant ta male fortune et de perdre le présent par la crainte du futur... Si vous ne savez mourir, ne vous chaille ; nature vous en informera sur le champ pleinement et suffisamment... Nous troublons notre vie par le soin de la mort. » La mort est « la fin, l'extrémité de la vie, non pourtant son objet ». C'est déjà une attitude très moderne, pour laquelle Montaigne sera sévèrement critiqué au cours du XVIIe siècle et mis à l'index en 1676. Pascal dira de lui qu'il « ne pense qu'à mourir lâchement et mollement par tout son livre ».

Deux autres idées, elles aussi modernes, dominent les *Essais*. D'abord la façon dont on vit prépare la façon dont on meurt : « Si nous avons su vivre, c'est injustice de nous apprendre à mourir, si nous avons su vivre constamment et tranquillement, nous saurons mourir de même... Si vous avez fait profit de la vie, vous en êtes repu, allez-vous-en satisfait. » Ensuite il dit que le but de la vie est l'action : « Nous sommes nés pour agir, je veux qu'on agisse... et que la mort me trouve plantant mes choux... L'utilité de vivre n'est pas à l'espace, elle est à l'usage. »

Enfin une remarque : « Les hommes sont si divers en goût et en force ; il les faut mener à leur bien selon eux et par routes diverses. »

• **Pascal et le divertissement.** Une phrase des *Pensées* pose admirablement le problème : « Rien n'est si insupportable à l'homme que d'être dans un plein repos, sans passions, sans affaires, sans divertissements, sans application. Il sent alors son abandon, son insuffisance, son impuissance, son néant. » Pascal dit encore : « Notre nature est dans le mouvement, le repos entier est la mort. »

Pour lui, la peur de la mort domine l'âme et devient

prééminente dès qu'on est désœuvré. Le pauvre est protégé par la nécessité de nourrir chaque jour sa famille, mais plus on s'élève dans la hiérarchie sociale, plus cette obligation s'atténue. L'esprit est envahi par l'angoisse et celle-ci est maximale chez les princes. D'où la nécessité des divertissements, qui peuvent être de nature très diverse. On trouvera en note d'autres passages des *Pensées*. Le style de Pascal est si limpide que tout commentaire paraîtrait bien fade[1].

---

1. « Un homme qui a assez de bien pour vivre, s'il savait demeurer chez soi avec plaisir, n'en sortirait pas pour aller sur la mer ou au siège d'une place. On n'achète une charge à l'armée si cher que parce qu'on trouverait insupportable de ne bouger de la ville, et on ne recherche les conversations et les divertissements des jeux que parce qu'on ne peut demeurer chez soi avec plaisir. Mais quand j'ai pensé de plus près, et qu'après avoir trouvé la cause de tous nos malheurs, j'ai voulu en découvrir les raisons, j'ai trouvé qu'il y en a une bien effective qui consiste dans le malheur naturel de notre condition faible et mortelle et si misérable que rien ne peut nous consoler, lorsque nous y pensons de près »...

« De là vient que le jeu et la conversation des femmes, la guerre, les grands emplois sont si recherchés. Ce n'est pas qu'il y ait en effet du bonheur, ni qu'on s'imagine que la vraie béatitude soit d'avoir l'argent qu'on peut gagner au jeu, ou dans le lièvre qu'on court : on n'en voudrait pas s'il était offert. Ce n'est pas cet usage mol et paisible et qui nous laisse penser à notre malheureuse condition qu'on recherche, ni les dangers de la guerre, ni les peines des emplois, mais c'est le tracas qui nous détourne d'y penser et nous divertit. *Raison pourquoi on aime mieux la chasse que la prise*. De là vient que les hommes aiment tant le bruit et le remuement »...

« Ainsi s'écoule toute la vie ; on cherche le repos en combattant quelques obstacles et, si on les a surmontés, le repos devient insupportable par l'ennui qu'il engendre ; il en faut sortir et mendier le tumulte »...

« Que pourrait-on faire pour les rendre malheureux ! ? – Comment ! ce qu'on pourrait faire ? Il faudrait que leur ôter tous ces soucis ; car alors ils se verraient, ils penseraient à ce qu'ils sont, d'où ils viennent, où ils vont ; et ainsi on ne peut trop les occuper et les détourner... s'ils ont quelque temps de relâche, on leur conseille de l'employer à se divertir, jouer et s'occuper toujours tout entiers »...

« *Divertissement* : La mort est plus aisée à supporter sans y penser que la pensée de la mort sans péril... »

• **L'angoisse et les peurs existentielles.** À partir du milieu du XIXe siècle, après Kant et Hegel, la mort sort du champ de la métaphysique et même de la philosophie. Tout semble avoir été dit sur la mort elle-même et l'on s'intéresse, désormais, au retentissement de la mort sur l'esprit humain, c'est-à-dire à l'angoisse. Bien que celle que provoque la perspective de la mort et du néant ait été reconnue, depuis l'Antiquité, comme étant au cœur de l'âme humaine et la source, évidente ou secrète, de la plupart de ses crises, on fait remonter à Kierkegaard (en 1834) la naissance de la philosophie existentielle.

Chacun de nous s'est trouvé, un jour, étreint par une angoisse qui le mine sans qu'il puisse, ou veuille, en identifier la cause. Kierkegaard a été le premier à distinguer clairement la peur qui est liée à un événement précis que l'on redoute et l'angoisse existentielle qui envahit, sans raison apparente, l'individu, lui donne un sentiment d'impuissance face au destin, face au vide de l'existence. L'œuvre de Kierkegaard est, en son temps, passée inaperçue et n'a été sortie de l'oubli qu'après la guerre de 1914-1918, au moment où les esprits étaient prêts à la recevoir à cause de l'atmosphère anxieuse de cette période et sans doute aussi de Freud et de la découverte de l'inconscient.

Martin Heidegger, dans *L'Être et le Temps*, a repris en 1926, dans un langage hélas hermétique, l'existentialisme. Il distingue deux façons de vivre : en oubliant la mort grâce à une immersion dans les diversions (Pascal dirait les divertissements) de la vie ; cette existence qu'Heidegger qualifie d'inauthentique est l'état dans lequel vivent le plus grand nombre d'individus. L'autre, la conscience d'être, est qualifiée de vie authentique. L'homme reconnaît alors sa finitude et affronte seul la liberté et le néant. L'angoisse est le prix de la lucidité, celui d'une vie plus riche et plus pleine. C'était ce que disait saint Augustin : « C'est seulement face à la mort que naît la conscience d'être. » Dès l'Antiquité, on avait développé l'idée que la mort détruit l'homme, mais que la familiarité avec elle l'enrichit. Or, généralement, c'est une expérience pendant laquelle on a contemplé la mort qui permet de passer d'un état à l'autre. Cependant, ce sentiment peut aussi, en accentuant l'impression de la précarité de la vie, conduire à un détachement. L'homme devient « étranger » au monde, indifférent (comme dans *L'Étranger* de Camus) dans un univers glacé. La vie n'a aucun sens, elle est absurde.

L'existentialisme montre que la voie est étroite entre deux écueils opposés : l'anxiété qu'engendre le face-à-face avec l'inéluctabilité de la mort et l'appauvrissement intellectuel que cause la fuite, la cécité volontaire. Mais cette voie existe et c'est à chacun de nous qu'il importe de la trouver en donnant un sens à sa vie. Camus disait : « La lutte, elle-même, vers les sommets suffit à remplir un cœur d'homme. Il faut imaginer Sisyphe heureux. »

• **L'angoisse et l'inconscient.** Après avoir peut-être exagéré l'importance de la psychanalyse, la mode aujourd'hui est de la décrier et de souligner les erreurs de Freud et de ses disciples. En réalité, la découverte de l'inconscient, à la fin du XIXe siècle, a été l'un des faits majeurs de l'histoire de la pensée et Freud en est indiscutablement l'auteur. Certes, tout n'est pas exact dans ce qu'a écrit Freud, et certaines de ses positions doivent être nuancées, mais l'étude de l'inconscient a été à l'origine d'un renouveau de la réflexion. Freud a beaucoup écrit sur la mort (en grec, *Thanatos*) en qui il voit avec *Éros* (l'amour, la pulsion de vie) un des deux ressorts du psychisme humain. Pour Freud, le tréfonds de l'inconscient, le Ça, ignore sa mort : « Notre propre mort ne nous est pas représentable... Dans l'inconscient, chacun de nous est persuadé de son immortalité »[1]. Le sentiment de vieillir provient de signaux émis par le corps et par le regard des autres (le conscient s'oppose donc à l'inconscient, qui cultive l'illusion d'éternité). Ceci pourrait expliquer pourquoi le vieillard parvient à rebâtir des défenses contre la mort et peut déplacer son angoisse vers d'autres aspects de son existence. Le narcissisme permet un détachement de ce qui a été perdu, une réorientation vers ce qui persiste. Ce processus peut aboutir à un gain en intériorité au profit de l'essentiel ou, au contraire, à la perte des intérêts familiaux et sociaux, donc à une prédominance de l'égoïsme et de la méchanceté. L'environnement, les relations humaines jouent un grand rôle dans cette évolution. La peur de la mort, les pulsions de mort, s'exacerbent dans l'inaction. Freud pense que l'éducation doit forger un « surmoi » capable de résister aux chocs de la vie, ce qui le rapproche des stoïciens, et il estime que l'équilibre d'un individu dépend de l'équilibre entre Éros et Thanatos, pulsion de vie et pulsion de mort[2].

Dans plusieurs de ses écrits, notamment *Malaise dans la civilisation*, Freud montre que non seulement la paix et la prospérité d'une civilisation n'apportent pas le bonheur en libérant l'esprit des craintes factuelles, mais au contraire augmentent l'angoisse, qui se focalise alors sur les aspects les plus visibles de la vie en société, notamment la technologie et la science. Ce mécanisme, quasi pascalien, semble être la source de l'insatisfaction actuelle et des accusations portées contre la science et la technologie.

Contre la hantise de la mort, Freud décrit ce qu'il appelle des échafaudages de secours. Il en dénombre

1. S. Freud, *Considérations sur les guerres et la mort. Partie II Notre attitude par rapport à la mort.* Pour discussion, voir G. Arbuz, *Le Grand Âge, chance ou fatalité*, et G. Le Gouès, *L'Âge et le Principe du plaisir* et *Psychanalyse du sujet vieillissant.*

2. Dans la mythologie grecque, Éros et Thanatos sont frères jumeaux.

trois espèces : « D'abord de fortes diversions qui nous permettent de considérer notre misère comme peu de choses. » Parmi celles-ci, Freud mentionne le travail scientifique et, plus généralement, toute activité professionnelle intense. Mais il n'est pas nécessaire que l'œuvre ait une grande importance, qu'elle soit considérée comme noble, pour que l'homme éprouve une satisfaction, un sentiment d'accomplissement en s'y vouant. Un artisan mettant ses efforts dans l'objet qu'il fabrique donne un sens à sa vie. « La création est une religion privée », disait son disciple Otto Rank. Le bricolage, le jardinage peuvent être source de grandes joies. Mon beau-père, qui était médecin, arrivé à la retraite s'était mis à relier ses livres, ce qu'il a fait jusqu'à 98 ans, et il était très fier, quand il imitait une reliure du XIXe siècle, qu'on ne puisse pas distinguer l'original de la copie. Cicéron insistait sur le plaisir qu'il tirait de la taille de sa vigne, « ce qui le délasse et le divertit ». Un jardinier à la campagne avait l'obsession de la lutte contre les taupes et le récit, chaque dimanche, de ses succès et de ses échecs aurait pu faire croire qu'il chassait les grands fauves. La gloire pour lui était une pelouse sans taupinière.

S'intégrer dans un destin collectif est une autre forte diversion. L'idée que le groupe, nation, classe sociale, famille, continuera après sa mort, et pourra même bénéficier de celle-ci (sacrifice volontaire) aide à l'affronter. Élever ses enfants donne un sens biologique à l'existence.

À côté de ces fortes diversions, il existe des « satisfactions substitutives qui amoindrissent notre misère ». Freud cite l'art sous toutes ses formes. On pourrait ajouter, à un niveau moins élevé, le sport, les plaisirs des sens, la gastronomie (avec l'amour que la mère de famille investit dans la préparation d'un bon petit plat ou de confitures).

Enfin, dit Freud, « des stupéfiants qui nous rendent insensibles à notre état », l'alcool, le tabac, les drogues.

« L'un ou l'autre de ses moyens est indispensable », conclut Freud.

De nombreux romanciers ont mis la mort et l'angoisse au centre de leurs œuvres. Tolstoï, par exemple, dans *Confession*, un livre autobiographique, explique comment la brusque évidence du vide de sa vie, une crise existentielle, l'amène presque au suicide. Il est riche, sait qu'il est un des plus grands romanciers de tous les temps. Et alors ? Cela ne l'empêche pas de se demander brutalement : « Qu'ai-je fait de ma vie ? Ma vie a-t-elle un sens, alors que la mort m'attend ? » Il a l'impression que le sol s'effondre sous ses pas : « La vérité, écrit-il, est que ma vie n'a aucun but et que chaque jour me rapproche du précipice, je n'ai pas de raison de vivre. » Rares sont ceux qui n'ont pas, à un moment quelconque de leur vie, été ainsi conduits à s'interroger sur le sens de leur existence. Des auteurs, tel Tolstoï, ont, une fois de plus, montré que l'intuition artistique pouvait précéder et éclairer la démarche scientifique.

De Montaigne et Pascal à Kierkegaard, Heidegger, Tolstoï, Freud, Sartre ou Camus, de très nombreux textes ont été consacrés à l'angoisse de la mort, qui est l'une des principales composantes du psychisme humain. En plus de ce qu'avaient déjà dit les philosophes de l'Antiquité, ils ont souligné le rôle protecteur du travail (la religion de l'homme moderne), de l'action, des diversions et divertissements (au sens pascalien de ce mot).

Généralement bien contrôlée, refoulée dans le subconscient chez l'adulte en bonne santé bien inséré dans la société, la hantise de la mort peut s'exacerber, submerger toutes les défenses. Ceci survient quand, pour une raison quelconque, le sujet est fragilisé, perd confiance en lui, s'interroge sur le sens de sa vie ou qu'avec l'avancement en âge, la

baisse des activités professionnelles et de la vigueur physique, l'apparition des stigmates de l'âge et les manifestations de l'altération de l'organisme remettent en question ses défenses et l'équilibre psychique qui en résultait. Cette remontée de l'angoisse est favorisée par l'exclusion et le rejet par la société des personnes âgées et peut aboutir à une autodestruction morale et physique.
Cette angoisse peut s'exprimer de façons extrêmement diverses, que l'étude de l'inconscient a permis d'explorer. Nous ne sommes pas désarmés devant ce processus.

Les travaux des psychologues, des psychanalystes et des psychiatres

Depuis le début du XXe siècle, les recherches psychiatriques et psychologiques ont renouvelé ce domaine. Freud et ses disciples ont mis au point des méthodes pour explorer le subconscient qui, même si elles n'ont pas toujours eu une totale rigueur scientifique, ont ouvert de nouvelles perspectives. Grâce à ces méthodes, à la réflexion et à la méditation se sont substituées l'observation, les études sur des malades rongés par l'angoisse. Comme souvent en médecine, c'est l'étude de l'anormal, de l'excessif, qui aide à comprendre le normal. L'angoisse de la mort est devenue le champ d'innombrables recherches parce qu'elle étreint d'innombrables malades. Ces travaux ont montré l'omniprésence de la hantise de la mort, mais aussi la variété et la puissance des mécanismes de défense. Malgré ceux-ci, cette obsession est à l'origine de troubles très divers : phobies, peurs, troubles du caractère, angoisses existentielles, impression d'une hostilité du monde.

De très nombreux articles et plusieurs livres ont été consacrés à ces recherches (Becker, I. Yalom). Je m'en suis inspiré. Otto Rank, l'un des pionniers de la psychanalyse, écrit : « Si l'homme est d'autant plus normal, sain, heureux, qu'il parvient à déplacer, nier, rationaliser, dramatiser sa propre nature, il s'ensuit que les névroses proviennent de la dure réalité... L'homme souffre moins des mécanismes psychologiques qui sont psychiquement nécessaires à la plénitude de sa vie, que du refus de ces mécanismes, ce qui lui dérobe des illusions si importantes pour sa vie. » Les mécanismes de défense ne sont pas rationnels, mais de ne pas recourir à eux exacerbe l'angoisse. Le « refus du réel » aide à accepter la condition humaine. C'était le thème de mon premier livre.

Schématisons quelques-uns des résultats rapportés.

La conscience de la mort et le sentiment de la fuite irréversible du temps sont indissociables de l'esprit humain

Ils s'observent chez tous les individus, à tous âges (dès 3 à 5 ans), pour peu qu'on se donne la peine de les chercher, et ils revêtent des formes très diverses.

Ces sentiments, quand ils s'accentuent, sont la principale cause des troubles psychiques et sont à l'origine de la plupart des dépressions chez les personnes âgées. Le psychiatre lutte contre cette angoisse, qui souvent semble sans cause, en la fixant sur un objet précis (par exemple une maladie), ce qui permet à l'individu de trouver des parades : se défendre contre l'objet de cette peur, l'éviter, trouver des alliés, éventuellement recourir à la magie pour lutter contre le sort, etc.

L'expérience des malades atteints de cancers montre que l'on peut réduire, et parfois maîtriser, l'angoisse de la mort. Au point même que l'on en arrive parfois à se demander si cette familiarisation de la mort ne facilite pas les suicides. Ces méthodes semblent être efficaces chez les gens âgés.

L'intensité de l'angoisse existentielle varie considérablement d'un sujet à l'autre sans que l'on ait identifié les causes de ces variations. Cependant, le nombre d'études fiables est limité car souvent, on ne distingue pas la pensée consciente de la mort et celle qui demeure subconsciente. Parmi les personnes âgées, l'angoisse est plus grande chez ceux qui sont psychologiquement immatures, et surtout chez les désœuvrés. Dans la majorité des cas, le sujet n'est pas conscient de son angoisse. Celle-ci est normalement maîtrisée et le sujet mentalement équilibré est capable de faire face aux stress de la vie. Au contraire, le sujet déprimé ou fatigué par l'âge résiste mal à ces stress et, même si ceux-ci n'ont rien d'exceptionnel, il se laisse envahir par l'angoisse. On peut comparer cette situation aux maladies infectieuses. Chaque personne a de nombreux virus et microbes présents dans son organisme, qui sont contrôlés par le système immunologique mais qui peuvent, à l'occasion d'une immunodépression provoquée par la maladie, une fatigue ou l'âge, se multiplier et entraîner une infection grave.

La peur de la mort est ainsi liée à la fois aux caractéristiques les plus profondes du psychisme de l'individu, à son équilibre mental, à la confiance qu'il a en lui et à l'histoire de sa vie depuis sa naissance, aux agressions auxquelles il a été soumis, à la façon dont il leur a fait face, sans que les événements survenus au début de l'existence aient nécessairement une influence majeure, à ses réussites professionnelles et familiales, à la reconnaissance qu'on leur accorde. Cette peur est accentuée par le manque de repères, la solitude, l'associabilité, l'impression que la vie n'a ni sens ni but, et le désarroi qui en résulte, bien qu'il s'agisse de phénomènes psychiquement distincts.

L'angoisse perturbe le psychisme, la santé des personnes âgées sans que celles-ci en soient conscientes, et un médecin, lors d'un examen rapide et d'un interrogatoire superficiel, peut l'ignorer ou la sous-estimer ; seule une écoute attentive pendant des entretiens prolongés peut la déceler. Elle s'exprime souvent par des troubles psychosomatiques : douleurs gastriques, nausées, maux de tête, des douleurs vagues et erratiques ainsi que des sensations de fatigue permanente (asthénie), des insomnies et des tendances dépressives. Mais les symptômes peuvent être plus trompeurs encore : besoin presque maniaque de suractivité physique ou mentale, irascibilité, susceptibilité, phobies (personnes prises en haine sans raison bien claire, ce qui peut être dramatique s'il s'agit d'un proche), peur de « manquer » (avarice) ou, au contraire, prodigalité, haine du désordre ou, à l'opposé, incapacité de ranger. Une chute, une plaie qui ne guérit pas et devient le symbole de la décrépitude de son corps, une émotion, une contrariété, réelle ou imaginaire (« on m'en veut, on m'a jeté un sort, regardé de travers », etc.), peuvent déstabiliser et accroître l'angoisse. Celle-ci gîte dans le subconscient, où le psychiatre va la débusquer pour traiter un patient qui se plaint de vertiges ou de douleurs articulaires.

Nous avons vu, plus haut, la protection que peut apporter la vie en couple, le secours que chacun des deux conjoints peut trouver en l'autre. Mais quelquefois, le couple est perturbé par de tels épisodes et chacun des deux, tour à tour, peut se croire persécuté et devenir persécuteur. Des griefs anciens peuvent resurgir. Avec l'âge et l'anxiété que suscite le sentiment de sa décrépitude, le caractère change, les sautes d'humeur sont fréquentes et le conjoint peut devenir difficile à vivre. Le plus souvent, les choses s'arrangent : il suffit que chacun soit patient, parle, maintienne les contacts. Il faut éviter l'enfermement dans des arrière-pensées, des silences hostiles. Il faut apprendre à être patient, tolérant. De plus, le sentiment d'être deux généralement efface et transcende toutes ces difficultés. Mais parfois les tensions s'aggravent, le couple (ou la famille) devient un champ clos dont les protagonistes s'entre-déchirent. L'angoisse conduit, en effet, à l'agressivité, voire à la méchanceté. Celle-ci s'observe d'ailleurs dans certains troubles psychiques de vieillards qui ont besoin de souffre-douleur (voir chapitre 4). Dans ces cas, l'intervention d'un psychiatre devient nécessaire.

La simple prise de conscience de l'origine de ces troubles, la mise en évidence de l'angoisse existentielle qui les cause, l'acceptation du vieillissement conduisent généralement à un apaisement. Mais dans de nombreux cas, on est amené à donner des tranquillisants. Ceux-ci sont souvent d'une remarquable efficacité. Il faut, cependant, résister à la tentation de les donner trop facilement, en quelque sorte pour se débarrasser du vieillard. Il est tentant de le faire pour le médecin qui n'a, ainsi, pas besoin d'écouter longuement le malade et de comprendre son psychisme, plus tentant encore pour la famille, qui peut être agacée par la mauvaise humeur de la personne âgée et son agressivité. Cependant, ce n'est que si l'écoute ou une psychothérapie classique sont insuffisantes qu'il faut y recourir. En effet, donnés trop longtemps, ces médicaments aggravent la perte de la mémoire des noms propres, la diminution de la mémoire des faits récents qui, elle-même, entraîne les inattentions, les pertes d'objets familiers. Or, ces faits contribuent à entretenir une angoisse latente, ne serait-ce qu'en rappelant constamment que la mémoire, le cerveau, ne sont plus ce qu'ils ont été. Les tranquillisants peuvent avoir ainsi un effet globalement néfaste. Quand on est amené à en donner, il faut choisir les moins toxiques, ceux qui font courir le moins de risques au cerveau et ne pas les administrer pendant de longues périodes sans indication précise. Cependant, ils sont parfois nécessaires car en fin de vie, l'angoisse peut devenir insupportable, même chez des gens jusque-là parfaitement équilibrés. J'illustrerai ce propos par deux anecdotes.

Un de mes collègues recevait, pendant les vacances de Pâques, dans sa maison de campagne proche de Paris, la grand-mère de sa femme, âgée de 97 ans. Celle-ci restait d'une énergie et d'une vitalité admirables. Une fin d'après-midi, rentrant de Paris où il avait travaillé toute la journée, il trouve la grand-mère seule dans un coin du salon, visiblement maussade, ce qui n'était pas dans son caractère. Il va s'asseoir auprès d'elle pour faire un brin de conversation et lui demande si elle avait eu une contrariété.

« Je viens de prendre le thé avec cette pimbêche de Julie [celle-ci, âgée d'une douzaine d'années et amie de son arrière-petite-fille, était là pour les vacances] et elle a fait une réflexion qui m'a déplu.

– Qu'a-t-elle dit ?

– Oh ! que c'était admirable d'être comme moi à 97 ans, voyant bien, entendant bien, alerte et participant à toutes les conversations.

– C'était peut-être maladroit de parler de votre âge, mais ce n'est pas méchant. Elle n'a fait qu'exprimer ce que nous pensons tous ; vous savez combien nous vous admirons.

– Cette enfant est stupide, elle ne se rend pas compte que la chose la plus terrible, à 97 ans, c'est d'être lucide, car on sait alors qu'on a le dos au mur. »

Mon ami parla alors du temps et des fleurs du jardin.

Le lendemain, revenant vers la même heure, il trouve la maison affolée. Vers la fin de l'après-midi, la grand-mère avait hélé le jardinier qui travaillait paisiblement : « Brave homme, lui avait-elle dit, allez dire au cocher de préparer la voiture. Il se fait tard et il faut que je rentre à la maison, sans quoi mon père va s'inquiéter. » Elle s'était rajeunie de plus de 80 ans et jusqu'à la fin de sa vie (deux ans plus tard), elle prétendit avoir 15 ans, traitant avec beaucoup de gentillesse sa fille et sa petite-fille, mais refusant de les reconnaître comme telles (puisque dans son esprit elle ne s'était jamais mariée). Dans ce cas, retomber en enfance semble avoir été un mécanisme de défense, de fuite devant une réalité devenue insupportable.

Dans une autre anecdote, il s'agit d'un médecin, notable de province, plein de vie, âgé de 96 ans, qui reçoit à sa table enfants et petits-enfants de passage dans sa ville. Tout à coup, au milieu du repas, il dit : « Quand j'étais maire de X... » Toute la famille se regarde ahurie. On savait qu'il avait été adjoint au maire et qu'il avait été, quarante ans auparavant, candidat à la mairie, mais n'avait pas été élu. C'était, d'ailleurs, un sujet de plaisanterie familiale car on lui avait préféré un homme médiocre dont la nonchalance rassurait, alors qu'avec son caractère tranché, il désirait réellement réformer. Dans la suite de la conversation et dans un silence total, il expliqua les mesures qu'il avait prises comme maire et leurs conséquences. Ce n'était pas de la vantardise car l'auditoire connaissait parfaitement sa vie, simplement il avait réécrit celle-ci pour la mettre en conformité avec ce qu'il aurait voulu qu'elle soit.

Dans les récits de camarades de guerre, j'ai souvent observé la même tendance. Dans ce cas également, il ne s'agit pas de se faire passer pour un héros. Ceux-ci savaient que je savais aussi bien qu'eux ce qu'ils avaient réellement fait pendant la guerre. Les affabulations correspondaient simplement au besoin de croire que leur vie avait été plus riche, plus glorieuse qu'elle ne l'avait été.

Ces récits illustrent, sous une forme extrême, deux des défenses contre la mort : d'abord nier le vieillissement et oublier l'âge ; ensuite, rendre sa vie plus admirable en se prêtant des exploits imaginaires afin d'avantager son image pour être capable d'affronter le présent. Après tout, c'est ce que faisaient les pharaons égyptiens quand, sur les stèles, ils s'attribuaient des victoires qu'ils inventaient pour être immortalisés dans l'histoire.

Trois composantes ont un rôle majeur dans la peur de la mort : l'angoisse du néant (ou de ce qui surviendra après la mort, par exemple l'enfer). C'est l'élément essentiel, irraisonné, contre lequel il est difficile de se défendre mais que l'on peut néanmoins surmonter ou déplacer, notamment avec l'aide de la religion ; la fin de ses projets (de l'œuvre que l'on est en train d'accomplir, de l'aide que l'on donnait à ces proches, etc.) ; le recul devant la déchéance physique, les souffrances physiques et morales qui précèdent la mort et qui peuvent être très grandes. On peut méthodiquement, patiemment, examiner ces craintes et les réduire au cours d'une psychothérapie.

L'ESPRIT HUMAIN CONSTRUIT DÈS LA PETITE ENFANCE DES DÉFENSES POUR PARVENIR À VIVRE MALGRÉ LA FINITUDE DE LA VIE

Dès l'âge de 3 à 4 ans, la plupart des enfants prennent conscience de la mort, dont l'idée d'abord les terrifie : ils ne veulent pas grandir ; ils veulent rester petits pour ne pas mourir[1]. Mais ensuite apparaissent des défenses dont la principale à cet âge est le sentiment qu'ils sont uniques, différents ; la mort concerne les autres, eux peuvent être épargnés (comme plus tard ils croiront que les accidents de voiture, les conséquences du tabac ne frappent que les autres). On peut rapprocher de cela l'idée que l'on ne meurt que très vieux, donc que tant qu'ils seront jeunes, ils seront protégés. Le mythe de l'immortalité montre la longue persistance de ce mécanisme de défense : la croyance en l'invulnérabilité, en l'existence d'une vie après la mort, en une force protectrice, en un sauveur tout-

1. Ce que les Anglo-Saxons appellent le syndrome de Peter Pan.

puissant (à l'image des parents) représentent divers aspects de ce mécanisme.

Par ailleurs, l'enfant a tendance à transformer l'anxiété de la mort en une peur concrète : peur du noir, des étrangers, du loup, toutes peurs qu'il est capable, peu à peu, de maîtriser. C'est, nous l'avons vu, un tel transfert qu'utilisent les psychiatres.

L'anxiété liée à la perspective de la mort diminue à la pré-adolescence. Mais ensuite, pendant l'adolescence, les esprits deviennent plus vulnérables et l'adolescent doit reconstituer de nouveaux mécanismes plus en accord avec sa mentalité et son éducation mais qui peuvent se révéler fragiles s'il est perturbé. La recherche volontaire du danger, qui caractérise les adolescents, est une composante de ce système de défense, un moyen d'échapper à cette anxiété : rechercher le risque n'est pas toujours la preuve d'une hardiesse, mais peut au contraire exprimer un désarroi, un besoin de se rassurer.

On observe une angoisse marquée chez les petits délinquants, les adolescents ayant des échecs scolaires. Une étude a comparé des étudiants en médecine selon leur spécialisation. Chez ceux se spécialisant en psychiatrie, l'angoisse était plus intense et était associée à un plus grand libéralisme (il est interdit d'interdire) que chez ceux se spécialisant en chirurgie qui étaient, par ailleurs, partisans d'une éducation autoritaire. Les étudiants en théologie paraissent particulièrement anxieux. Toutes ces observations illustrent le lien profond entre la façon dont chacun lutte contre l'angoisse de la mort et le choix de son métier, son comportement, son équilibre psychique.

Les enquêtes montrent aussi que l'angoisse est plus forte chez les sujets n'ayant pas de foi religieuse, ayant été marqués par un deuil pendant leur jeunesse, se plaignant de phobies (de l'obscurité, de la foule...), n'ayant pas de règles de vie strictes, ayant une fragilité psychologique ou des tendances névrotiques. Elles illustrent donc l'interaction qui existe entre l'efficacité des mécanismes de défense et l'histoire de la vie.

Chez l'adulte et le vieillard, la peur de la mort s'exprime, selon les individus, de façons très diverses

L'équilibre psychique d'une personne âgée est toujours précaire ; la prise de conscience de la vulnérabilité de son corps a des conséquences sur l'esprit et peut détruire en quelques instants des défenses qui avaient été péniblement mises en place. Heureusement, celles-ci peuvent se reconstruire à tout âge. Les défenses restent fondées sur des mécanismes voisins.

Le premier, et le plus simple, continue à être la répression : la négation, la fuite, la croyance en l'invulnérabilité. « Les autres peuvent mourir, moi je suis différent, unique, j'échapperai peut-être au sort commun. » C'est le rêve d'immortalité de l'enfant qu'on retrouve chez l'adulte ou le vieillard (chez le chauffard qui croit que les accidents n'arrivent qu'aux autres, le fumeur qui est persuadé que lui n'aura pas de cancer du poumon, le soldat pendant la guerre qui accepte les missions les plus dangereuses car il pense qu'il s'en tirera).

Un aspect majeur de cette quête d'immortalité est la croyance en un au-delà, en une résurrection sous une forme quelconque, qui constitue d'ailleurs le fondement de toutes les religions. Mais la recherche de l'immortalité prend également d'autres aspects : laisser la marque de ses actions, des descendants, une œuvre. De Ramsès II à Napoléon, d'Hitler à Staline, on retrouve chez les acteurs de l'histoire une même volonté de demeurer éternellement présents dans l'esprit des hommes. À un niveau moins mégalomaniaque, chacun de nous veut perdurer dans la mémoire familiale ou sociale, il a l'impression que tant qu'on pensera à lui, il ne sera pas complètement mort. Être élu dans une Académie, donner son nom à une rue, recevoir le prix Nobel paraissent des gages d'une immortalité, au moins temporaire, qui méritent bien des sacrifices.

On peut en rapprocher la confiance en soi. Être fier de sa vie, de ce que l'on a accompli, se complaire dans des souvenirs heureux, se dire qu'on a réussi son œuvre et focaliser ses souvenirs sur ces réussites est une bonne façon de se rassurer et un remède contre l'anxiété.

Pour d'autres, un moyen d'atteindre l'éternité est de se fondre dans la Nature supposée être éternelle, ou encore de survivre à travers ses enfants qui continuent la lignée. La famille, le clan, ont été tout au long de l'histoire de puissantes protections contre la mort.

Un autre mécanisme est, comme chez l'enfant, le déplacement : remplacer l'angoisse de la mort par d'autres craintes bien tangibles. Un proverbe chinois dit : « Si tu as de grands soucis, mets un petit caillou dans ta chaussure. » C'est l'un des moyens utilisés par les psychiatres : transférer les craintes existentielles sur des faits concrets. S'ils y parviennent, ils ont gagné. Il vaut mieux avoir peur de l'insécurité dans les rues ou de son voisin que de la mort. On ne soigne pas un hypocondriaque qui se crée des maladies imaginaires en lui disant qu'il est en excellente santé. Cela ne ferait qu'aviver ses craintes. On choisit, parmi les maladies qu'il s'attribue, une, pas trop grave, que l'on soigne avec beaucoup de médicaments inoffensifs.

Un troisième est la rationalisation (je suis encore relativement jeune, relativement en bonne santé, etc.). Nous avons vu comment les stoïciens, les épicuriens, Montaigne, tentaient de montrer qu'il n'y a aucune raison particulière d'avoir peur de la mort, du dernier jour, etc.

Rester maître de son destin

On est beaucoup plus inquiet si l'on a le sentiment de dériver au gré des courants, comme une épave, que si l'on dirige l'embarcation. Les psychanalystes insistent sur la nécessité de remplacer la résignation par le renoncement. On se sent plus libre si l'on choisit la date de sa retraite que si celle-ci vous est imposée. Les philosophes antiques insistaient sur le renoncement volontaire ; par exemple, comme les plaisirs sexuels disparaissent avec l'âge, il vaut mieux s'en priver volontairement qu'en être amputé par la défaillance de son corps. Certes, si l'on va trop loin dans cette direction, on s'impose inutilement une vie ascétique, mais il faut savoir anticiper, ne pas s'exposer aux désordres psychiques, à l'angoisse d'une déchéance, à l'effondrement de son propre organisme qui entraîne celui de son ego, détruit l'image de « sa majesté le soi » (Freud). Il faut savoir à temps réorienter, sublimer ses pulsions. Il ne faut pas attendre d'être malade pour décider d'être sobre. Il faut être à l'écoute et décider en temps opportun.

Le renoncement permet la reconstruction d'un équilibre. Par exemple, remplacer le ski de vitesse sur des pentes difficiles par des balades tranquilles sur les pistes faciles sur lesquelles on se sent un champion. Il faut avoir le courage de faire son deuil avant que celui-ci ne vous soit imposé.

Ceux qui y parviennent, tout en ayant la nostalgie des temps révolus, ne se sentent pas frustrés, ils acceptent l'âge et tentent d'en tirer le meilleur parti. Ils s'adaptent à leur nouvel état. Ils vivent en bonne intelligence avec leur corps au lieu de s'opposer à lui.

L'action

Mais de Cicéron à Freud et aux psychanalystes, tous reconnaissent que la protection la plus puissante est l'action, ne serait-ce, disait Montaigne, que planter ses choux. Comme le dit Conrad : « L'action console ! Elle est l'ennemie de la pensée et l'amie des illusions flatteuses. Ce n'est que dans l'action que nous pouvons avoir le sentiment d'être maître de notre destin. » Quel que soit l'âge. Nous l'avons déjà vu à propos des malades et des soldats, la meilleure façon de lutter contre l'angoisse est de sortir de soi, de penser aux autres, de donner un sens à sa vie. L'existentialisme nous a appris que le sentiment de l'absurdité de l'existence aggrave l'angoisse et les recherches psychiatriques l'ont confirmé. Accomplir une œuvre, avoir des objectifs, une échelle de valeurs, des repères, structurent l'esprit et redonnent une signification à l'existence. C'est ce que les psychanalystes appellent la sublimation. J'ai appris pendant la guerre qu'un combattant n'a pas d'angoisse existentielle ; il peut avoir peur mais pendant un combat, la peur disparaît, littéralement on n'a plus le temps d'avoir peur.

Le travail rémunéré ou bénévole, à temps complet ou partiel, apprendre ou enseigner, constituent d'excellentes protections. Mais l'art, un hobby, l'investissement dans une œuvre caritative, tout ce qui nécessite un effort, occupe l'esprit, valorise son temps, représentent d'excellents dérivatifs. On croit parfois qu'il faut pour s'engager avoir trouvé une cause à défendre et y croire profondément. En fait, c'est l'inverse : on s'engage dans une cause, par exemple la lutte contre le cancer, presque par hasard, parce que la personne qui, dans un hôpital, distribuait les journaux aux malades est souffrante et qu'on vous a demandé de la remplacer pendant quelques jours. Puis très vite, on s'identifie à cette cause, on mesure les services que l'on peut rendre, ce qui a deux effets bénéfiques : l'enrichissement qu'apporte cette contribution et les relations humaines qu'elle occasionne, mais aussi l'atténuation de l'angoisse existentielle. Comme le dit Karl Jaspers : « Ce que l'homme est, il l'est devenu grâce à la cause qu'il a faite sienne. »

L'IMAGE DE LA MORT ET CELLE DE LA VIE SONT ÉTROITEMENT LIÉES

La qualité de la vie dépend dans une large mesure de la façon dont est maîtrisée, acceptée, l'idée de la mort. L'attitude vis-à-vis de la mort influence la façon dont on vit, travaille, vieillit. Inversement, la vieillesse, l'affrontement avec la mort sont fonction de la façon dont on a vécu. Il n'y a pas de rupture brutale ; le vieillissement est graduel et s'effectue tout au long de la vie, selon le même itinéraire, seul le rythme varie.

Il ne faut surtout pas perturber inutilement en voulant les rassurer ceux qui acceptent de vieillir tranquillement. Il faut, dans ce cas, appliquer le vieux principe de psychiatrie : « Ne gratter que là où ça démange. » Inversement, d'autres sont rongés par la hantise de la mort. Il faut alors intervenir médicalement.

Nous avons déjà vu, à propos des malades, que l'affrontement avec la mort pouvait enrichir l'existence et conduire à une façon de vivre plus authentique où l'insignifiant, le trivial ont moins de place. Freud, pendant la Première Guerre, écrit qu'en réintroduisant la mort dans l'expérience quotidienne de la vie, elle avait rendu celle-ci plus pleine, plus intense. Plus tard, à 79 ans, il écrit à Thomas Mann qui vient d'avoir 60 ans : « D'après mon expérience personnelle, je pense qu'il est bon qu'un sort miséricordieux limite en temps opportun la durée de notre vie. » L'immortalité peut apparaître comme une punition. Dans *Le Vaisseau fantôme* de Wagner, le commandant du navire est condamné à errer pour l'éternité sur les flots jusqu'à ce qu'une femme l'aime au point d'être prête à se sacrifier pour lui. Pour faire comprendre la malédiction que serait l'immortalité, Montaigne rappelle que, dans la mythologie grecque, le centaure Chiron refuse l'immortalité que son père, Saturne, le dieu du temps, lui offre mais en lui disant : « Imaginez combien serait une vie éternelle moins supportable à l'homme. Si vous n'aviez la mort, vous me maudiriez sans cesse de vous en avoir privé... Pour vous loger en cette modération ni de fuir la vie, ni de refuir la mort, j'ai tempéré l'une et l'autre entre la douceur et l'aigreur. » La vie perdrait de son intensité sans la mort. L'idée est reprise avec humour dans *Amphitryon 39* par Giraudoux dans un dialogue où Jupiter dit « Nous manquons quelque chose, Mercure, l'émotion du transitoire... »

Refuser la mort, c'est refuser ce qui fait la nature et la grandeur de la condition humaine. Comme le dit Yalom, « la mort tue physiquement, mais l'idée de la mort nous apporte le salut ».

L'examen du psychisme des personnes âgées concorde avec celui de l'étude des malades atteints d'affections graves, pour montrer que l'un des fondements de la pensée est le désir d'oublier la mort. Il souligne la puissance, la diversité des moyens utilisés pour ignorer cette perspective ou s'en accommoder. On doit faciliter ces défenses et non s'opposer à elle. Oublier la mort n'est pas la nier, c'est la dépasser en orientant ses pensées et ses actes sur d'autres choses : ni fuir la vie, ni refuir la mort comme dit Montaigne, les accepter l'une et l'autre.

Tant que l'on est capable d'avoir une activité, d'être inséré dans le monde, l'action, sous une forme quelconque, est la protection la plus efficace.

Plus tard, quand l'avancement en âge contraint à réduire les activités, il faut privilégier le renoncement, mais aussi lutter contre la solitude. Le besoin de communication, d'appartenance à un groupe est un des sentiments les plus profonds de l'être humain, une des protections les plus efficaces contre la peur du néant car ce groupe lui survivra. Lutter contre l'isolement des personnes âgées est aussi un moyen de leur redonner une dignité, d'éviter qu'ils ne se sentent honteux de vivre. À ce stade, il faut apprivoiser l'idée de la mort dont la perspective devient d'ailleurs moins effrayante, à condition qu'elle soit digne. « La providence réduit nos craintes en même temps que nos forces », écrivait Swift.

Conclusion

Le bien-vieillir, c'est vivre pleinement jusqu'au bout

> *« La science rajeunit l'âme, diminue l'amertume de la vieillesse. Amasse donc la sagesse qui sera la nourriture de tes vieux jours. »*
>
> Léonard de Vinci

> *« Je me défends de la tempérance comme autrefois de la volupté. Elle me tire trop en arrière et jusqu'à la stupidité. La sagesse a ses excès et n'a pas moins besoin de modération que la folie. »*
>
> Montaigne, *Essais* (III, V)

Dans l'introduction de ce livre, nous nous demandions ce que l'on pouvait dire sur la vieillesse qui n'ait pas été ressassé depuis des siècles. En le terminant, il apparaît que tout ce qui concerne la santé, la place des personnes âgées dans la société, l'angoisse, a si profondément évolué que les livres publiés il y a à peine quelques années sont déjà périmés. On avait peur de répéter des lieux communs, on se retrouve explorant des *terræ incognitæ* (terres inconnues). Quelques idées demeurent, mais le contexte est si différent que c'est l'idée même de la vieillesse, en elle-même et dans ses relations avec la société, qu'il faut reconsidérer.

Au cours de l'histoire, d'ailleurs, l'image de la mort a constamment changé. Dans l'Antiquité, la mort est omniprésente, on meurt beaucoup à tout âge, la vie est un état précaire qu'il faut constamment être prêt à quitter. Les philosophes prônent le détachement des biens du monde afin de rendre l'homme capable d'affronter la mort sans angoisse. Puis le christianisme, les religions monothéistes changent la donne. La vie terrestre ne fait que préparer la vie éternelle, il faut certes penser à la mort (*memento mori*), mais ce n'est plus pour affronter le néant, c'est pour préparer la comparution devant le juge éternel. L'angoisse a changé de visage, elle ne craint plus la mort mais l'enfer.

À partir du XVIIIe siècle, la science, la raison, l'affaiblissement de la foi modifient à nouveau les perspectives. L'univers n'a pas été créé pour l'homme. Pascal parle de l'angoisse qui monte du vide des cieux ; le pari qu'il propose est simple : si je me prépare au jugement céleste et que je gagne, j'aurai la vie éternelle au paradis ; si je perds, j'aurai sacrifié inutilement quelques plaisirs terrestres, mais ceux-ci sont bien vains. Le pari apparaît gagnant, mais il révèle que déjà la foi se fissure.

Pendant le XIXe et surtout le XXe siècle, la durée de la vie s'allonge vertigineusement tandis que sa qualité s'améliore. Vieillir devient compatible avec plusieurs décennies d'une vie quasi normale. On continue à utiliser le même mot, la vieillesse, mais son contenu est bien différent. Elle commence plus tard, dure beaucoup plus longtemps et n'est plus accablée par les souffrances physiques, la déchéance de l'organisme, qui en faisaient un objet de terreur et de pitié. Parallèlement, l'instauration de la retraite a supprimé progressivement l'équation : vieillesse égale indigence ou dépendance. Il y a un tiers de siècle, le principal problème était la misère dégradante des gens âgés, comme le montre le livre *La Vieillesse* de Simone de Beauvoir, publié en 1970. On y a remédié, mais l'assistance apportée par la société a coïncidé avec un affaiblissement des liens sociaux. La société est moins solidaire, le vieillard est plus isolé. Autrefois, la dureté des temps mobilisait toutes les forces pour satisfaire les besoins primordiaux (manger, élever ses enfants, se loger) et cette exigence masquait l'angoisse existentielle.

L'angoisse touche préférentiellement les privilégiés, mais elle est le point commun de toutes les vieillesses, par ailleurs si différentes, à travers les siècles. L'élévation du niveau de vie et l'allongement des retraites, le désœuvrement, la favorisent. Quand, au XVIIe siècle, l'emprise de la foi et de la préparation de l'au-delà devinrent moins fortes, on voit, à travers Pascal et La Rochefoucauld, comment, dans le petit cercle de ceux que leur situation mettait à l'abri des soucis quotidiens, les divertissements se sont développés pour chasser cette angoisse qui suintait d'une vie trop facile, où le temps libre était long. Pascal ironise sur ceux qui oublient la mort de leur femme en frappant sur une balle ou en courrant un lièvre qu'ils ne mangeront pas. A-t-il raison de se moquer ? Ces divertissements, quand ils sont efficaces, sont préférables aux tranquillisants.

Progressivement, au cours du XIXe puis du XXe siècle, le même besoin de distraction envahit la vie des bourgeois puis de l'ensemble de la population. Désormais, chaque homme dispose du temps de réfléchir à son destin. C'est donc chez tous qu'il faut renforcer les défenses contre l'angoisse, quand celles-ci deviennent défaillantes avec l'âge. La peur de la mort est devenue une source d'inconfort généralisée. Après avoir accru l'angoisse en amenuisant les mécanismes traditionnels de défense et en rendant l'homme plus libre mais moins solidaire, la civilisation moderne tente aujourd'hui d'apporter contre elle des moyens de lutte, à la fois psychiques, au sein de cet inconscient dont Freud a montré l'existence, et pharmacologiques. Le problème qui se pose alors est comment utiliser au mieux la psychiatrie et les médicaments psychotropes qui, en raison même de leur puissance, peuvent être dangereux.

Ainsi la situation des personnes âgées est, au début du XXIe siècle, très contrastée. L'état sanitaire et les ressources matérielles ont été améliorés, mais l'institutionnalisation d'un troisième âge, d'une durée de plus de vingt ans après la fin de l'activité salariée, accroît le risque de dépression et de troubles psychiques, tandis que la menace de ségrégation est amplifiée par l'augmentation rapide du nombre de personnes âgées. Ces dernières, quand elles étaient en petit nombre et que les structures familiales étaient accueillantes, trouvaient aisément leur place dans la société ; il faut, aujourd'hui, repenser à la fois la place des jeunes retraités (moins de 75 ans), qui sont pour la plupart en excellente forme mais à qui il faut éviter les pièges du désœuvrement, et celle des véritables vieux (plus de 75-80 ans). Il faut donc veiller à maintenir ces derniers en bonne santé, les aider à choisir leur rythme, organiser une existence non pas amoindrie mais échappant aux fausses urgences et trouver des solutions à leurs problèmes psychologiques et sociaux qui sont dominés par la crainte de l'isolement et le vide existentiel.

Conseils à une personne âgée

Le vieillissement, physique et moral, est un processus complexe qui varie selon les individus, leur éducation, leur équilibre mental, les défenses construites pendant l'enfance et l'adolescence, les frustrations et les satisfactions que la vie leur a apportées et enfin leur santé. Il n'y a donc pas de recette universelle qui puisse aider à réussir sa retraite et sa vieillesse. Néanmoins, on peut se hasarder à quelques conseils [1].

La dignité, l'estime de soi

On ne peut vieillir dans de bonnes conditions que si l'on impose à son corps et à son esprit des efforts quotidiens. Mais au nom de quoi peut-on demander,

---

1. Après avoir écrit ce chapitre, j'ai eu connaissance des quinze commandements de la personne âgée écrits par le général Keller, qui avait alors 85 ans, à l'occasion du repas de sa promotion à Saint-Cyr. Je ne résiste pas au plaisir de les recopier.

1) Ne sois pas une gêne pour ton entourage.

2) Ne sois ni grincheux, ni irascible.

3) Entre la méchanceté et l'attendrissement des vieilles personnes, choisis plutôt l'attendrissement, mais tâche de les éviter tous les deux.

4) Ne sois pas désœuvré. Le travail fatigue la jeunesse, mais conserve la vieillesse.

5) Ne sois pas avare. Tu n'emporteras rien dans l'autre monde, et tes enfants sauront bien se débrouiller sans toi. Sache-le bien.

6) Ne parle pas de tes maladies, elles seront à moitié guéries.

7) Ne néglige pas ta tenue si tu es seul. On commence par oublier de se raser et puis on oublie de boutonner sa culotte. Ce qui est pire.

8) Ne parle pas toujours de « ton temps ». Il est probable qu'il n'était ni mieux, ni pire que le précédent.

9) Avant de juger les jeunes, pense à ce que tu étais à leur âge.

10) Si tu suis un régime ou si tu n'as plus faim, pense que d'autres ont encore les dents longues.

11) Avoir raté l'éducation de tes enfants n'est pas raison suffisante pour vouloir faire celle de tes petits-enfants.

12) Aie de l'esprit si tu peux, mais ne cherche pas à faire le « petit rigolo ». Rien n'est plus triste qu'un « vieux pitre ». Ne le sois pas.

13) Ne crains pas la mort. Penses-y mais sans dire à tout propos « je ne verrai plus cela ».

14) Si tu es bien portant, pense à visiter ceux qui sont malades ou alités.

15) Si tu as la foi, pense à ton salut. Si tu ne l'as pas, penses-y tout de même.

après la retraite, à un corps fatigué, un esprit parfois défaillant, de faire l'effort de se lever tôt, de se préparer rapidement puis de sortir pour aller accomplir une tâche bénévole, si l'on n'a pas confiance en l'efficacité de son action, si l'on ne croit pas qu'en agissant ainsi, on donne un bon exemple aux autres et qu'on leur est utile. Quelle que soit la tâche, qu'il s'agisse de surveiller la toilette de ses petits-enfants ou de présider le conseil d'administration d'une association caritative, l'exigence vis-à-vis de soi repose sur l'estime qu'on a pour soi et elle entretient celle-ci.

Je célébrais, à propos des malades, les mérites de la coquetterie (voir chapitre 7). Ceci est encore plus vrai chez les gens âgés. Quand on vieillit, la satisfaction que l'on peut éprouver en se regardant dans une glace est toujours mitigée. « Chaque jour, j'observe la mort à l'œuvre dans le miroir », disait Jean Cocteau. Il n'empêche, on peut toujours se dire : « Pour mon âge, je ne suis pas si mal et beaucoup encore pourraient m'envier. » L'effort qu'on s'impose de se lever une demi-heure plus tôt pour ne sortir que propre et net est payant. Le dégoût que l'on peut avoir de soi, de son corps ridé et flétri, est destructeur car il prélude à l'abandon, la résignation.

Un des leitmotive de ce livre a été l'importance du regard des autres. Il est parfois cruel quand il vous fait ressentir la façon dont on est perçu. Mais il peut aussi rassurer quand on s'aperçoit que d'autres vous apprécient encore. Le sentiment de sa dignité est l'ossature qui permet de continuer à se tenir droit, de ne pas se laisser aller intellectuellement. La vieillesse est le déclin de la curiosité, a-t-on dit. Il faut échapper au poids paralysant du passé. Il faut rester inséré dans le présent, faire l'effort de se tenir au courant, de s'intéresser aux autres. La dignité n'est pas seulement apparence physique, elle est aussi morale.

L'ÉGALITÉ D'HUMEUR

Avec l'âge, on a tendance à se plaindre de ses articulations douloureuses, de ses trous de mémoire, de l'insolence des uns, du manque d'égards des autres, de la mauvaise éducation des jeunes, de l'égoïsme de leurs aînés. On maîtrise moins bien ses nerfs, on s'irrite d'autant plus aisément qu'on a l'impression, parfois à tort, que les autres vous considèrent comme quantité négligeable. « L'esprit se constipe et croupit en vieillissant », disait Montaigne. C'est pourquoi il faut essayer de ne pas geindre et de ne pas critiquer, apprendre, ou réapprendre, à conserver son sang-froid. Hélas, la caricature du vieillard acariâtre, mécontent de tout, n'est pas dépourvue de fondements. Le petit vieux dur d'oreille, entêté, susceptible et coléreux, est un personnage de comédie ; il faut se méfier des clichés, mais on doit en tenir compte pour lutter contre eux. Il faut combattre cette tendance à la crispation sénile qui est l'expression d'une angoisse profonde, de la peur du changement. Apprenons à contrôler nos sautes d'humeur, même légitimes.

Inversement, l'âge a aussi ses mérites ; la sagesse, la hauteur de vue, l'apaisement, la compréhension : à nous, les vieux, de les cultiver et de les mettre en valeur. L'image des grands-parents bienveillants, indulgents, même s'ils n'hésitent pas à faire, en souriant, certaines remarques quand celles-ci sont utiles, correspond souvent à la réalité. Sachons communiquer.

L'ACTION

Elle est, comme l'ont dit tant d'auteurs et comme l'ont confirmé les psychiatres, le meilleur antidote contre l'angoisse car elle incite à sortir de soi (voir chapitre 7). Elle insère dans le monde et oblige à se concentrer sur le présent et à préparer l'avenir. Ce matin, j'étais dévoré par de noires pensées. Je venais de recevoir une lettre d'un ami que je vois rarement, qui m'annonçait avec simplicité deux nouvelles horribles : on venait de diagnostiquer chez lui une tumeur au cerveau ; l'état de sa femme, atteinte d'une maladie d'Alzheimer relativement légère, s'était aggravé et on avait dû la mettre dans une institution. J'étais bouleversé par ces deux catastrophes et pendant une heure, je fus incapable d'écrire le moindre mot. Puis, machinalement, je me mis à rédiger et, au bout d'une heure, l'effort que je faisais pour polir mes phrases avait chassé, sinon ma peine, du moins l'anxiété.

Plus on est âgé, plus on éprouve, pour échapper à ses propres problèmes, le besoin d'apporter une aide aux autres. Celle-ci peut varier énormément selon ses capacités et ses inclinations ; mais on peut toujours garder des enfants, tenir compagnie à un malade, faire les courses d'un impotent. Ces actes obligent à sortir de soi pour aller vers les autres, ils donnent de la chaleur et un sens à sa vie.

L'engagement pour une cause est souvent le meilleur moyen de combattre l'anxiété, mais il ne faut pas s'enfermer dans des missions impossibles. Pour ne pas s'exposer aux frustrations et désillusions, les objectifs ne doivent pas être disproportionnés. Il faut aider chacun à trouver le mode de vie qui le protégera le mieux, rechercher ce qui lui convient. Les médecins et les psychologues doivent rappeler qu'il n'y a pas une seule voie et que chacun doit explorer, tâtonner, jusqu'à ce qu'il trouve la solution qui le satisfait et qui, d'ailleurs, évoluera avec le temps.

S'investir complètement peut être favorable à 65 ans et devenir pesant à 75 ans. Il faut alors savoir prendre ses distances, ne pas se créer des charges trop lourdes et, au contraire, garder des plages horaires libres pour les siens et pour soi. L'occupation doit changer avec l'âge. Il faut réexaminer, chaque année, son mode de vie en fonction de ses capacités, de sa santé, des conditions familiales. La vieillesse apprend à savoir s'adapter ; malheureusement, c'est un âge où l'esprit aspire à la stabilité, souhaite que rien ne change. Il y a donc constamment des arbitrages à faire ; mais il faut savoir anticiper, ne pas attendre l'impossibilité d'accomplir un acte pour renoncer, il vaut mieux cesser à temps qu'être contraint de se résigner (voir chapitres 3 et 7).

Entretenir sa vie sociale

Quand on vieillit, on a besoin des autres matériellement et affectivement. L'isolement est l'une des plaies les plus cruelles de l'âge (voir chapitre 6). Il faut prendre tôt des dispositions pour l'éviter : multiplier les occasions de voir les siens, essayer de revoir ses vieux amis, même quand on les a perdus de vue, saisir toute occasion de les rencontrer, au besoin, les susciter et renouer des liens réguliers, fussent-ils téléphoniques, avec ceux avec qui on se trouve des affinités. Il faut leur être fidèle et participer aux réunions, même si l'on est fatigué, sans quoi les liens se distendent vite. Si l'on a un empêchement, il ne faut pas dire « on se téléphonera » ; des projets trop vagues débouchent sur l'oubli. C'est grâce à la famille, aux enfants, à travers eux, que l'on se sent encore vivre ; ils apportent la chaleur, l'émotion nécessaire à l'existence. Il faut leur téléphoner souvent, maintenir les contacts, être compréhensif si on ne peut pas les voir aussi souvent qu'on le souhaiterait. Ils ont leurs soucis, leurs obligations. Dans ce cas aussi, il faut avoir des calendriers précis, des dates, même si celles-ci paraissent distantes, ce qui permet d'organiser sa vie. Il ne faut pas être pesant mais néanmoins maintenir des relations, savoir organiser des petites fêtes où l'on se retrouvera.

Or, souvent en vieillissant, on devient susceptible, ce qui est naturel car, se sentant diminué, on craint d'être moins considéré. Tout vexe le vieillard, y compris les efforts qu'on fait pour le ménager (on me gâte parce que je suis gâteux). Il faut passer outre et au contraire rechercher tous ceux dont le commerce peut apporter des joies, grandes ou petites. La rancune, les ressentiments, rétrécissent l'âme. Avec l'apaisement qu'apporte l'âge, le souvenir des rivalités passées devrait s'estomper. Il est temps de mettre l'accent sur ce qui rapproche. Il faut serrer les rangs car, hélas, le cercle des relations se restreint rapidement : certains meurent, d'autres se cloîtrent chez eux et ne veulent voir personne. Des amis que l'on croyait fidèles coupent les ponts, soit qu'ils supportent mal vos petites infirmités telles qu'une mauvaise ouïe ou votre tendance à regretter le passé, soit qu'ils vous considèrent comme un *has-been*, témoin d'une époque révolue et qu'ils préfèrent rester « dans le vent », rajeunir leurs amis. Avant de leur jeter la pierre, demandons-nous si plus jeunes, nous n'avons pas eu la même réaction. Pour avoir des relations sociales ou familiales agréables, il faut aussi mettre dans celles-ci un peu de bonne humeur, un visage souriant afin que vous voir soit une joie que l'on a envie de renouveler. Il faut savoir choisir des amis, des relations que l'on a plaisir à voir et qui ont, eux aussi, plaisir à vous voir. Passé 80 ans, entretenir une vie sociale est un art subtil. Il faut surtout ne pas s'accrocher et s'imposer. Certaines personnes âgées se recroquevillent sur elles-mêmes car elles ont honte de leurs petites infirmités et ne veulent pas être un objet de commisération. Dans ces cas, il faut rassurer, apporter une chaleur humaine qu'ils vous rendront parfois au centuple.

Il faut lutter contre la tentation du repli sur soi, de la désocialisation. Celle-ci prend des prétextes divers : se protéger contre des fatigues inutiles, ne pas perdre son temps en vaines mondanités, l'existence d'une émission intéressante à la télévision à l'heure où l'on projetait de sortir, etc. En réalité, la stimulation qu'apporte une conversation est toujours bénéfique. On est obligé de réfléchir pour exposer son point de vue, répondre aux objections, et cet effort est enrichissant. Écouter les autres, comprendre leurs opinions permet d'échapper à l'enkystement dans sa propre vision des choses, à chasser un pessimisme qui est normal à partir d'un certain âge car il est naturel (mais faux) de penser que tout était mieux autrefois. La discussion avec ceux qui pensent différemment est utile car elle remet en question ses propres conceptions, ce qui se fait automatiquement quand on a une occupation, car on est alors aux prises avec le réel, mais manque après la retraite car souvent, on ne fréquente plus que des gens ayant vos opinions. La vie sociale peut durer très au-delà de 90 ans. Je me rappelle des soirées exquises passées avec des amis nonagénaires, dont la conversation contenait moins de platitudes que celle de gens beaucoup plus jeunes. Il est normal d'évoquer avec nostalgie le temps passé avec ses anciens compagnons. Les repas « d'anciens élèves, combattants, etc. » qui me paraissaient autrefois d'un ennui pesant peuvent devenir d'agréables occasions d'évoquer de vieux souvenirs. Il faut aller au-delà.

La télévision distrait, parfois agréablement, peut maintenir l'esprit en éveil, mais ne suffit pas à entretenir une vie intellectuelle.

La correspondance de Ninon de Lenclos et de Saint-Évremond illustre le plaisir que l'on peut tirer d'une évocation de sa jeunesse et de ses amours passées. Ninon de Lenclos a été l'une des femmes les plus en vue au XVIIe siècle, comme le dit Sainte-Beuve dans les pages qu'il lui a consacrées : « Orpheline à 15 ans, elle était très disposée à jouir de sa liberté avec une hardiesse assaisonnée d'esprit et tempérée du goût qui allait rappeler l'existence des courtisanes de la Grèce... Que fit-elle, ou plutôt que ne fit-elle pas alors ?... La liste de ses conquêtes est partout, et si longue qu'on la fasse, elle sera toujours très incomplète encore » (Sainte-Beuve). Belle, femme d'esprit, elle « avait pour amis tout ce qu'il y avait de plus élevé et de plus trié à la Cour » (Saint-Simon). « Au-delà de soixante ans, elle a eu des amants qui l'ont fort aimée et les plus honnêtes gens de France pour amis. Jusqu'à quatre-vingt-dix ans, elle fut recherchée encore par la meilleure compagnie de son temps » (*Mémoires du marquis de la Fare*, 1712).

Saint-Évremond, esprit brillant et fin, avait eu une liaison avec elle et resta son ami. Menacé d'embastillage par Louis XIV à cause de son impertinence, il se réfugia en Angleterre où il resta quarante-deux ans sans jamais revenir en France. Alors qu'ils approchaient tous deux de 80 ans, ils se mirent à correspondre régulièrement, évoquant les temps passés avec enjouement et mélancolie mais sans pessimisme. Comme le dit Saint-Évremond, « quand votre âge vous paraît un peu avancé, vous retournez en arrière et vous défaites des années avec moins de peine que vous ne quittiez une chemise par ce froid-ci ». Il dit encore : « Quelques déchets que je sente en moi de ma première vigueur, je me consolerais de celle que j'ai perdue, si je pouvais maintenir en même état ce qui m'en reste. »

L'un et l'autre désirent profiter des plaisirs que peut encore apporter la vie, notamment ceux de l'amitié. « Que j'envie ceux qui passent en Angleterre, écrit Ninon, et que j'aurais du plaisir à dîner encore une fois avec vous ! N'est-ce point une grossièreté que le souhait d'un dîner ? L'esprit a de grands avantages sur le corps, cependant ce corps fournit souvent de petits goûts, qui se réitèrent et qui soulagent l'âme de ses tristes réflexions. » On ne possède pas la réponse de Saint-Évremond mais j'imagine qu'il répondit que, bien loin d'être vulgaire, un dîner peut être une fête : pour l'esprit par la conversation, pour le cœur si l'on y retrouve de vieux amis, pour le corps enfin par les plaisirs de la table.

Aimable philosophie. Ninon écrit encore : « La philosophie sied bien avec les agréments de l'esprit. Ce n'est pas assez d'être sage, il faut plaire et je sais bien que vous plairez toujours. » Et cet effort qu'ils font pour se dire des amabilités leur procure des derniers plaisirs. Ils ne se sont pas vus depuis plus de trente ans, mais ils se plaisent à contempler, sous la plume de l'autre, l'image de ce qu'ils furent. Les souvenirs, la nostalgie aident à supporter les méfaits du temps.

Nous avons tous connu des femmes qui, comme Ninon de Lenclos, ont été, jusqu'à plus de 90 ans, recherchées et fêtées. Elles voulaient continuer à plaire et avaient compris que, pour y parvenir, il faut rester coquette, mais surtout ajouter à la joliesse le charme de leur esprit, leur entrain. « Votre esprit se perfectionne tous les jours, vous êtes plus spirituelle, écrit Saint-Évremond à Ninon, que n'était la jeune et vive Ninon. »

Les manifestations de l'anxiété

La vieillesse, la maladie, seraient mieux tolérées si elles n'étaient l'antichambre de la mort. La vie est une loterie et les hommes sont inégaux en ce qui concerne la santé (les uns auront un cancer à 15 ans, d'autres vivront jusqu'à 95 ans sans jamais avoir été sérieusement malades), mais aussi dans la capacité d'affronter le vieillissement et la mort. Ces inégalités physiques et morales sont dues à la fois à l'hérédité (les gènes) et à l'éducation reçue.

Le but de la médecine est de lutter contre la nature en permettant aux plus défavorisés de vivre aussi longtemps que les autres. Il faut, de même, lutter contre les inégalités dans la capacité morale à affronter l'échéance finale. Encore faut-il détecter l'angoisse, ce qui n'est pas toujours aisé ; et ensuite savoir lutter contre elle.

Les petites règles de vie. Du bon usage des habitudes

Plus on avance en âge, plus on se sent fragile, menacé. L'incertitude de la mémoire accroît l'inquiétude. Enfant, j'étais surpris de voir que mon père avait toujours dans sa poche de petits cartons, sur lesquels pendant un repas, une promenade, au théâtre, il prenait des notes. Il m'expliqua plus tard que chaque fois qu'il lui venait une idée (un ordre à passer, une lettre à écrire, etc.), il la notait et que chaque matin, il débutait la journée en regardant ces notes. J'ai appris ensuite que rien n'est plus irritant que de se dire : j'ai eu hier soir une bonne idée, mais je ne me la rappelle pas.

Prendre des habitudes strictes est une façon de se protéger contre le désordre et les trous de mémoire : mettre toujours les clés, les lunettes, au même endroit, évite de s'énerver en les cherchant. Bien classer ses papiers et sa correspondance, ne pas les laisser traîner ; informer son conjoint et noter les endroits (au besoin en utilisant un langage codé) où l'on a fait ces rangements ; établir un budget et s'y tenir pour éviter d'avoir peur de manquer ; avoir une réserve pour l'imprévu, ou un accord avec son banquier à ce sujet ; ne jamais attendre pour répondre à une lettre importante, avoir un semainier qui rappelle le règlement des factures, des impôts, évitent beaucoup de ces petits tracas qui gâchent la vie.

On reproche souvent aux vieillards la rigidité de leurs habitudes. C'est un fait que « la part des habitudes grandit d'ordinaire avec les années », comme le dit Simone de Beauvoir, et elle ajoute que « dans la routine joue un principe d'économie. C'est une perte de temps que d'avoir à délibérer sur les choses de peu d'importance. On adopte une fois pour toutes un certain horaire, une certaine disposition de l'espace, tel fournisseur, tel restaurant... Le vieillard accueille avec inquiétude la nouveauté ; choisir l'effraie ; son complexe d'infériorité se traduit par des hésitations, des doutes. Il lui est commode de se reposer sur des consignes éprouvées... Les habitudes épargnent les adaptations ardues, elles fournissent des réponses avant qu'on n'ait eu à se poser de question ».

Mais le vieillard peut devenir l'esclave des règles qu'il s'est imposées, ou se figer dans des manies qui deviennent des contraintes ; par exemple, jouer toujours avec les mêmes partenaires, refaire éternellement les mêmes promenades et ainsi rétrécir sa vie. Cependant, s'il se soumet à des habitudes aussi tyranniques, c'est parce que la répétition des mêmes gestes le rassure. Elle le protège contre l'anxiété en lui donnant le sentiment que, comme aujourd'hui ressemble à hier, demain répétera aujourd'hui.

De plus, l'habitude structure l'existence. Plus on est oisif, plus devient nécessaire un emploi du temps qui inscrit dans chaque instant un acte à accomplir : lecture des journaux, taille des rosiers, repas, sieste, promenade, feuilleton télévisé. Les rites emplissent la vie : l'heure du café, celle du thé au milieu de l'après-midi. Dominant le passé et le futur, les habitudes nient le temps et rythment la journée. Et si l'on sait y introduire un peu de souplesse, elles augmentent le confort intellectuel, comme des sièges rigides évitent le mal au dos que favorisent des fauteuils trop mous.

PROFITER DES PLAISIRS DE LA VIE

Dans une lettre à Ninon, Saint-Évremond écrit : « Nous vivons au milieu d'une infinité de biens et de maux, avec des sens capables d'être touchés des uns et blessés des autres : sans tant de philosophie, un peu de raison nous fera goûter les biens aussi délicieusement qu'il est possible, et nous accommode des maux aussi patiemment que nous le pouvons. » Montaigne, qui avait nourri les réflexions de Saint-Évremond, montre que trop de tempérance, de sobriété peut nuire à la santé mentale, tout aussi importante que la santé physique. C'est le but d'un chapitre du Livre III des *Essais* dans lequel se trouve la phrase en épigraphe. Je ne résiste pas au plaisir de citer plus longuement ce passage : « J'avais besoin en jeunesse de m'avertir et solliciter pour me tenir en office... Je suis à présent en un autre état : les conditions de la vieillesse ne m'avertissent que trop, m'assagissent et me prêchent. De l'excès de la gaieté je suis tombé en celui de la sévérité. Pourquoi, je me laisse en cette heure aller un peu à la débauche par dessein ; et emploie quelquefois l'âme à des pensées folâtres, et jeunes, où elle se séjourne. Je ne suis désormais que trop rassis, trop poissant et trop meur. Les ans me font leçon tous les jours, de froideur et de tempérance. Ce corps fuit le dérèglement et le craint... Je me défends de la tempérance comme j'ai fait autrefois de la volupté. Elle me tire trop en arrière et jusqu'à la stupidité. Or je veux être maître de moi, à tout sens. La sagesse a ses excès et n'a pas moins besoin de modération que la folie » (*Essais*, III, V).

Les petits plaisirs qu'apporte le corps aident à supporter les tristesses de l'âge. Les philosophes classiques pensaient que la privation des plaisirs des sens cause une si grande douleur qu'il vaut mieux y renoncer que d'affronter cette perte. Cependant, à la suite de Montaigne, dès le XVIIe siècle, cette attitude est critiquée et, parlant de la mortification, un philosophe, François Bernier, déclare : « L'abstinence des plaisirs me paraît un grand péché. » Ce revirement résulte de l'affaiblissement de la foi, mais aussi de l'amélioration de la santé car on commence alors à moins souffrir des infirmités de l'âge.

Épicure disait : « Use des voluptés présentes de façon à ne pas nuire aux voluptés à venir. » C'est le plaisir « durable », et on pourrait traduire par : « Profite de la vie mais n'altère pas ta santé par des excès ». C'est devenu possible grâce aux sciences médicales. La raison n'est pas un obstacle au bonheur, elle ne s'oppose pas aux plaisirs, mais elle conduit à prendre en compte l'avenir en même temps que le présent. Être raisonnable ne signifie pas être austère, mais demande un contrôle de ses pulsions.

Il était classique de dire que le souvenir des jours heureux accroît la peine en faisant percevoir la différence de condition. Je pense plutôt que, quand le corps a vieilli, les réminiscences du passé apportent des joies. « Du souvenir de mes jeunes années, de la mémoire de ma vivacité passée, je tâche d'animer la langueur de mes vieux jours », dit Saint-Évremond après que se furent manifestés les premiers symptômes du vieillissement. La vie est longue et de nombreuses joies sont encore possibles. Plus on avance en âge, plus il faut préserver l'équilibre psychique. Que peut-on faire sur ce plan ? D'abord, ne pas s'infliger des contraintes inutiles. Beaucoup ont hérité, à travers une éducation rigide, un goût de la pénitence. Il faut refuser de se morfondre et ne pas se complaire dans la mélancolie ou la culpabilité.

Laissons le temps faire son œuvre, dit Montaigne. Jeune, il croyait qu'il fallait penser à la mort pour s'y préparer ; approchant de la vieillesse, « il chante, dit-il, la palinodie, voulant qu'on se laisse conduire doucement à la nature qui nous apprendra assez à mourir ». Philosophie aimable qui correspond à ce que j'ai souvent observé chez le malade et qui dispense de mortifications. « Si je vivais éternellement, les choses finiraient par perdre leur saveur, dit Bertrand Russell dans *La Conquête du bonheur*, mais comme ce n'est pas le cas, elles restent éternellement fraîches. » Le temps n'est plus où l'âge amenait avec lui la macération, les mortifications et où il fallait implorer le pardon de ses fautes, au besoin inventant des péchés imaginaires pour justifier des remords réels. Cependant, ces sentiments perdurent dans le subconscient si l'on a reçu une éducation rigide. Certes, il est important d'être en paix avec soi-même et de régler les conflits dont la vie est faite, mais avec l'âge, le moment vient de profiter au maximum des petits plaisirs de la vie. Il y avait autrefois à la cour un « intendant des menus plaisirs » dont le rôle était de créer ces événements agréables qui enjolivent l'existence quotidienne. C'est à chacun, aujourd'hui, d'être son propre intendant.

Dans la correspondance de Ninon de Lenclos et Saint-Évremond, on voit la place que l'art de la conversation, les réceptions, les salons, tiennent, dès le milieu du XVIIe siècle, dans la vie de la société parisienne. Ninon, dans une lettre, dit : « Madame de Sandwich m'a donné mille plaisirs par le bonheur que j'ai eu de lui plaire. » Quelle belle définition des relations sociales : se contempler dans les yeux d'un autre et vérifier que l'on peut encore séduire par son esprit à un âge où on ne le peut plus par son corps.

Une dernière citation de Ninon : « Je tiens pour sages ceux qui savent se rendre heureux. » Ceci est encore plus vrai aujourd'hui qu'il y a trois siècles, car avec le maintien de la santé, le corps peut apporter longtemps des satisfactions dont il serait regrettable de se priver. Celles-ci ne suffisent pas à rendre heureux mais elles peuvent rendre la vie plus agréable.

Partir à la retraite, prendre de l'âge, c'est abandonner une partie de sa vie, mais ce peut être aussi découvrir d'autres joies. D'abord celle d'être plus libre, dégagé d'obligations pesantes ; de pouvoir consacrer, sans mauvaise conscience, beaucoup de temps à ce qui rend la vie plus douce : lire, se promener, sortir, bavarder sans regarder sa montre, sans être pressé par le temps, suivre, sans remords, un feuilleton idiot à la télévision si l'on en a envie. Ces petits plaisirs peuvent être d'autant plus intenses que l'on sait que le temps passe et qu'il faut saisir chaque occasion.

La guerre m'avait fait découvrir la volupté d'un verre d'eau quand on a soif dans le désert, ou celle de s'allonger à même le sol quand on est épuisé. L'âge m'en a fait découvrir d'autres. Se promener en donnant le bras à sa femme pour aller manger une glace ou goûter un nouveau gâteau dans une pâtisserie, bavarder au vernissage d'une exposition avec quelques amis, se promener au Luxembourg un jour ensoleillé d'hiver et s'y asseoir quelques minutes sous un soleil très pâle mais qui apporte quelque tiédeur, aller y voir jouer ses arrière-petits-enfants tout fiers d'être admirés en train de glisser sur un toboggan, faire du lèche-vitrines sans être tenaillé par le sentiment de perdre son temps, se laisser envahir par la joie d'être vivant, de former un couple capable de vibrer à l'unisson en regardant des fleurs, en les respirant, en évoquant le souvenir d'un voyage ou en faisant des projets pour un autre.

La vie semble toujours compliquée ; elle se simplifie si l'on sait, avec l'âge, prendre du recul : il faut avoir des ennemis contre lesquels on lutte l'âme sereine (le cancer, le tabac, la bêtise, l'irrationalité) et de bons amis (ceux qui pensent comme vous). Vieillir, ce n'est pas renoncer à ses combats, à ses croyances, c'est les voir de plus haut, c'est s'apaiser. C'est cesser de poursuivre fiévreusement, avec hargne, le bonheur, la réussite, pour trouver, au détour d'un chemin, la joie d'une halte qui permet de souffler, de savourer le moment présent, tout en sachant (et peut-être parce que l'on sait) que dans une heure, ou une semaine, on sera de nouveau angoissé parce que l'on se croira malade ou qu'on croira malade l'un de ses proches, ce qui, à nouveau, nous fera éprouver le besoin d'agir. On ne peut pas arrêter le temps, mais une minute de grâce peut, dans la balance des souvenirs, peser davantage que des heures d'inquiétude. Sur certains cadrans solaires romains, il y a cette inscription : *« Horas non numero nisi serena »* (« Les heures ne comptent que si elles sont sereines »).

La confiance en la vie, l'optimisme

Une des caractéristiques néfastes de la société moderne est la perte de confiance en la vie, en l'avenir. Elle se manifeste par la baisse de la natalité. Bertrand Russell dit : « Ceux à qui leur propre conception de la vie procure si peu de bonheur qu'ils ne désirent pas engendrer des enfants, sont condamnés biologiquement. » L'enfermement dans le présent, autre caractéristique préoccupante de notre époque, est une manifestation de cette peur de l'avenir. Or, le vieillissement est un devenir, on ne peut l'accepter, s'y préparer que si on ne le redoute pas.

L'atmosphère morose dans laquelle se complaisent beaucoup de nos contemporains distille un pessimisme qui est injustifié puisque, si l'état du monde pose beaucoup de problèmes, il est néanmoins bien meilleur qu'il ne l'était il y a vingt ans (avec les risques de guerre Est-Ouest) ou un demi-siècle, pendant la guerre ou ses suites immédiates et *a fortiori* avant 1939, quand des dictateurs mégalomanes menaçaient le monde. Il est temps de se débarrasser d'un pessimisme destructeur.

Les personnes âgées qui ont connu ces époques terribles doivent rappeler aux autres les progrès accomplis. Il ne faut pas avoir honte de ce qu'ont fait nos générations et, si l'on comprend la nostalgie, il ne faut pas idéaliser le monde de notre jeunesse ; la vie y était beaucoup plus difficile qu'aujourd'hui, les inégalités sociales plus fortes, les perspectives plus sombres, la santé moins bonne et l'espérance de vie plus courte. Soyons, au contraire, fiers du XXe siècle et faisons en sorte que le XXIe siècle soit aussi bénéfique et que, tout en évitant les horreurs et les monstruosités qui ont ensanglanté le siècle précédent, il affronte, avec autant de courage les nouveaux défis de notre temps.

L'organisation de la vie quotidienne

L'éloge de la flânerie des paragraphes précédents peut sembler en contradiction avec un des thèmes de ce livre, à savoir le rôle protecteur de l'action, la nécessité de sortir hors de soi pour accomplir une tâche qui fasse oublier ses ennuis. Mais il n'y a pas qu'un seul chemin pour aller à Rome et la vie est contradictoire ; elle est faite de phases successives : il y a un temps pour tout, pour agir et pour souffler, et plus tard un temps pour se rappeler qu'on a agi, qu'on a été utile, qu'on a accompli son œuvre.

Et puis il y a cent façons de se sentir utile, de se faire plaisir, d'aider les autres. On peut tour à tour enseigner et suivre des conférences, être altruiste au sein d'une organisation caritative et égoïste en s'occupant de soi, de sa famille. Certains sont heureux en sortant d'eux-mêmes, en se dépassant, d'autres en se repliant sur eux-mêmes. Et il y a aussi des périodes contemplatives où l'on se laisse envahir par les souvenirs, d'autres où l'on veut profiter du temps qui passe, du temps qui reste. Quand on a pris de l'âge, il ne faut pas se martyriser. Ni en se forçant à administrer, à militer quand on est las et qu'on souhaite prendre ses distances, ne plus assumer de responsabilités. Ni en se privant d'œuvrer parce qu'un bureaucrate obtus, enfermé dans le cadre d'une utopie périmée, a décidé qu'on a atteint l'âge de la retraite. Les périodes de créativité peuvent se prolonger très avant dans la vie ; Michel-Ange, Le Titien, Goya, Cézanne, Monet, Renoir, Bonnard, Picasso ont peint quelques-unes de leurs œuvres les plus émouvantes bien après 80, voire 90 ans. Verdi, César Franck ont composé leur musique jusqu'à près de 90 ans. Tous auraient été désespérés si à 60 ou 65 ans, on les avait privés de la joie de créer. Beethoven, malgré sa surdité, continuait à composer une musique qu'il était incapable d'entendre avec ses oreilles mais qu'il jouait dans son cerveau. La partie la plus féconde de la vie du général de Gaulle se situe entre 1960 et 1965 ; il a alors entre 70 et 75 ans. Quand Churchill devint Premier ministre, en 1940, il avait 66 ans et Roosevelt 61 ans au moment où les États-Unis entrent en guerre. Tous auraient dû être alors à la retraite. Hitler, lui, est plus jeune ; à la déclaration de guerre en 1939, il a 50 ans.

Il n'y a pas de justification médicale pour un âge rigide pour la retraite, pour le renoncement. Inversement, il y a des règles intangibles : préserver sa dignité, le respect de soi, garder un horaire, structurer sa vie, le matin faire sa toilette, se préparer comme si l'on devait faire des visites ou en recevoir, ne jamais se laisser aller ni physiquement, ni moralement afin de rester prêt le plus longtemps possible à faire face, quoi qu'il arrive.

La santé

La santé devient, avec l'âge, le bien le plus précieux, celui dont dépendent tous les autres. C'est grâce aux progrès faits dans ce domaine par la médecine et la science qu'au cours du XXe siècle dans les pays industrialisés, la condition humaine a changé, que la vie a été prolongée de 35 ans, et qu'une proportion élevée d'individus parviennent à un âge avancé en restant autonomes.

Il suffit de relire les premiers livres de gériatrie écrits à la fin des années 1950 pour mesurer la spectaculaire amélioration de la condition des personnes âgées. On a corrigé beaucoup des infirmités qui grevaient leur vie. Une meilleure dentition a changé leurs conditions de nutrition. L'opération de la cataracte, les prothèses auditives, les soins, notamment chirurgicaux, des maladies articulaires permettent le maintien d'une autonomie et d'une vie sociale. La prévention et le traitement des maladies cardio-vasculaires ont profité aux personnes âgées.

La santé de celles-ci repose sur deux bases : la surveillance et la prévention.

• **La surveillance** nécessite des bilans périodiques systématiques, dont le premier devrait être effectué vers 60 ans afin de détecter des affections inapparentes, notamment du système cardio-vasculaire et des reins. La prise de la tension artérielle en est l'acte fondamental. Pendant l'avancée en âge, de nouveaux bilans sont utiles, notamment vers 75-80 ans, au moment où des menaces commencent à peser sur l'autonomie. Il faut cependant résister à la tentation de médicaliser la vieillesse. Certes, des médicaments sont utiles, mais il est rare qu'on ait besoin d'en prendre de nombreux. Leur abus est à l'origine de 10 % des maladies des vieillards. Or il est, hélas, des médecins qui rédigent de longues ordonnances plus pour rassurer le malade que parce qu'ils pensent que ces médicaments sont bénéfiques. La formation médicale en gériatrie laisse parfois à désirer et il est plus facile de prescrire des médicaments que de préconiser des règles de vie.

• **La prévention** comporte, outre ces règles, des mesures personnalisées en fonction du bilan médical puisque les individus sont très inégaux face aux différentes maladies.

Dans l'Antiquité puis à la Renaissance, l'idée existait déjà que l'homme peut, par son comportement, prolonger sa vie. Luigi Cornaro (1467-1557), un aristocrate vénitien un peu plus âgé que Montaigne et qui vécut 90 ans, donna, dans un livre longtemps célèbre *De la sobriété, conseils pour vivre longtemps*, des recettes d'hygiène de vie dont la plupart restent valables (la sobriété est la véritable mère de la santé et prolonge la vie), mais dont certaines sont, pour le moins, surprenantes (le vin vieux d'un an nuit à mon estomac alors que le vin nouveau lui est favorable).

Cornaro se dégage des idées préconçues, vante à juste titre le contrôle de soi, l'auto-surveillance et déclare que la bonne odeur, le goût agréable des aliments ne prouvent pas leur bienfaisance. La lecture de Cornaro montre à la fois les possibilités et les limites d'une réflexion empirique, pré-scientifique, pour déterminer les règles de vie.

Comme nous l'avons vu dans le chapitre 3, deux règles dominent aujourd'hui la prévention : surveiller sa nourriture et faire de l'exercice. L'âge ne nécessite aucune règle diététique particulière, celles qui conviennent aux personnes âgées sont celles qui devraient être appliquées à tout âge : éviter l'excès d'apport calorique et donc surveiller le poids. Si l'on grossit, c'est que l'on mange trop ou que l'on ne fait pas assez d'exercice ; si l'on maigrit, c'est que l'on mange mal ou pas assez (la dénutrition est fréquente chez le vieillard), ou que l'on est malade. La balance est le juge de paix. Il faut éviter de grignoter entre les repas et, pendant ceux-ci, avoir une nourriture variée afin d'éviter les carences qui s'observent chez ceux dont la nourriture est monotone. Il faut privilégier les fruits et les légumes, les glucides lents (pain, pâte, riz, etc.), manger de la viande pas plus de trois fois par semaine, préférer le poisson, limiter les fromages gras, les œufs et le beurre afin de réduire l'apport en graisses animales.

L'exercice physique est nécessaire à tout âge, bien au-delà de 90 ans, sauf contre-indication particulière. La natation, particulièrement utile quand la marche est difficile, et surtout la marche sont les meilleurs exercices, elles ont l'avantage de pouvoir être pratiquées à tout âge. L'équivalent d'une demi-heure de marche par jour (trois heures et demie par semaine) est recommandé et il ne faut jamais tomber en dessous de une heure et demie par semaine. Une courte séance de culture physique quotidienne est souhaitable, on peut la faire seul si l'on a appris les mouvements. Elle n'est pas un substitut à la marche mais vient en complément. La pratique régulière d'un sport lors de la retraite, que ce soit le golf, le vélo ou le tennis, est un atout considérable. Mais il serait déraisonnable de centrer son existence sur un sport ou sur le sport. L'organisme évolue et il vient inéluctablement un jour où on le pratique moins bien et où, même, on est obligé d'y renoncer. Il faut donc avoir plusieurs cordes à son arc. Le sport ne doit être que l'une d'elles. Il faut trouver un équilibre, constamment évolutif, entre trop peu et trop d'efforts physiques ; trop de sport peut épuiser un organisme : une séance de jogging, une course en montagne qui procuraient autrefois une détente agréable peuvent devenir, quelques années plus tard, nocives, voire dangereuses. Or, le sujet vieillissant a du mal à accepter la déchéance de son corps. Chaque année avant les vacances d'hiver ou d'été, il faut refaire le point et éventuellement avoir la sagesse de comprendre qu'il est temps de changer de cadence.

Outre les déséquilibres alimentaires et la sédentarité, les maladies qui menacent la vie des personnes âgées ont deux causes principales : le tabac et l'alcool. Le tabac raccourcit en moyenne la durée de vie de 15 ans, c'est ce qui explique le faible pourcentage de fumeurs parmi les personnes âgées, la plupart d'entre eux ayant décédé avant d'atteindre cet âge. La France est, hélas, un des pays industrialisés où l'on fume le plus (35 % d'adultes contre 18 % en Californie, et 20 % en Suède ou en Finlande). Les Français n'ont pas encore compris que vieillir en bonne santé exige une vie saine et les études montrent que c'est au plus tard à 35 ans qu'il faut arrêter de fumer si l'on ne veut pas être gravement handicapé après 60 ans.

Le problème est voisin pour l'alcool et les déséquilibres alimentaires. Les Français ont tendance à ne s'intéresser à la santé et à la prévention que quand ils partent à la retraite. En réalité, les précautions que l'on peut prendre à 60 ans n'ont qu'un effet limité par rapport à celles prises 20 ans plus tôt. C'est avant 30 ans qu'il faudrait y penser et lutter contre l'hypercholestérolémie et l'hypertension. La santé après 60 ans est le fruit du vécu de toute la vie et non pas simplement du comportement adopté après 60 ans. C'est le tort du corps médical français de ne pas le dire avec assez de force. La prévention chez les personnes adultes devrait jouer un rôle fondamental pour améliorer la santé des vieillards.

À condition d'éviter les excès, d'avoir une vie régulière, de respecter les règles d'hygiène, il est devenu fréquent de parvenir à 80 ou 90 ans sans handicap sérieux. À 85 ans, plus de la moitié des femmes et plus du quart des hommes restent autonomes et l'espérance de vie sans incapacité majeure croît plus rapidement que l'espérance de vie qui augmente elle-même d'environ un trimestre par an. De ce fait, la décadence à la fin de la vie est fréquemment brutale, l'organisme s'effondre, tous les organes se décompensant l'un après l'autre. Fontenelle, un mois avant son centième anniversaire, tomba malade. Son agonie dura trois jours : « Je ne croyais pas, dit-il, faire tant de façon pour mourir. » En esprit curieux, il observait cette dernière expérience : « Voici la première mort que je vois », remarquait-il et, comme on lui demandait s'il souffrait : « Je ne sens autre chose qu'une difficulté d'être »[1].

Nous ne savons pas prévenir les dégradations intellectuelles majeures ni les guérir. Il apparaît néanmoins qu'une activité psychique régulière est bénéfique (voir chapitre 4). Le cerveau, comme le muscle, a besoin d'exercice et s'ankylose si on ne le fait pas travailler. La télévision est une distraction qui peut être intéressante si l'on sélectionne les programmes. Mais, même dans les meilleurs cas, l'esprit est passif devant le poste alors que l'activité intellectuelle nécessite une

1. Cité par L. Binet dans *Gérontologie et gériatrie*, PUF, 1969.

interaction. La télévision ne saurait donc être un substitut aux relations sociales, à la lecture, aux mots croisés, aux jeux de cartes qui ont l'avantage de nécessiter un effort intellectuel, donc de lutter contre l'engourdissement de l'esprit. Le sommeil est indispensable, il faut le surveiller et le faciliter mais sans s'obnubiler sur sa durée qui est souvent sous-estimée. Les somnifères sont en principe à déconseiller ; ils peuvent, à titre transitoire, être utiles mais il ne faut pas en abuser et en devenir dépendant. La cause majeure des insomnies est l'anxiété, et il faut donc débusquer celle-ci en cas d'insomnie persistante, mais il faut penser aussi à éviter les abus de café, thé, alcool qui sont des excitants moins bien tolérés avec l'âge.

Faut-il prendre des médicaments contre l'angoisse ? Les tranquillisants, les psychotropes ne sont pas dénués d'inconvénients et il faut n'y recourir que s'ils sont indiqués. Il faut d'abord privilégier l'écoute et la psychothérapie, chasser les idées noires. Comme le dit la sage Ninon, « il vaut autant s'éloigner des réflexions, que d'en faire qui ne servent à rien ». Ce n'est que si la psychothérapie est impuissante que de courts traitements par tranquillisants sont justifiés, avec parfois des résultats remarquables. Mais, s'il n'y a pas d'indication précise, on risque en les utilisant de rompre un équilibre fragile et des mécanismes de défenses qui sont toujours précaires et en remaniement ; toute intervention médicamenteuse peut être nuisible.

LES CONSÉQUENCES PSYCHOSOCIALES DU VIEILLISSEMENT

Que faire du cadeau inespéré de 35 ans que nous a offert le monde moderne et que même les plus optimistes n'avaient pas prévu ? D'abord se réjouir de cette victoire sur l'âge et noter au passage que l'intelligentsia, les médias, si friands de catastrophes et qui dénoncent avec ardeur les atteintes à l'environnement, les produits chimiques dans l'alimentation, la pollution, devraient reconnaître que l'air, l'eau, l'alimentation contemporaine ne sont pas si néfastes puisqu'ils n'ont pas interféré avec ce progrès et que c'est dans les pays les plus industrialisés que la vie est la plus longue. La France est le pays du monde où l'espérance de vie à 60 ans est la plus grande. Ceci est rassurant. Certes, il ne faut pas en conclure qu'il faille accepter, sans réagir, la pollution, mais il faut « raison garder ». Les problèmes sanitaires français sont liés, pour l'essentiel, aux comportements individuels et non à la technologie ou aux méthodes modernes de l'agriculture, de l'élevage et de l'industrie alimentaire. La maladie de la vache folle a causé, depuis 1995, 6 décès en France (environ 120 au Royaume-Uni) et la lutte contre celle-ci coûte plusieurs milliards d'euros par an, alors que l'obésité et les déséquilibres alimentaires sont à l'origine, chaque année, de plusieurs dizaines de milliers de décès (dont environ 15 % des décès par cancer). Or, rien n'était fait jusqu'à une date très récente pour informer les Français à ce sujet. Ce contraste illustre l'incohérence de l'information sanitaire des Français, notamment celle des personnes âgées. Il faut y remédier.

Cependant, l'allongement de l'existence, événement fondamentalement heureux, soulève de nombreux problèmes qu'il devient urgent d'affronter, tant au niveau collectif qu'individuel.

Sur le plan collectif, il a de nombreuses conséquences :

• **Le bouleversement de la pyramide des âges.** Il est lié à la fois à la baisse de la fécondité et à la longévité. Au cours du XXIe siècle, un quart puis un tiers de la population française aura plus de 60 ans, soit l'âge théorique de la retraite. La France est le pays industrialisé où l'on cesse le plus tôt de travailler et aussi l'un de ceux où l'on entre le plus tard dans la vie active (voir chapitre 5). Cette situation aggrave les conséquences de la démographie. Depuis la fin des années 1960, on a diabolisé le travail et sacralisé les loisirs, les vacances, le repos, présentés comme la partie féconde, agréable, de la vie. Il n'est pas étonnant que dans ces conditions, les syndicats et certains politiciens aient fait leur cheval de bataille du raccourcissement du temps de travail. Quelle qu'ait été l'origine de cette mentalité, si l'on n'y remédie pas, elle entraînera une baisse du niveau de vie des Français et en tout premier lieu des retraités, surtout si l'on maintient le système actuel des retraites par répartition. Aucun pays n'a trouvé de recette pour gagner plus en travaillant moins, surtout si, par ailleurs, on laisse se développer un état d'esprit d'assisté dans la population. À toutes les époques, le slogan *« Panem et circenses »* (« Du pain et des jeux ») a eu les mêmes effets. Il faut réhabiliter le travail et non le maudire.

• **Le rythme du vieillissement.** Sans s'étendre sur ce domaine, je voudrais faire quelques remarques en me cantonnant à l'aspect médical :

. Le vieillissement se manifeste à des âges variables et se poursuit à des rythmes différents selon les individus. Il n'y a pas de parallélisme entre vieillissement physique et vieillissement mental. Prescrire par décret un âge de retraite quels que soient la profession, le sexe, le bilan de santé, la perception qu'a l'individu de son état, est un contresens sur le plan médical.

. De plus, le vieillissement est graduel et non brutal et soudain. Sur le plan médical, il serait donc logique de prévoir une période intermédiaire entre le travail à temps plein et la retraite totale. Pendant cette période, on pourrait avoir une activité appropriée (éventuellement à mi-temps), par exemple de conseil, d'inspection, de formation des plus jeunes.

. La France est très inégalitaire sur le plan sanitaire et la durée de vie ainsi que le rythme du vieillissement sont fortement liés au niveau socio-économique et au niveau d'éducation. Il y a huit ans d'écart entre les durées de vie moyennes d'un manœuvre et d'un instituteur ou d'un cadre supérieur. Plusieurs facteurs semblent en cause ; bien entendu, le tabac, l'alcool, les déséquilibres alimentaires plus répandus chez les plus démunis, mais aussi une moindre volonté de vivre, un moins bon usage du système de santé, qui se traduit par des consultations plus tardives en cas de maladie et un moindre respect des règles d'hygiène. Alors que cette inégalité est un des problèmes majeurs de la société française, il est regrettable que si peu soit fait pour la comprendre et la corriger.

La vieillesse n'est pas une maladie mais un terrain favorable à la survenue de nombreuses d'entre elles. La prévention devrait donc avoir une très grande place. Or, peu de moyens ont été mis en œuvre pour instruire la population dans ce domaine et la préparer à affronter les défis de l'âge. Sénèque écrivait : « Et leur esprit est encore enfantin quand vient les accabler la vieillesse à laquelle ils parviennent sans préparation et sans moyens de défense. » Vingt siècles plus tard, peu a été fait pour y remédier.

Les soins

Un afflux de personnes âgées ayant besoin de soins est inéluctable. Il faut y préparer le système de santé. Une augmentation brutale du nombre d'octogénaires et de nonagénaires surviendra au cours des deux prochaines décennies. Or, même si l'on reste en bonne santé, l'organisme devient plus vulnérable avec l'âge ; la moindre infection, le moindre traumatisme peuvent, temporairement au moins, le déséquilibrer (voir chapitre 6).

De plus, on ne soigne pas de la même façon une infection, une blessure, un épisode dépressif, chez quelqu'un de 50 ans ou de 80 ans. Le corps médical français est mal préparé à cette tâche qui nécessite une mise à jour périodique des connaissances. La gérontologie est peu et, il faut le dire, mal enseignée dans les hôpitaux français parce que la majorité des enseignants ont été formés à une époque où ces problèmes ne se posaient guère et il y a peu de consultations de gériatrie dans les hôpitaux généraux. Par exemple, le cancer chez les personnes âgées pose des problèmes spécifiques qui ont fait l'objet de peu de travaux et dont les résultats sont mal diffusés. Tantôt on n'utilise pas des traitements efficaces craignant, à tort, qu'ils ne soient pas supportés, tantôt on utilise, sans précaution, chez des malades de 80 ans, des traitements mis au point chez des sujets plus jeunes et il en résulte des morts par toxicité. Ceci s'observe aussi pour d'autres spécialités médicales ou chirurgicales.

Alors qu'un malade adulte n'a généralement besoin de consulter qu'un seul spécialiste, par exemple un rhumatologue, une personne âgée a, le plus souvent, besoin d'en consulter simultanément plusieurs car le mauvais fonctionnement d'un organe retentit sur d'autres tissus. Par exemple, le rhumatologue, avant de prescrire un traitement chirurgical, devra avoir l'accord du cardiologue, du néphrologue, du rééducateur et éventuellement du psychiatre. Tous les médecins sont d'accord sur la nécessité de structurer le suivi médical des gens âgés grâce à des réseaux de médecins travaillant en étroite liaison (voir chapitre 6). Mais la façon dont ces réseaux doivent être organisés, leurs règles de fonctionnement, les dispositifs d'évaluation et éventuellement de sanction, etc., restent en discussion. Et l'on risque, une fois de plus, d'assister à cette abomination spécifiquement française : un énarque qui, du fond de son bureau, après avoir consulté quelques spécialistes amis, pond une circulaire censée résoudre tous les problèmes et apporter, partout en France, dans tous les cas, la bonne solution. Il faudrait, au contraire, favoriser les expérimentations locales, les suivre, les évaluer, afin d'arriver non pas à une solution uniforme mais à l'analyse des facteurs qui accroissent l'efficacité ou au contraire la freinent. Or ces expérimentations sont longues, difficiles et si on ne les entreprend pas très vite on sera obligé d'en venir à la circulaire d'un énarque.

Ce n'est pas le propos de ce livre de parler des maisons de retraite et des institutions pour ceux qui ont perdu leur autonomie, mais il y aurait beaucoup à dire. Un incontinent sphinctérien qui a gardé toute sa conscience mérite le respect et doit garder sa dignité. Ce n'est pas toujours le cas. Un vieillard aux capacités intellectuelles diminuées reste un être humain, on l'oublie dans certains établissements et des règles strictes de fonctionnement mériteraient d'être mises en place.

C'est non pas au niveau national mais à l'échelle de la région qu'il faudrait envisager ces problèmes. De même, c'est au niveau régional ou départemental qu'il faudrait discuter de l'inconfort des gares et des transports en commun, de la condescendance des conservateurs de musée, des motocyclettes et des crottes sur les trottoirs et de toutes les innombrables petites avanies que les gens âgés doivent supporter.

Mais il serait injuste d'accuser uniquement l'administration. Qu'ont fait les doyens des facultés de médecine, les présidents d'université pour promouvoir l'enseignement de la gériatrie ? En novembre 2001, l'Académie des sciences, l'Académie de médecine et l'Académie britannique des Sciences médicales, avaient organisé à Paris un colloque sur le vieillissement. À certaines séances, il y avait plus d'auditeurs anglais que français. Ceux-ci, paraît-il, n'ont pas le temps. En réalité, il suffit de prononcer le mot vieillesse pour les faire fuir.

CHANGER L'ÉTAT D'ESPRIT DES ADMINISTRATIONS ET DE LA POPULATION

J'en ai, déjà, longuement parlé, mais il faut y revenir et je commencerai par une petite anecdote. Un de mes amis avait subi une petite intervention puis était parti en convalescence dans un hameau isolé à quelques kilomètres du bureau de poste le plus proche. Il trouve un matin dans sa boîte aux lettres (sur le bord de la route, à une centaine de mètres de son domicile) un avis de lettre recommandée avec accusé de réception. Émotion, il craint une affaire grave. Il faut aller à la poste. Personne ne peut l'accompagner en auto et sa femme ne peut pas y aller à sa place. Il trouve un taxi et part. Une demi-heure de queue à la poste et il a la précieuse missive. C'est l'avis d'une caisse de Sécurité sociale qui lui envoie une mise en demeure pour payer une amende de 11 euros parce que sa dernière déclaration était arrivée en retard. D'accord pour le retard et l'amende, mais le fonctionnaire qui a envoyé cette mise en demeure avait sous les yeux le dossier, savait que mon ami était un payeur ponctuel, qu'il avait 83 ans et que s'il avait envoyé, en retard, cette déclaration c'est parce qu'il était hospitalisé (comme déclaré dans la lettre d'excuse envoyée avec la déclaration faite en retard). Cet agent avait raison d'infliger une pénalité, mais pourquoi le sadisme de cette lettre recommandée puisqu'il savait, comme nous le savons tous, que les facteurs ne se dérangent plus pour vous remettre une lettre recommandée et que cela signifiait une demi-journée de démarches que l'âge rendait pénibles.

Il m'est arrivé parfois, dans des circonstances analogues, d'aller plaider ma cause. Souvent, le préposé fait son possible pour vous faciliter la tâche, mais dans d'autres cas, le regard trahit la pensée qui est simple : « Si vous êtes vieux et fatigué, qu'est-ce que vous faites encore là à nous embêter, nous les bien-portants ? » Et soyons heureux s'il ne pense pas : « Vous nous coûtez déjà tellement cher avec toutes ces pensions et ces soins médicaux. » J'en ai entendu un qui disait (pas en parlant de moi, mais cela aurait pu être) : « En plus, il est ancien combattant et mutilé de guerre, vous voyez où ça va ». Il est donc grand temps d'expliquer aux administrations, et plus généralement aux Français, que les vieux méritent certains égards et qu'il faut non pas les rejeter dans des ghettos mais leur faciliter la vie, ne serait-ce que par égoïsme puisque tout le monde deviendra vieux et que les personnes âgées, quand elles sont intégrées dans la société, peuvent rendre d'immenses services. J'ai déjà parlé des méfaits du jeunisme (qui n'est d'ailleurs que l'expression d'une peur du vieillissement et de la mort) et de son exploitation par une publicité sans scrupules. De même, l'exaltation de la beauté du corps humain, du sexe, peut entretenir une angoisse sourde chez tous ceux qui les ont perdus ou craignent de les perdre. Ce sont là des domaines où, heureusement, l'on ne peut pas légiférer, il faut donc agir en profondeur, faire changer l'état d'esprit et montrer que la vie ne s'arrête pas quand on a des rides ou que la libido a diminué. À la crainte de la chair des siècles précédents s'est substituée son apologie ; il faut dans ce cas aussi trouver un équilibre.

Apprendre à vieillir

Nous avons vu, tout au long de ce livre, un autre problème : comment occuper les loisirs des retraités, soit près du tiers de la population adulte ? Doit-on se résigner à les laisser désœuvrés, assis devant la télévision ? Ou, soyons plus optimistes, cultivant leur jardin ? C'est un problème qui se pose à la fois au niveau national et pour chacun de nous. Nous en avons parlé (voir chapitre 7) et je voudrais seulement répéter qu'il est nécessaire de stimuler l'activité, la curiosité des gens âgés [1].

Il faut apprendre aux adultes à vieillir comme on apprend à un enfant à devenir adulte. Ceci était inutile à l'époque, pas très lointaine, où l'on partait à la retraite à 70 ans pour mourir à 72. La retraite ne représentait qu'une proportion infime de la vie et les retraités de la population. Nous en sommes loin aujourd'hui. Que peut-on leur enseigner ? L'un des buts de ce livre est de poser la question. On peut leur apprendre, et c'est déjà important, comment vieillir en bonne santé, parvenir à l'âge le plus avancé en étant capable de profiter de la vie. Cependant, il ne servirait à rien de vieillir ingambe si l'on était rongé par l'angoisse et la peur de la sénescence. En d'autres termes, peut-on vivre serein sans le travail qui, dans toutes les sociétés, jusqu'à la fin du XIXe siècle, était l'axe de la vie ?

Notons, d'abord, que la réponse semble être sous nos yeux. Nous avons, en France, une proportion importante de retraités, la plupart d'entre eux paraissent s'accommoder de cette situation et beaucoup s'en réjouissent. Pour eux, la question paraît être de maintenir leur niveau de vie malgré l'augmentation du nombre de retraités (ce qui sera fort difficile) et non de les distraire, tâche pour laquelle ils ne semblent avoir besoin de personne. On peut ajouter que depuis le XVIIe siècle, nous avons l'habitude, en France, d'une classe supérieure oisive, n'ayant pas besoin de

---

1. Dans un livre, *La Verte Vieillesse*, qui eut un grand succès, Alexandre Lacassagne, un médecin lyonnais illustre, écrivait en 1919 : « Les vieillards, comme les êtres vivants, ont le devoir d'agir : instinctivement, ils doivent aimer la vie et ne pas s'effrayer de la mort, que seuls ils peuvent retarder par des efforts persévérants. Le vieillard doit, au contraire, se complaire à regarder les beautés de la nature, contempler les plus belles productions de l'art, relire les chefs-d'œuvre de l'esprit humain, admirer les progrès de la science. Voilà les flambeaux qui éclairent cet âge avancé. »

travailler pour vivre et ne s'en plaignant pas, bien au contraire.

Jusqu'à la guerre de 1914, ces « rentiers », comme on les appelait alors, n'avaient parfois jamais travaillé réellement. Même s'ils avaient des occupations de façade, l'essentiel de leur vie était consacré aux relations sociales. Nous avons dans Saint-Simon, Balzac ou Proust, la description de ces vies mondaines qui étaient emplies de passions, d'intrigues, de querelles de préséance, de jalousies, mais aussi d'efforts pour se cultiver, pour rechercher le bien ou le beau. Peut-on imaginer un art de vieillir calqué, à partir de 60 ans, sur l'art de vivre de ces époques, mais avec à la fois des moyens financiers beaucoup plus limités (moins de réceptions, de vie de salon) et des moyens techniques (le cinéma, les disques, les musées, les expositions, le golf, le bridge, l'ordinateur) inconnus alors.

C'est concevable mais il suffit de considérer la proportion de retraités des deux sexes qui prennent des médicaments contre l'angoisse pour s'apercevoir que beaucoup ne sont pas satisfaits par leur existence (l'usage de ces tranquillisants est plus élevé en France que dans les autres pays). La fréquence, particulièrement élevée en France, des suicides après 65 ans (voir chapitre 3) est un autre fait inquiétant. La vie sociale ne s'invente pas à 60 ans, il faut s'y préparer. De plus, elle laisse insatisfaits beaucoup de ceux qui avaient l'habitude d'une vie active, à qui manque l'essentiel : l'impression d'être un acteur du monde (à quelque niveau que ce soit) et non un spectateur. Pour certains, les cercles, les clubs de réflexion, peuvent jouer un rôle utile en maintenant le contact à la fois avec les autres et avec la réalité, mais, pour la plupart, ils ne suffisent pas à chasser le sentiment d'une vie sans but, donc l'angoisse. L'essentiel, dans tous les cas, est d'éviter la sensation de désœuvrement, donc de fixer le regard hors de soi et non pas sur son nombril. Les voyages, l'art, les hobbies, ou un cocktail judicieux de ces différentes occupations peuvent constituer un dérivatif utile, au moins temporairement. En fait, pour ceux qui souhaitent donner un sens à leur vie, un engagement paraît nécessaire, que ce soit dans le bénévolat (les associations caritatives, les associations de défense, l'altruisme), l'aide à la famille ou la culture et les études (les universités du temps libre). Il n'est pas de solution miracle et c'est à chacun de trouver son équilibre.

Mais la société doit faciliter la tâche de ceux qui veulent ainsi rester « dans le siècle » et ne se contentent pas d'une vie végétative. Il faut dénoncer les stéréotypes sur la déchéance de la vieillesse qui, à force d'être répétés, suscitent un rejet qui entrave l'insertion des personnes âgées dans la société et finit par les faire ressembler à l'image négative qu'on en donne. Il faut introduire de la souplesse dans l'âge de la retraite, permettre aux retraités qui le désirent de reprendre une activité à temps partiel pendant le nombre limité d'années où ils souhaitent et peuvent servir, surtout dans les domaines où existe une pénurie de personnes qualifiées. Il faut aussi faciliter l'existence des bénévoles, prévoir la possibilité d'un remboursement des frais (car il est paradoxal que travailler bénévolement puisse s'avérer coûteux), donner un cadre à la vie des associations.

Chacun saura qu'il a trouvé une solution convenable s'il est apaisé, s'il n'a plus le temps de penser à lui mais fixe son attention sur les autres, s'il échappe à l'enfermement dans ses propres problèmes. Il comprendra qu'il ne l'a pas trouvée si chaque jour lui paraît long et vide, s'il est angoissé.

En tout cas, il n'y parviendra qu'à plusieurs conditions :

• **Se respecter soi-même** en ayant le sens de sa dignité et en la faisant respecter par les autres. Sinon, la dérive est facile vers le laisser-aller, c'est-à-dire la déchéance et la solitude. Il faut faire un effort pour avoir une vie sociale et on ne le fait que si l'on a de l'estime pour soi et un peu de confiance en la vie.

- **Organiser sa vie.** Ne pas se réveiller chaque matin en se demandant comment on va remplir sa journée. Il est préférable d'avoir un agenda sur lequel les obligations se chevauchent qu'une page vide. Il est aisé de prévoir une série d'activités qui, tout en ménageant un peu de temps libre, comportent, pour chaque jour, une occupation précise. Les habitudes, voire les routines, sont parfois nécessaires. Comme le dit Pascal, l'homme a besoin de « remuement ».
- **Être constamment prêt à s'adapter.** La capacité d'adaptation est la caractéristique fondamentale de la vie, ce qui distingue les êtres vivants des minéraux. Le bien-vieillir, c'est l'art de changer d'habitude, de mode de vie. Le corps, l'esprit d'une personne âgée évoluent sans cesse. Celle-ci cherche la stabilité mais cette quête est illusoire, la stabilité se dérobe. Il faut organiser sa vie avec souplesse, en prévoyant des évolutions ou en les anticipant. Le jour viendra où l'on ne pourra plus voir tel ou tel ami, où l'on n'aura plus envie de jouer au bridge ou à la belote, plus la force de jouer au golf ou d'aller au club de gym, ou d'assister au banquet des anciens avec ces repas qui durent des heures et donnent des maux d'estomac. Le bien-vieillir c'est l'art, quand on change, de faire évoluer ses activités, d'en trouver de nouvelles, conformes à ses nouveaux goûts et adaptées à ses capacités, de privilégier de nouvelles lectures, de nouveaux divertissements, de nouvelles occupations.

Il faut avancer en âge en se réjouissant chaque jour d'être encore capable d'avoir des amis et surtout sa famille, de pouvoir encore jouir du soleil, du ciel bleu, de la tiédeur d'un foyer, de la chaleur de l'affection de ceux qu'on aime et qui vous aiment. Il faut savoir se rappeler, avec joie, tous les plaisirs que la vie vous a apportés, être en paix avec soi-même, se remémorer avec satisfaction et fierté ce que l'on a fait pour les autres, de son œuvre, de ses accomplissements. Cela, ni l'âge ni personne ne peut vous l'enlever.

J'ai, pendant toute ma vie professionnelle, admiré comment les malades qui luttent trouvent un équilibre entre la volonté de guérir, de faire face, et la fatigue qui monte en eux, les signaux de détresse qui viennent de leur corps usé. Quand celui-ci ne leur apporte plus que des souffrances, il arrive un moment où ils acceptent la fin comme une délivrance. Mais ils veulent en faire un exemple qui reste dans le souvenir des leurs, ils veulent rester, jusqu'à la fin, dignes, debout. Dans le *Le Vieil Homme et la mer* d'Hemingway, le vieux pêcheur dit : « Un homme ça peut être détruit mais pas vaincu », et c'est ce sentiment qui lui permet de se battre jusqu'au bout, même si l'issue ne fait aucun doute.

Il vient un stade où le bien-vieillir devient l'art d'accepter la mort, de passer du bien-vivre au beau-mourir, mais, après une vie pleine, de l'accepter sans angoisse, en refusant les souffrances inutiles (ce qui est possible grâce aux progrès de la médecine) avec une fin pendant laquelle on aura lutté tant qu'il y a un espoir mais sans vain acharnement et qui soit l'accomplissement de sa vie et non la marque de sa décrépitude. C'est en étant délivré de la hantise de la mort que l'on pourra apprécier pleinement toutes les joies de la vie.

Vienne le jour, sonne l'heure...
et que ma joie demeure.

D'ici là, ne laissons pas la pensée de sa fin obscurcir la qualité de notre vie. On l'a souvent dit depuis l'Antiquité : la mort est inévitable, donc oublions-la. Ou même utilisons-la pour donner plus d'intensité à notre vie, c'était la proposition de saint Augustin et de Montaigne, et les psychiatres nous ont montré qu'elle était réalisable.

Recherchons aussi tout ce qui peut nous conforter. La foi, si on a la chance d'être croyant, le souvenir des moments heureux, efficaces, utiles de notre vie, ceux où nous avons pu aider d'autres hommes à vivre, à surmonter leurs difficultés. Vivre c'est agir, mais inversement, agir, c'est aussi se rassurer en se prouvant qu'on est encore vivant. Plus on avance en âge, plus il faut chercher un réconfort, des consolations, dans les actions que l'on est encore capable d'accomplir et dans celles que l'on a accomplies. C'est à chacun d'adapter sa façon d'être à ce qu'a été sa vie, son passé, ses souvenirs. Il nous appartient d'affiner l'image que nous voulons léguer et de valoriser notre œuvre, non pas par vanité mais pour se prouver qu'on a été un maillon qui a tenu sa place dans cette longue histoire de l'humanité et que les personnes âgées non seulement ne sont pas des parasites inutiles, mais peuvent être des exemples qui donnent à d'autres du courage, de l'espoir, un apaisement dans ce face-à-face avec le destin qui est notre condition humaine.

Bibliographie[1]

ANKRI (J.), *La Maladie d'Alzheimer*, coll. « Ouverture médicale », Hermann, 2000.

ARBUZ (G.), *Le Grand Âge : chance ou fatalité ?*, Sali Arlan édit., Paris, 2003.

ARIES (P.), *Essai sur l'histoire de la mort en Occident*, Le Seuil, 1975.

BEAUVOIR (S. de), *La Vieillesse*, Gallimard, 1970.

BECK (H.), *Vivre après 80 ans*, coll. « Ouverture médicale », Hermann, 1994.

BECKER (E.), *The Denial of Death*, New York, The Free Press, 1973.

BINET (L.), *Gérontologie et gériatrie*, PUF, 1961.

BOURDELAIS (P.), *L'Âge de la vieillesse. Histoire du vieillissement de la population*, Odile Jacob, 1997.

BOYD (C. A. R.), NOBLE (D.), *The Logic of Life*, Oxford University Press, 1993.

BROWN (N.), *Éros et Thanatos*, Denoël, 1959.

CICÉRON, *De la vieillesse*, Les Belles Lettres, 1996.

DANON-BOILEAU (H.), *De la vieillesse à la mort. Point de vue d'un usager*, Calmann-Lévy, 2000.

ELIAS (N.), *Vieillir et mourir, quelques problèmes sociologiques*, Christian Bourgois, Paris, 1987.

FELLER (E.), *Vieillissement et société dans la France du*

1. Un si grand nombre d'ouvrages ont été écrits sur la vieillesse que toute bibliographie n'a qu'une signification limitée. Ces livres sont cités parce que leur lecture est recommandée ou qu'ils ont inspiré des passages de ce livre.

premier XXe siècle (1905-1953), Presses universitaires septentrion, Villeneuve d'Ascq, 1997.

FERREY (F.), LE GOUÈS (G.), *Psychopathologie du sujet âgé*, Masson, 1992.

FERRY (L.), VINCENT (J. D.), *Qu'est-ce que l'homme ?*, Odile Jacob, 2000.

FERRY (M.), ALIX (E.) et al., *Nutrition de la personne âgée*, Masson, 2002.

FORETTE (F.), *La Révolution de la longévité*, Grasset-Fasquelle, 1997.

FREUD (S.), *Considérations sur les guerres et sur la mort.*

–, *Malaise dans la civilisation.*

FROMM (E.), *Individual and Social Origin of Nevrosis, Anatomy of Human Destructiveness*, Paperback, 1992.

Haut Comité de santé publique (HCSP), *La Santé en France 1994-1998*, La Documentation française, 1998.

–, *La Progression de la précarité en France et ses effets sur la santé*, ENSP, Rennes, 1998.

–, *Pour une politique nutritionnelle de santé publique en France. Enjeux et propositions*, ENSP, Rennes, 2000.

–, *La Santé en France 2002*, La Documentation française, 2002.

HENRARD (J.-C.), *Les Défis du vieillissement*, La Découverte, Paris, 2002.

HOUDART (R.), *Le Cerveau de l'hominisation*, Maïade Éditions, 2002.

JACOB (A.), *L'Univers philosophique*, Encyclopédie philosophique universelle, PUF, 1991.

JACOB (F.), *La Logique du vivant*, Gallimard, 1970.

–, *La Souris, la Mouche et l'Homme*, Odile Jacob, 1997.

JANKÉLÉVITCH (V.), *La Mort*, Flammarion, 1966.

JENDEL (C.), BONNEL (M.), *Livre blanc de la gériatrie française*, Sepag international, 2004.

KIERKEGAARD, *Traité du désespoir*, 1849.

LAMBROZO (J.), *Prendre en charge et traiter une personne âgée*, Arnette, 1994.

LAROQUE (P.), *Politique de la vieillesse*, La Documentation française, Paris, 1962.

LE GOUÈS (G.), *L'Âge et le principe du plaisir*, Dunod, 2000.

–, *Psychanalyse du sujet vieillissant*, Soc. psychanalytique de Paris, 2002.

LION (R.), *Vieillir demain*, Rapport du groupe de travail pour la préparation du VIIe Plan (1981-1985), La Documentation française, 1980.

Longévité et vieillissement, Comptes rendus Biologies, fascicule 6 (p. 641-753), vol. 325, Académie des Sciences, 2002.

MEDINA (J. J.), *The Clock of Age*, Cambridge University Press, 1996.

MINOIS (G.), *Histoire de la vieillesse de l'Antiquité à nos jours*, Fayard, Paris, 1987.

MORIN (E.), *L'Homme et la Mort*, Le Seuil, 1970.

PAILLERET (F. de), *Vieillissement et politique de santé*, Conférence nationale de santé, Rapport 1999, Annexe 2.

PELISSIER (J.), *La Nuit, tous les vieux sont gris*, Bibliophane Daniel Radford, Paris, 2003.

PELLERIN (D.), BAULIEU (E.E.), Rapport sur le vieillissement n° 59, Comité consultatif national d'éthique, Cahiers du CCNE 18, 5-25, 1999.

PÉQUIGNOT (H.), *Vieillesse de demain*, Librairie Philosophique J. Vrin, 1986.

POULIQUEN (Y.), *La Cataracte*, coll. « Ouverture médicale », Hermann, 1990.

RANK (O.), *Beyond Psychology*, Dover Books, New York, 1958.

RUSSELL (B.), *La Conquête du bonheur*, Payot, 1962.
SARTRE (J.-P.), *L'Être et le Néant*, Gallimard, 1943.
SÉNÈQUE, *De la brièveté de la vie*, Les stoïciens, Gallimard, 1962.
THOMAS (L.-V.), *Anthropologie de la mort*, Payot, 1975.
TILLICH (P.), *The Courage to be*, Yale University Press, 1957.
TUBIANA (M.), *Le Refus du réel*, Robert Laffont, 1977.
–, *Histoire de la pensée médicale. Les Chemins d'Esculape*, Flammarion, 1998.
VIMONT (C.), *Le Nouveau Troisième Âge, une société active en devenir*, Economica, Paris, 2001.
YALOM (I. D.), *Existential Psychotherapy*, Basic Books, Inc. Pub, New York, 1980.

Remerciements

L'auteur voudrait remercier tous ceux qui ont bien voulu l'aider et le conseiller au cours de la rédaction de ce livre, en particulier les professeurs et docteurs P. Carde, J. J. Hauw, J. Lambrozo, A. Vacheron, J. D. Vincent.

Il voudrait aussi dire sa reconnaissance à son éditeur Bernard de Fallois pour ses conseils, son soutien constant et ses commentaires si pertinents.

Il doit vivement remercier Margaret Vargas et Mary Hittinger qui ont déchiffré ce manuscrit, tâche souvent difficile, avec une extrême disponibilité.

Il voudrait enfin exprimer sa gratitude à son frère Raoul Tubiana, pour ses critiques constructives, et remercier sa femme et sa fille, non seulement pour avoir relu et corrigé ces textes, mais surtout pour leur affection sans laquelle il n'aurait jamais pu mener à bien cette entreprise.

DU MÊME AUTEUR

ESSAIS :

Le Refus du réel, Robert Laffont, 1977.
La Lumière dans l'ombre. Le Cancer hier et demain, Odile Jacob, 1991, réédition dans la collection « Opus », *Le Cancer hier, aujourd'hui, demain*, Odile Jacob, 1998.
Les Chemins d'Esculape. Histoire de la pensée médicale, Flammarion, 1995, réédition dans la collection « Champs », 1998.
L'Éducation et la vie, Odile Jacob, 1999.

PRINCIPAUX OUVRAGES SCIENTIFIQUES :

Les Isotopes radioactifs en médecine et en biologie, Masson et Cie, 1950.
Les Bases physiques de la radiothérapie et de la radiobiologie (avec J. Dutreix, A. Dutreix, P. Jockey), Masson et Cie, 1963.
Radiobiologie (avec J. Dutreix et A. Wambersie), Hermann et Cie, 1985.
Thérapeutique des cancers, Flammarion, 1985.
Introduction to radiobiology (avec J. Dutreix, A. Wambersie, D. Bewley), Taylor et Francis, Londres, 1990.

COLLOQUES :

Les Implications psychosociologiques du développement de l'énergie nucléaire (M. Tubiana, Y. Pelicier), Paris, Société française de radioprotection, 1977. Réédité sous le titre *Le Nucléaire et ses implications psychologiques*, Gif-sur-Yvette, Éditions Nucléon, 2000.
Les Risques sanitaires des différentes énergies (M. Tubiana, M. Bertin), Paris, SFEN. GEDIM, 1980.
Images de la science (A. Jacquard, Y. Pelicier, M. Tubiana), Paris, Economica, 1983.
Pour la science (M. Tubiana, Y. Pelicier, J.-C. Pecker, M. Boiteux), Paris, Fondation EDF, Jouve, 1992.
Atome et Société (M. Tubiana, Y. Pelicier), Maisons-Alfort, Arak Publications, 1996.
Risques et Société (M. Tubiana, C. Vrousos, C. Carde, J.-P. Pagès), Gif-sur-Yvette, Éditions Nucléon, 1999.

Composition réalisée par NORD COMPO

IMPRIMÉ EN ESPAGNE PAR LIBERDUPLEX
Barcelone
LIBRAIRIE GÉNÉRALE FRANÇAISE - 31, rue de Fleurus - 75006 Paris
Édition 1
Dépôt légal Édit. : 50603-00/2004

ISBN : 2 - 253 - 06304 - 5 30/8048/8